Lad/Frawley
Die Ayureda-Pflanzenheilkunde

Dr. Vasant Lad/Dr. David Frawley

Die Ayurveda Pflanzen-Heilkunde

Der Yoga der Kräuter

WINDPFERD

Titel der Originalausgabe *The Yoga of Herbs*
Erschienen bei Lotus Press, Santa Fe
Aus dem Amerikanischen übersetzt von Christopher Baker

Wichtiger Hinweis: Die hier vorgestellten Methoden sind nach bestem Wissen und Gewissen dargestellt, die Informationen sollen aber ärztlichen Rat und Hilfe nicht ersetzen. Der Verlag übernimmt keinerlei Haftung für Schäden, die sich aus dem Gebrauch oder Missbrauch der in diesem Werk dargestellten Diagnose- und Behandlungsmethoden sowie Rezepte ergeben.

Windpferd Taschenbuch
85675

13. Auflage 2024

Vollständige Taschenbuchausgabe
der im Windpferd Verlag erschienenen Erstausgabe
Die Ayurveda-Pflanzen-Heilkunde.

WINDPFERD TB ist ein Imprint der
Windpferd Verlagsgesellschaft mbH

Umschlaggestaltung: KplusH, Agentur für Kommunikation und Design, CH-Amden,
unter Verwendung einer Illustration von Thinkstock
Illustrationen: Angela Werneke
Satz und Layout: Marx Grafik & ArtWork
Gesetzt aus der Adobe Garamond
Druck und Bindung: C. H. Beck, Nördlingen

FSC
www.fsc.org
MIX
Papier aus verantwortungsvollen Quellen
FSC® C019821

Printed in Germany
ISBN 978-3-89385-675-6
www.windpferd.de

INHALT

Widmung

Dieses Buch ist Lenny Blank gewidmet,
durch dessen Einsatz, Weitblick und Beharrlichkeit
dieses Projekt seinen Anfang nahm und vollendet wurde,
als ein Teil seines stetigen Bemühens,
Ayurveda im Westen zu etablieren.

EINLEITUNG

Der Begriff „Yoga" hat viele traditionelle Bedeutungen. Im Ayurveda, der medizinischen Wissenschaft Indiens, bezieht sich Yoga auf den „rechten Gebrauch" und die „richtige Mischung" von Heilpflanzen. Eine besondere Mischung von Substanzen, die eine spezifische Wirkung auf Körper oder Geist entfalten sollte, wird daher als „Yoga" bezeichnet.

Dieser koordinierte und integrierte Gebrauch von Heilpflanzen beruhte auf der uralten ayurvedischen Wissenschaft der Heilpflanzenenergetik. Darin ist ein System zur Bestimmung der Eigenschaften und Wirkungen der Heilpflanzen nach den Gesetzen der Natur enthalten, welches einen objektiven und auch spezifischen Gebrauch der Heilpflanzen nach individuellen Zuständen gestattet. Der yogische Gebrauch von Heilpflanzen beinhaltet eine solche harmonische Anwendung der Pflanzenkräfte.

In diesem Buch wird diese ayurvedische Wissenschaft der Heilpflanzen zum ersten Mal auf westliche Heilpflanzen angewandt, sowie auf einige wenige der wichtigsten orientalischen, indischen wie auch chinesischen Heilpflanzen. Das Anliegen dieses Buches ist es, Ayurveda zu einem praktisch angewandten System der Pflanzenheilkunde zu machen und es nicht als etwas Fremdes, aus uralter Vergangenheit Stammendes darzustellen.

Wir leben in einer ganz besonderen, jedoch sehr gefährlichen Zeit, in der eine neue globale Kultur allen Widerständen zum Trotz allmählich Gestalt annimmt. Die Integration menschlicher Kultur und menschlichen Wissens ist die Herausforderung unserer Zeit. Es ist unbedingt erforderlich, dass dieser Prozess sich auch auf der Ebene der Wissenschaften vom Heilen vollzieht. Heilen bedeutet stets zur Einheit finden. Wenn unser heilkundliches Wissen nicht integriert werden kann, wie könnten wir als Menschen untereinander zur Einheit finden?

Ayurveda ist ein immerwährendes System, das bereits acht Gebiete der Heilkunde, von der Pflanzenheilkunde über die Chirurgie bis zur Psychologie, integriert hat. Als solches bietet es eine Möglichkeit, zu einer Einheit zu gelangen. Grundlage und Basis des Ayurveda ist das spirituelle Wissen der Seher des alten Indien und das kosmische Bewusstsein, in dem sie lebten.

Dieses Buch ist nicht nur eine Darstellung traditionellen ayurvedischen Wissens, sondern es versucht, lebendigen Ayurveda zu zeigen und dessen kreative und praktische Anwendung unter wechselnden Bedingungen. Es versteht sich als Brücke zwischen dem Osten und dem Westen und ist das Ergebnis der Zusammenarbeit zwischen einem östlichen Menschen, der über profunde Kenntnisse des Westens verfügt, und einem westlichen Menschen mit profunden Kenntnissen des Ostens. Tief empfundenes Anliegen der Autoren ist es, diesen Geist der Integration und der Zusammenarbeit hervortreten zu lassen.

Bei der Anwendung des Ayurveda im Westen steht die Mehrzahl der traditionellen ayurvedischen Arzneimittel nicht zur praktischen Verfügung. Teilweise bestehen diese aus besonderen tropischen Heilpflanzen, die im Westen weitgehend nicht erhältlich sind, oder sie erfordern besondere mineralische Substanzen, die nur nach langen und schwierigen Zubereitungsprozessen verwendet werden können. Daher ist dieses Buch geschaffen worden, um das heilkundliche Wissen des Ayurveda auf Substanzen anzuwenden, welche erhältlich sind und geringe Nebenwirkungen besitzen.

Gleichzeitig waren wir auch bestrebt, die Integrität der ayurvedischen Heilkunde zu wahren. Aus diesem Grund sind die besonderen Wirkungen der Heilpflanzen auf den Geist und die tieferen psychologischen und spirituellen Aspekte des Heilens ebenfalls beschrieben worden. Die Pflanzenheilkunde muss als Bestandteil dieser umfassenden Sicht des Heilens betrachtet werden, denn ohne sich an die tieferen Fragen des Lebens zu wenden, kann kein Heilungsprozess von tief greifender Wirkung sein.

Die Sanskrit-Begriffe wurden auf ein Minimum beschränkt und mit leicht verständlichen Übersetzungen versehen. Für weitere Ausführungen zu einigen der in diesem Buch verwendeten medizinischen Begriffe wird der Leser auf *Das große Ayurveda-Heilbuch* verwiesen, ein Begleitband zum vorliegenden Buch.

Die Einordnung von westlichen Heilpflanzen in ein östliches energetisches System hat jedoch keinen endgültigen Charakter. Auch innerhalb des Ayurveda kommen gelegentlich Unterschiede hinsichtlich der Zuordnung von Heilpflanzen zwischen den einzelnen Autoren vor. Die Autoren freuen sich über alle kritischen Beiträge hierzu und laden alle, die sich an dieser Arbeit beteiligen wollen, dazu ein, sich mit ihnen in Verbindung zu setzen.

Wir möchten an dieser Stelle unsere große Dankbarkeit gegenüber den vielen Personen, Freunden und Studenten ausdrücken, die dieses Buch unterstützt und angeregt haben, und auch gegenüber den zahlreichen anderen Menschen, die mit ihrer Arbeit eine ähnliche Richtung eingeschlagen haben. Möge ihre Arbeit Früchte tragen.

Dr. Vasant Lad
David Frawley
Mai, 1986
Santa Fe, New Mexiko

VORWORT

Als Kräuterheilkundiger mit über 18 Jahren therapeutischer Erfahrung mit westlichen, chinesischen und ayurvedischen Heilpflanzen bin ich schon vor geraumer Zeit zu dem Schluss gekommen, dass unser Verordnen zur Unbeständigkeit oder gar zur Erfolglosigkeit verurteilt ist, wenn es uns nicht gelingt, die Gesamtenergetik von Heilpflanzen und Nahrungsmitteln zu den individuellen, konstitutionellen Unterschieden in Beziehung zu setzen. Ein solcher therapeutischer Ansatz hindert uns allerdings daran, breite, „nützliche" Schlüsse zur Vorbeugung und Heilung von Krankheiten zu ziehen. In dieser Frage reicht die Biochemie allein nicht aus.

Die uralten Heilsysteme des Ostens und die westliche Wissenschaft können viel voneinander lernen. Natürlich gibt es nicht wenige, die vom Standpunkt des westlichen wissenschaftlichen Ansatzes die Meinung vertreten, jener sei am höchsten entwickelt und daher alleine gültig. Sie übersehen dabei, dass in Indien und China hoch entwickelte, ausgereifte und theoretisch formulierte medizinische Systeme bereits bestehen, die sich seit über 3000 Jahren praktisch bewährt haben. Unsere heutige westliche Medizin hat sich hingegen erst im Verlauf von einigen hundert Jahren entwickelt.

Die ayurvedische Medizin ist mit Sicherheit eines der ältesten Systeme mit einer gleichbleibenden theoretischen Basis und einer praktischen klinischen Anwendung. In diesen uralten Schatz heilkundlicher Weisheit sind die tiefsten Einsichten und bedeutendsten Entdeckungen der größten Ärzte und Weisen Indiens eingegangen. Um diesen Schatz östlicher heilkundlicher Weisheit bergen zu können, muss der westliche Mensch jedoch seine gewohnte rational-lineare Denkweise verlassen und sich um ein nichtlineares Vorgehen bemühen, welches auf einer intuitiven Sicht des Ganzen beruht anstatt auf dem mikroskopischen Teilausschnitt, dessen sich die moderne Wissenschaft bedient.

Die Stärke des Ayurveda liegt in seiner breiten, allumfassenden Sicht der dynamischen Wechselbeziehungen zwischen organischen, physiologischen Prozessen und äußeren Faktoren wie Klima, Lebensarbeit des Individuums und die Ernährung, wobei innere emotionale Zustände ebenfalls in die Betrachtung miteinbezogen werden. Im Gegensatz dazu ist der westlichen Wissenschaft eine speziellere Betrachtungsweise zu eigen, die mehr auf spezifische Molekularstrukturen und Chemie gerichtet ist. Es ist paradox, dass beide den gleichen Zustand auf so unterschiedliche Weise beschreiben und dabei solch diametral entgegengesetzte Standpunkte einnehmen.

Viele Menschen fühlen sich heute von östlichen Systemen der Heilkunde und der östlichen Pflanzenheilkunde angezogen, da diese Methoden einerseits von großer Wirkung sind und andererseits keinerlei Nebenwirkungen erzeugen. Viele Menschen empfinden ebenfalls ganz richtig, dass Krankheit kein zufälliges Phänomen darstellt, sondern auf bestimmte Ursachen zurückzuführen ist, welche, richtig verstanden, zur Heilung und vor allem zur Verhinderung eines erneuten Auftretens der Krankheit wesentlich beitragen könnten.

Mit seinem *Tridosha* oder der Dreisäftelehre bietet der Ayurveda ein vollkommenes Verständnis der Ursachen der Gesundheit im Sinne eines metabolischen Gleichgewichts. Krankheit wird einfach als Verlust des Gleichgewichtes zwischen der Nervenenergie *(Vata),* der katabolischen Feuerenergie *(Pitta)* und der anabolischen Nährenergie *(Kapha)* angesehen. Alle Nahrungsmittel wie auch alle Erlebnisse haben eine Auswirkung auf das Gesamtgleichgewicht der einzelnen Säfte. Dies wird durch die Tatsache, dass viele gesundheitliche Störungen allein durch eine Einstellung des Gleichgewichts der Ernährung gebessert werden können, bewiesen (was leider von der Mehrzahl der westlichen Ärzte immer noch nicht anerkannt wird).

Heilpflanzen werden im Sinne von „besonderen Nahrungsmitteln“ gebraucht, um Überschüssiges auszuscheiden und

Schwachstellen zu kräftigen: Während sie zwar starke Nährwirkung auf einen geschwächten Körper haben können, besteht ihre Hauptwirkung doch in der Anregung bestimmter Organfunktionen. Letzteres ist der weniger offenkundige, energetische Aspekt der Heilpflanzen und in der Tat aller Arznei- und Nahrungsmittel, der unbedingt verstanden werden sollte. Neben der spezifischen Funktion eines Arznei- und Nahrungsmittels gibt es eine allgemeinere Wirkung, die darin besteht, dass bei den entsprechend dafür empfänglichen Personen dieses Mittel, allgemein gesprochen, imstande ist, den Gesamtstoffwechsel zu erhöhen oder herabzusetzen, die Nerven-, Nähr- oder Feuerenergien, aus denen sich das *Tridosha*-System zusammensetzt, anzuregen oder zu beruhigen.

Der grundlegende Fehler der westlichen Medizin besteht darin, die Krankheit und nicht den Patienten zu behandeln. Würden Arzneimittel mit Sensibilität, nach der individuellen Natur des Einzelnen verordnet werden, so wie es bei den Heilpflanzen in der östlichen Heilkunde der Fall ist, ließen sich viele Nebenwirkungen vermeiden. Der Vorzug der therapeutischen Anwendung von Heilpflanzen und einzelnen Nahrungsmitteln liegt in ihrer relativ unspezifischen, „sanften“ Wirkung. Wird eine Heilpflanze falsch eingesetzt, sind die Folgen relativ gering und auf die kurze Zeitspanne von ein bis zwei Tagen beschränkt, die der Körper braucht, um die pflanzlichen Wirkstoffe auszuscheiden. Bei synthetischen Arzneimitteln oder extrahierten Konzentraten ist dies wesentlich schwieriger. Möglicherweise vermag die Leber ein solches Arzneimittel nicht aus den Geweben und Zellen des Körpers auszuscheiden, da sie noch nicht gelernt hat, die betreffende Substanz zur Assimilation oder zur Ausscheidung zu neutralisieren. Eine solche Verbindung, die nicht vollständig verarbeitet werden kann, wird in der Leber, im Gewebe gelagert oder kreist im Körper und stellt so eine toxische Belastung der physiologischen Vorgänge dar.

Um die Heilkraft der ayurvedischen oder chinesischen Medizin, beides „energetische“ Systeme, in vollem Umfang begreifen zu können, müssen alle Nahrungsmittel und Heilpflanzen eingeteilt und im Sinne ihrer energetischen Wirkung auf die Stoffwechselvorgänge verstanden werden. Mit diesem Buch von Dr. Lad und Dr. Frawley ist es meiner Ansicht nach gelungen, eine solche Einteilung zu schaffen, die sowohl westliche Heilpflanzen als auch solche, die im Westen und im Osten vorkommen, umfasst. Dieses Manuskript ist mir gerade zu dem Zeitpunkt, als ich meine eigenen Forschungsarbeiten zur Zuordnung der westlichen Heilpflanzen in das traditionelle chinesische energetische System fast abgeschlossen hatte, zufällig in die Hände gelegt worden. Es war für mich ebenfalls faszinierend festzustellen, dass ihre Methode der Einteilung und meine eigene in vielen Fällen das gleiche grundlegende energetische Verständnis zeigen.

Dr. Lad und Dr. Frawley haben mit der vorliegenden Arbeit einen gewichtigen und einzigartigen Beitrag zur alternativen Medizin und Naturheilkunde geleistet. Gewiss wird die Mehrheit der nicht-ayurvedisch Orientierten den praktischen Wert dieses originellen Werkes nicht sofort erkennen. Es geht hierbei jedoch ganz einfach um den Unterschied zwischen der Entwicklung einer wirklich fundierten und gültigen Pflanzenheilkunde einerseits und einem Verordnen von Heilpflanzen andererseits, das einer solchen Grundlage entbehrt und dessen Erfolge leider oft „Zufallstreffer" sind.

Mit diesem Buch wird dem westlichen Menschen nicht nur zum ersten Mal ein größerer Zugang zum praktischen Nutzen der ayurvedischen Medizin ermöglicht, sondern letztlich der gesamten westlichen Pflanzenheilkunde zu größerer Wirksamkeit verholfen. Es ist meine Überzeugung, dass jedem, der sich für Heilpflanzen interessiert – ob westliche Pflanzenheilkunde, traditionelle chinesische Pflanzenheilkunde oder ayurvedische Medizin – ein eingehendes Studium dieses Buches empfohlen werden kann.

Michael Tierra, Kräuterheilkundiger
April 1986
Santa Cruz, Kalifornien

Pflanzenheilkunde – Ost und West

Im Osten wie auch im Westen sind Heilpflanzen die Basis der traditionellen und ganzheitlichen Therapieformen gewesen. Besonders in Indien und in China jedoch ist eine jeweils umfassende und hoch entwickelte Wissenschaft der Pflanzenheilkunde entstanden. Diese war ursprünglich von Menschen mit spirituellem Wissen „erschaut" worden. Im Verlauf von Tausenden von Jahren praktischer Erfahrung hat sich die Pflanzenheilkunde verfeinert. So betrachtet stellt der Ayurveda wahrscheinlich die älteste, auf geistiger Einsicht beruhende und am höchsten entwickelte Wissenschaft der Pflanzenheilkunde der Welt dar. Ein vollständig entwickeltes System dieser Art bedarf keiner weiteren Verfeinerung, sondern muss in unsere Zeit übertragen und ihr angepasst werden. So beginnt dieses Buch damit, die uralte Wissenschaft der ayurvedischen Pflanzenheilkunde unserer modernen Zeit und ihren Bedürfnissen zugänglich zu machen.

Man kann die Ansicht vertreten, dass die Pflanzenheilkunde Indiens keine Gültigkeit für uns besitze, da es sich um ein uraltes, traditionelles System voller religiöser Vorstellungen und voller Aberglauben handele. Andere meinen vielleicht, die verwendeten Heilpflanzen seien weitgehend tropische Pflanzen, die uns nicht zur Verfügung stünden oder in unserem Klima, unserer besonderen Umwelt von geringem Wert seien. Andererseits gibt es viele Menschen, die die Notwendigkeit begreifen, einen spirituellen/psychologischen Ansatz mit arzneilicher Therapie zu verbinden. Genauso wie einerseits ein Verlust des emotionalen Gleichgewichtes meist körperliche Leiden zur Folge hat, vermag andererseits ein spiritueller Gebrauch von Heilpflanzen gemäß der indischen Tradition in unserer Gesellschaft, die aus dem Gleichgewicht geraten ist, von besonderem Wert sein. Weit davon entfernt, altmodisch und unzeitgemäß zu sein, wird die ayurvedische Pflanzenheilkunde heute dringender gebraucht denn je.

Während es zu den wichtigsten Heilpflanzen im ayurvedischen System kein Gegenstück in der westlichen Pflanzenheilkunde gibt, werden viele im Westen übliche Heilpflanzen wie Myrica cerifera, Berberitze und Kalmus in Indien häufig verwandt, und der Ayurveda enthält eine Menge nützlicher Information über diese Pflanzen. Sogar spezielle ayurvedische Heilpflanzen wie *Ashwagandha* und *Haritaki* können in die westliche Pflanzenheilkunde aufgenommen werden, genauso wie Ginseng und Tang Kuei, die aus chinesischen Quellen gekommen sind, und wie Hydrocotyle asiatica, das ursprünglich aus dem Ayurveda gekommen ist und dessen Gebrauch nun in den Vereinigten Staaten weit verbreitet ist. Viele ayurvedische Heilpflanzen sind gewöhnliche Gewürzpflanzen – Ingwer, Gelbwurz, Koriander und Bockshornklee. Eine eindrucksvolle Apotheke ayurvedischer Heilpflanzen lässt sich allein aus den Arzneipflanzen, Küchenkräutern und Gewürzen, die in Amerika und teilweise in Europa gebräuchlich sind, zusammenstellen.

Ayurveda bedeutet die „Wissenschaft vom Leben", also nicht Hindu-Medizin, ebenso wenig wie die ayurvedische Pflanzenheilkunde als indische Pflanzenheilkunde anzusehen ist. Ayurveda ist also eine Wissenschaft des Lebens, die die Gesamtheit des Lebens umfasst, und dabei das Leben des Individuums zum Leben des Universums in Beziehung setzt. Als solches ist Ayurveda allem Leben gegenüber offen, schließt alles Leben in sich ein sowie auch alle Methoden, die zu einer größeren Harmonie mit dem Leben führen.

Ayurveda gehört weder dem Osten noch dem Westen, weder der alten Vergangenheit noch der modernen Zeit. Ayurveda ist eins mit allem Leben, ein Wissen, das allen Lebewesen gehört – kein System, das von außen auferlegt wird, sondern eine Quelle, von der man reichlich schöpfen kann, dessen Wissen den einzigartigen Bedürfnissen des Individuums in seiner oder ihrer besonderen Umgebung angepasst werden kann.

Die ayurvedische Pflanzenheilkunde gibt uns nicht nur spezifische Arzneipflanzen, sondern einen Weg zum Verständnis aller Heilpflanzen. Ayurveda begrüßt die Überwindung der Schranken, die zwischen den Menschen bestehen. Das heilkundliche Wissen der Menschheit muss geteilt und ausgetauscht werden, damit das neue Zeitalter beginnen kann. Dieses Wissen aber muss in unserer heutigen Welt konkret angewandt werden – und das ist das Anliegen dieses Buches.

Die Manifestation des Bewusstseins in der Pflanzenwelt

„Die Essenz aller Dinge ist die Erde. Die Essenz der Erde ist das Wasser. Die Essenz des Wassers sind Pflanzen. Die Essenz der Pflanzen ist der Mensch."

„Esam buthanam prthivi rashal prthivi apo raso-pam osadhayo rasa, osadhinam puruso rasah."

Chandogya Upanishad 1.1.2

Die Evolution ist eine Manifestation latenter Potenziale. In jedem Ding sind alle anderen Dinge enthalten. Im Samen ist der Baum; im Baum ist der Wald. Intelligenz ist daher in den vielen Bereichen der Natur enthalten, nicht nur in unserer menschenbezogenen Welt. Anders ausgedrückt kann man sagen, dass Bewusstsein in allen Lebensformen existiert. Bewusstsein ist die absolute Basis der Schöpfung, die Kraft der Evolution. Leben, Schöpfung und Evolution sind die Stufen in der Entfaltung des Bewusstseins. Es gibt nichts Seiendes, das ohne Empfindung, das profan oder ungeistig wäre, und es gibt nichts, das nicht einen einzigartigen Wert im Kosmos hätte. Das Leben ist Beziehung, gegenseitige Abhängigkeit, Wechselbeziehung, ein System des gegenseitigen Nährens, Pflegens und Sorgens nicht nur in physischer, sondern auch in psychologischer und spiritueller Hinsicht.

Bewusstsein ist daher nicht bloßer Gedanke, und noch weniger mit Intellekt oder Vernunft gleichzusetzen. Es ist die Empfindung des Lebendigseins und der Beziehung zu allem, was lebt. Bewusstsein existiert als reine Empfindung bereits in der Pflanze und ist verborgen im Mineralischen, ja sogar im Atom. Kräfte der Anziehung und der Abstoßung sind der Liebe und dem Hass, der Sympathie und der Abneigung ähnlich. Aus diesem Grunde waren die Seher des alten Indien der Meinung, dass nur das Selbst existiert und dass die Einheit die Grundlage alles Seienden bilde – und dass die Einheit des Lebens die Einheit des Bewusstseins sei.

Damit meinten sie, alle Lebewesen seien mit Empfindung begabt, und dass alles, im Sinne des Bewusstseins betrachtet, menschlich sei. Wahre Menschlichkeit, menschliche Empfindung für alles Lebende, ist im Keim von allem, was lebt. Pflanzen und Tiere zeigen diese Haltung des Sorgens und Pflegens oft ausgeprägter als bestimmte Menschen, die durch ihre isolierte Empfindung von Menschsein verhärtet worden sind. Nur wenn wir alle Dinge als menschlich betrachten, sind wir zu einem wahrhaft menschlichen Dasein fähig. Dies lehren uns die Pflanzen und Heilpflanzen, deren Dasein noch in der Einheit der Natur wurzelt, durch die wir uns wieder besser verstehen können.

Der Mensch enthält als Mikrokosmos alle elementaren Bereiche, das Mineral-, Pflanzen- und Tierreich in sich. Die Pflanze enthält das Potenzial des Menschen, umgekehrt ist im Menschen die der Pflanze zugrunde liegende Energiestruktur enthalten. Man könnte sagen, unser Nervensystem ist ein Baum, dessen Pflanzenessenz menschlich ist. Pflanzen können daher mit jener Essenz der Empfindung, die den eigentlichen Menschen ausmacht, direkt kommunizieren.

Aufgabe des Pflanzenreiches ist es, Empfindung zu manifestieren. Auf der Ebene der Pflanze ist Empfindung in reiner und passiver Form gegeben. Das Tierreich und der Mensch manifestieren dies in aktiverer Weise, mehr als Individuen, jedoch oft mit weniger Schönheit. Das Bewusstsein in der Pflanze ist auf einer Urebene der Einheit und ist daher mehr medial, mehr telepathisch.

Lebensformen sind Stationen zur Aufnahme und Weitergabe von Kräften, die alles ernähren. Jedes Ding existiert, um alle anderen zu ernähren und um wiederum selbst ernährt zu werden. Auf diese Art und Weise dient jedes Reich der Natur der Aufnahme und Weitergabe des Lebens. Dieses Leben ist im Licht enthalten und in den stellaren oder astralen Kräften.

Einem riesigen Empfänger gleich, atmet die Erde stellare und kosmische Kräfte ein und aus, deren aufgenommene Essenz sich als Leben entfaltet und gedeiht. Dabei handelt es sich nicht ausschließlich um materielle Kräfte, sondern teilweise um subtile Energien einer okkulten oder geistigen Natur. Pflanzen geben die vital-emotionalen Impulse, die Lebensenergie, die im Licht verborgen ist, weiter. Das ist die Gabe, die Gnade und die Kraft der Pflanzen.

Die Pflanzen bringen uns die Liebe, die nährende Kraft der Sonne, die gleiche Energie, die allen Gestirnen, allem Licht innewohnt. Daher wird unser eigener Astralkörper von diesen kosmischen Energien genährt, erhalten und im Wachstum gefördert. So ist das Dasein der Pflanzen eine große Darbringung, ein Opfer. Sie geben uns nicht nur den ihnen eigenen Nährwert, sondern das Licht und die Liebe von den Sternen, vom Kosmos, dessen Boten sie sind. Sie bringen uns das Licht des Universums, damit wir in das Leben des Universums eintreten können. Sie dienen der psychologischen wie auch der physischen Ernährung. Unsere Gefühle sind also unsere inneren Pflanzen, unsere inneren Blumen. Sie wachsen in Übereinstimmung mit unserer Wahrnehmung der Natur allen Lebens.

Schöpfung ist Licht. In den Veden, den uralten Schriften Indiens, ist es der große Gott *Agni,* das Prinzip des Feuers, der göttliche Seherwille, der die Welten erbaut und aus der ganzen Schöpfung eine Folge von Selbstumwandlungen macht.

Aufgabe der Pflanze ist es, Licht in Leben zu verwandeln. Aufgabe des Menschen ist es, das Leben in Bewusstsein, in Liebe zu verwandeln. Diese drei – Licht, Leben und Liebe – sind eins, jedes ein Ausdruck des anderen, drei Dimensionen des gleichen Seins. Mithilfe der Fotosynthese verwandeln die Pflanzen das Licht in Leben. Durch Wahrnehmung verwandelt der Mensch das Leben in Bewusstsein. Durch direkte Wahrnehmung wird der Sehende mit dem Gesehenen eins, der Beobachtende mit dem Beobachteten identisch. Das Sanskritwort für Pflanze, *osadhi,* bedeutet wortwörtlich ein Gefäß oder Geist, *dhi,* das eine brennende Transformation, *osa,* enthält. In den Weden wird diese Bezeichnung nicht nur für Pflanzen, sondern für alle Wesenheiten der Schöpfung gebraucht.

Der Mensch ist die Pflanze des Bewusstseins. Die Pflanze, die einen ähnlichen Prozess auf einer „unteren Ebene" der Evolution bewirkt, nährt unseren Geist und unser Nervensystem, um diesen Prozess zu unterstützen. Wie unten, so oben; das ganze Universum ist eine Metamorphose des Lichts.

In der Außenwelt ist eine zentrale Sonne die Quelle des Lichtes und des Lebens. In der inneren Welt ist ebenfalls eine zentrale Sonne die Quelle des Lebens. Diese innere Sonne ist das, was die Alten *Purusha* oder *Atman* nannten – unser wahres Selbst. Durch die Pflanzen haben wir an der Energie der Sonne teil, während wir durch unsere innere Pflanze, unser Nervensystem, an der inneren Sonne teilhaben. Indem die richtige Verbindung zwischen der äußeren und der inneren Pflanze hergestellt wird, schließt sich der Kreis des Lichtes und des Lebens und schafft einen freien Fluss des Bewusstseins, durch den der Geist befreit wird – Sonne wird mit Sonne vereinigt, das Äußere verschmilzt mit dem Inneren, das Leben wird zu einem Fest der Freude.

Der rechte Gebrauch einer Pflanze oder Heilpflanze bedeutet, an ihr teilzuhaben. Sind wir mit einer Pflanze eins geworden, wird sie unser Nervensystem vitalisieren und unsere Wahrnehmung steigern. Dies bedeutet, die Pflanze als etwas Heiliges anzusehen, als ein Mittel, um an der gesamten Natur teilzuhaben. So wird jede Pflanze, wie ein Mantra, dazu beitragen, jenes Potenzial kosmischen Lebens zu verwirklichen, dessen Vertreterin sie ist.

Deswegen genoss das Pflanzenreich bei vielen alten Völkern besondere Verehrung. Dabei handelt es sich nicht um eine abergläubische Haltung oder die bloße Empfänglichkeit für Schönheit, sondern um eine Wahrnehmung der Kraft, die uns die Pflanzen entgegenbringen. Diese Kraft geht nicht einfach auf den Menschen über, indem er sich diese Pflanze einverleibt, sondern dazu bedarf es der totalen Kommunikation mit der Pflanze.

Mit diesem Bewusstsein haben die Weisen des alten Indien die Heilkunde und die Heilpflanzen betrachtet. Sie betrieben keine Wissenschaft des Experimentierens, sondern eine Form der direkten Teilnahme. Experimentieren bedeutet Abstand und Trennung zwischen dem Beobachter und dem Beobachteten, dem Subjekt und dem Objekt. Daher wird vermittelt, gemessen, übertragen. Beim Sezieren der Leiche kann die Seele nicht entdeckt werden. Direkte Wahrnehmung oder Meditation ist die Wissenschaft des Yoga. Durch Yoga offenbart sich das Wesen, das Ding an sich, und dabei kommt es zu einer vollständigen Offenbarung des darin enthaltenen materiellen und geistigen Potenzials.

Durch den Yoga der Wahrnehmung ließen die Seher die Pflanzen zu sich sprechen, und die Pflanzen offenbarten ihre Geheimnisse, von denen viele so subtiler Natur sind, dass sie durch chemische Analyse niemals entdeckt worden wären. Indem man heute in der gleichen Art und Weise sich mit den Pflanzen befasst – nicht als Objekte, die der Selbstverherrlichung dienen, sondern als integrale Bestandteile unserer eigenen Einheit – wird der wahre Wert einer Pflanze zu unserem uneigennützigen Gebrauch hervortreten.

Ein Pflanzenheilkundiger im wahrsten Sinne zu werden, heißt daher zum Seher zu werden. Dies bedeutet dem Wesen der Heilpflanzen gegenüber sensibel zu sein und mit aufnahmebereitem Bewusstsein mit dem Pflanzenlicht des Universums zu kommunizieren. Das heißt, hören zu lernen, wenn die Pflanze spricht, mit der Pflanze sprechen wie mit einem Menschen und die Pflanze als Lehrer zu betrachten.

Der Hintergrund der ayurvedischen Medizin

Der spirituelle Hintergrund

Um die ayurvedische Pflanzenheilkunde verstehen zu können, muss man das Grundsystem des Ayurveda erfassen, eine vollständige Wissenschaft des Heilens, das die physischen, psychologischen und spirituellen Aspekte des Lebens umfasst.

Die Seher des alten Indien erkannten zwei Grundprinzipien, die der Wirklichkeit zugrunde liegen: *Purusha,* der Ur-Geist, das Prinzip der Empfindung des Bewusstseins, und *Prakruti* oder Große Natur, das Prinzip der Kreativität. Aus der Vereinigung dieser beiden, Geist und Materie, gehen alle Dinge hervor.

Doch sind diese beiden auch eins, das uranfängliche Zwei-in-Einem, Bewusstsein und dessen kreative, ausführende Kraft, *Shiva-Shakti. Purusha*-Essenz, Individualität, Bewusstsein ist in allen Dingen enthalten. In allen Dingen ist auch *Prakruti,* die Kraft der Manifestation, die Fähigkeit zur schöpferischen Entfaltung enthalten.

Aus der ursprünglichen Begegnung dieser zwei großen Kräfte wird die Kosmische Intelligenz, *Mahat,* geboren, welche die Keime all dessen in sich trägt, das sich manifestiert. Im *Mahat* sind auch die Naturgesetze enthalten.

Das Kosmische Bewusstsein existiert auch im Menschen als die Intelligenz des Individuums. Als solches wird es *Buddhi* genannt, die Fähigkeit zu erwachen, die sich vollständig entwickelt, wenn das Individuum die Erleuchtung erlangt, zum *Buddha* wird. *Buddhi* ist unsere Wahrnehmungsfähigkeit, unsere Fähigkeit, zwischen dem Wirklichen und dem Unwirklichen zu unterscheiden. Bei seiner Evolution in materielle Formen hinein kann aus dieser Intelligenz aber das Ego, die Empfindung eines individuellen Wesens oder *Ahamkara,* hervorgehen. Dies ist das Prinzip der Teilung, denn es ist nur unsere Empfindung eines individuellen Ego, das uns von der Einheit des Lebens trennt.

Aus dem Ego geht wiederum der konditionierte Geist oder das konditionierte Bewusstsein hervor, das als *Manas* bezeichnet wird und als unser Gefühl von Selbstbewusstsein ein schützendes Gedankenfeld um sich selbst schafft, an das wir gebunden werden.

Schließlich entsteht hierdurch die Verbindung zum kollektiven Unbewussten, dem Speicher der Gedanken aller Denkweisen, die einer Beschränkung unterworfen sind, das als *Chitta* bezeichnet wird. Durch *Chitta* bleiben wir unter dem Einfluss von latenten Kräften, Zwängen und Antrieben der früheren Evolutionsphasen, welche bis ins Tierreich und noch weiter zurückreichen.

Ziel des Ayurveda ist ein Leben in Harmonie mit dem Kosmischen Bewusstsein, wobei unsere eigene Intelligenz sich vervollkommnet, sodass wir dadurch zur Einheit mit der Natur zurückkehren können, und durch die Natur zu unserem wahren Selbst und Geist, dem P*urusha.* Dies ist sowohl der spirituelle Hintergrund des Ayurveda als auch derjenige des Yoga und bildet auch die Basis der ayurvedischen Psychologie.

Dies erfordert das Erwachen der Intelligenz, wobei wir die Herrschaft des Ego überschreiten. Das Ego ist die Grundlage aller Abweichungen von der Natur. Gesundheit ist natürlich, *Prakruti.* Krankheit ist künstlich, *Vikruti.* Die meisten Krankheiten, mit Ausnahme derjenigen, die natürliche Folgen des Fortschreitens der Zeit darstellen, rühren von der psychologischen Gleichgewichtsstörung her, die in der übermäßigen Selbst-Bewusstheit ihren Ursprung hat.

Die drei *Gunas*

Prakruti besteht aus drei Grundqualitäten, drei Hauptattributen (im Sanskrit als *Gunas* bezeichnet): *Sattva,* das Prinzip von Licht, Wahrnehmung, Intelligenz und Harmonie; *Rajas,* das

KOSMISCHE ENTFALTUNG

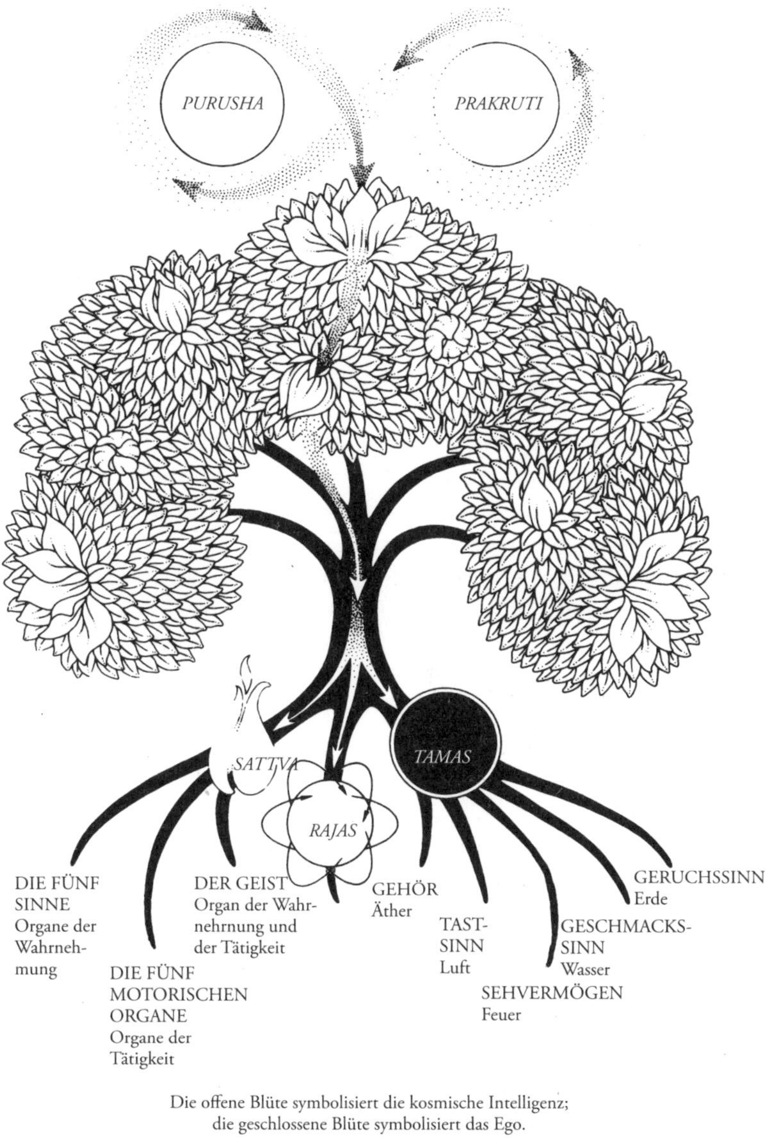

Die offene Blüte symbolisiert die kosmische Intelligenz;
die geschlossene Blüte symbolisiert das Ego.

Prinzip von Energie, Aktivität, Emotion und Turbulenz, und *Tamas,* das Prinzip der Trägheit, Dunkelheit, Stumpfheit und des Widerstandes.

Während jede dieser drei Qualitäten in der Natur notwendig ist, ist *Sattva* die rechte Eigenschaft des Geistes. *Rajas* und *Tamas* werden dort zu Unreinheiten, die unsere Kraft der Wahrnehmung trüben.

Individuen, bei denen *Sattva* vorherrscht, legen Wert auf Wahrheit, Ehrlichkeit, Bescheidenheit und das Allgemeinwohl. Menschen, bei denen *Rajas* am stärksten ausgeprägt ist, schätzen Macht, Ansehen, Autorität und Kontrolle. Diejenigen, die dem *Tamas* unterstehen, bleiben von Furcht, Unterwürfigkeit, Unwissenheit und den Kräften des Verfalls gefangen.

Daher ist es wichtig, eine vorwiegend *sattvische* Lebensweise zu führen. Da diese drei Qualitäten in der ganzen Natur enthalten sind, ist es wichtig, Nahrungsmittel und Heilpflanzen zu verwenden, die überwiegend *sattvischer* Natur sind. In dieser Hinsicht teilt der Ayurveda die Heilpflanzen nach den drei Gunas ein.

Damit ist nicht gesagt, dass Heilpflanzen einer *rajasischen* oder *tamasischen* Natur nicht verwendet werden sollten. Da *Sattva* auch das Gleichgewicht von *Rajas* und *Tamas* ist, können *rajasische* Heilpflanzen eingenommen werden, um *tamasische* Zustände auszugleichen und umgekehrt. Doch besitzen *sattvische* Heilpflanzen einen Wert in sich, um die Entwicklung des Geistes zu fördern.

Die fünf Elemente

Aus den drei *Gunas* gehen die fünf Elemente hervor. Aus *Sattva,* das aus Klarheit besteht, entspringt das Element Äther. Aus *Rajas,* das aus Energie besteht, geht das Feuer hervor. *Tamas,* aus Trägheit bestehend, gebiert das Erdelement. Zwischen *Sattva* und *Rajas* entsteht das subtile aber bewegliche Element Luft, während Wasser, das Beweglichkeit mit Trägheit verbindet, zwischen *Rajas* und *Tamas* hervorgeht.

Diese fünf Elemente sind die fünf Zustandsformen der Materie: fest, flüssig, strahlend, gasförmig und ätherisch. Sie zeigen die fünf Festigkeitszustände aller Substanzen an, die gesamte sichtbare und unsichtbare Materie, die im Universum enthalten ist. Sie haben auch psychologische Entsprechungen, die bestimmte geistige Zustände und Gefühlsqualitäten anzeigen.

Im Ayurveda unterscheidet man fünf Teile der Pflanzen, *Pancangam,* welche die Beziehung der Pflanzenstruktur zu den fünf Elementen aufzeigen. Die Wurzel entspricht der Erde, als dichtester und unterster Teil der Pflanze, der mit der Erde verbunden ist. Stängel und Verzweigungen entsprechen dem Wasser, da sie das Wasser oder die Säfte der Pflanze transportieren. Die Blüten, die das Licht und die Farbe manifestieren, entsprechen dem Feuer. Die Blätter, durch welche der Wind die Pflanze bewegt, entsprechen der Luft. Die Frucht entspricht dem Äther, der subtilen Essenz der Pflanze. Der Same enthält das gesamte Potenzial der Pflanze und damit alle fünf Elemente der Pflanze in sich.

Die drei *Doshas*

Im Kern des Ayurveda ist die Vorstellung der drei *Doshas o*der der drei unterschiedlichen Grundtypen von Konstitutionen, enthalten. Äther und Luft ergeben *Vata;* aus Feuer und einem Aspekt des Wassers geht *Pitta* hervor; Wasser und Erde bilden *Kapha.* Durch die Elemente und die *Doshas* bestimmen wir die Grundnatur der verschiedenen Individuen und legen eine therapeutische Linie fest, die auf ihre speziellen, individuellen Bedürfnisse abgestimmt ist.

Die drei *Doshas* sind an ihren Eigenschaften zu erkennen: *Vata* ist trocken, kalt, hell, beweglich, subtil, hart, rau, veränderlich und klar. *Vata* ist die Lebensenergie selbst, kraftvollstes aller *Doshas* und stärkster Krankheitsverursacher. Dem *Vata* untersteht die Bewegung als solche, und *Vata* ist zugleich Träger von *Pitta* und *Kapha.*

DER SITZ VON VATA, PITTA, KAPHA

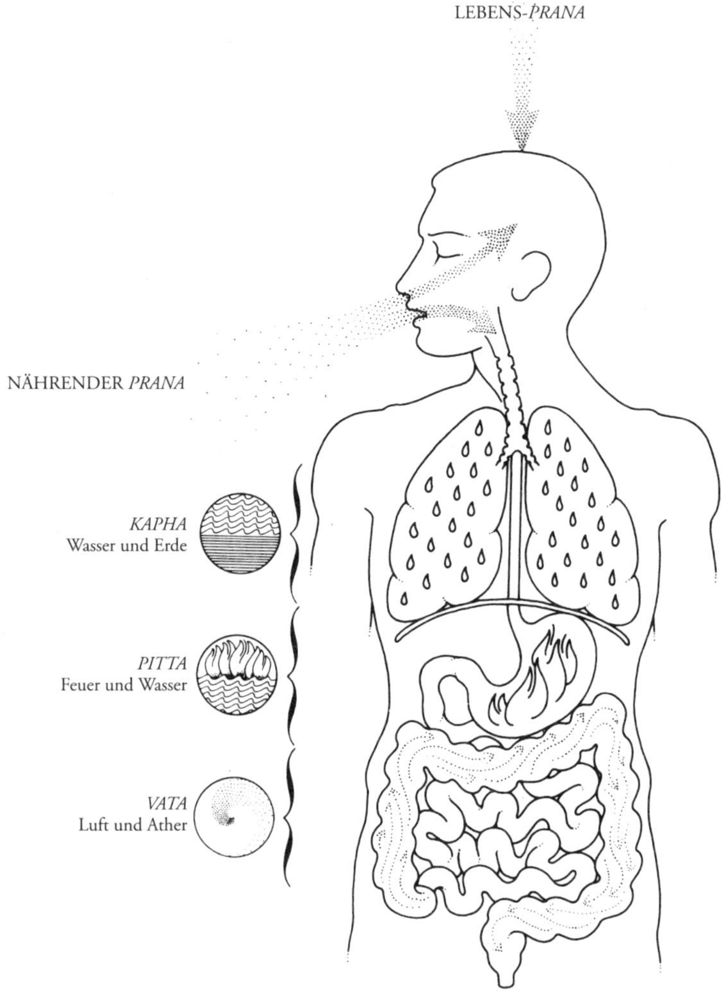

Pitta ist heiß, hell, flüssig, subtil, scharf, übel riechend, weich und klar. Dem *Pitta* unterstehen Hitze, Temperatur und alle chemischen Reaktionen. *Kapha* ist kalt, nass, schwer, langsam, stumpf, statisch, glatt, dicht und wolkig, und erhält Substanz, Gewicht und Zusammenhalt im Körper.

Im natürlichen Zustand sorgt *Vata* für die Aufrechterhaltung der Willensenergie, für Ein- und Ausatmung, Bewegung, die Abgabe von Impulsen, das Gleichgewicht der Gewebe und die Schärfe der Sinne. Ein Übermaß an *Vata* bewirkt Trockenheit, dunkle Verfärbungen, Verlangen nach Wärme, Zittern, abdominelle Auftreibungen, Verstopfung, Kraftverlust, Schlaflosigkeit, Verlust der Sinnesschärfe, Zusammenhanglosigkeit der Sprache und Müdigkeit.

Im Normalzustand ist *Pitta* für Verdauung, Hitze, Sehvermögen, Hunger, Durst, Glanz der Haut, Intelligenz, Entschlossenheit, Mut und Weichheit des Körpers verantwortlich. Bei einem Übermaß von *Pitta* kommt es zu einer Gelbfärbung des Urins, des Stuhles, der Augen und der Haut, und es kann Hunger, Durst sowie Empfindungen des Brennens und Schlafstörungen bewirken.

Im normalen Zustand ist *Kapha* für Festigkeit und Stabilität verantwortlich, sowie für die Aufrechterhaltung der Körperflüssigkeiten, der Gelenkschmiere, und auch für so positive Emotionen wie Friede, Liebe und Vergebung. Bei einem Übermaß an *Kapha* kommt es zum Verlust der Verdauungskraft, zur Ansammlung von Schleim, Erschöpfung, zu einem Gefühl der Schwere, zu Blässe, Kältegefühlen, Überdehnbarkeit der Gelenke, erschwerter Atmung, zu Husten und einem übermäßigen Schlafbedürfnis.

Vata hat seinen Sitz im Dickdarm, den Hüften, Oberschenkeln, Ohren, Knochen und Tastsinn. Sein Hauptort ist jedoch der Dickdarm, wo es sich ansammelt, Krankheiten verursacht und von wo es direkt aus dem Körper ausgeschieden werden kann.

Pitta hat seinen Sitz im Dünndarm, Magen, Schweiß, Hauttalg, Blut, Plasma und dem Sehapparat. Hauptort von *Pitta* ist der Dünndarm, wo es sich ansammelt und von wo es direkt aus dem Körper ausgeschieden werden kann.

Kapha befindet sich in der Brust, im Hals, Kopf, der Bauchspeicheldrüse, den Rippen, dem Magen, im Plasma, dem Fettgewebe, der Nase und in der Zunge. Hauptsitz von *Kapha* ist der Magen. Dort kann es sich ansammeln und Krankheiten verursachen und von dort kann es direkt aus dem Körper ausgeschieden werden.

Die Bestimmung der individuellen Konstitution

Die individuelle Konstitution steht zum Zeitpunkt der Geburt fest und bleibt das ganze Leben hindurch konstant. Während es je nach vorherrschendem *Dosha* drei allgemeine Typen gibt, bestehen auch Kombinationen und Variationen. Es können zum Beispiel zwei gleich starke *Doshas* nebeneinander gegeben sein. Mit den folgenden Angaben sollen keine Schablonen geschaffen, sondern lediglich typische Zustände und Neigungen zum Übermaß aufgezeigt werden.

VATA

Menschen mit einer vorherrschenden *Vata*-Konstitution sind eher körperlich unterentwickelt. Der Brustkorb ist flach und die Sehnen und Venen sichtbar. Der Teint ist bräunlich getönt, während die Haut kalt, rau, trocken oder rissig sein kann. Meist sind einige Muttermale gegeben, die eher dunkel sind.

Im Allgemeinen sind *Vata*-Menschen entweder hochgewachsen oder klein, mit einem feingliedrigen Körperbau mit vorstehenden Gelenken aufgrund der schwach entwickelten Muskulatur. Das Haar ist oft lockig und von spärlichem Wuchs, und die Wimpern sind dünn. Die Augen sind eher klein, lebhaft, vielleicht tief liegend oder ohne Glanz, und die Bindehaut ist trocken und etwas dunkel. Die Nägel können spröde oder rau sein; die Nase gekrümmt oder nach oben gebogen.

In physiologischer Hinsicht sind Appetit und Verdauung veränderlich. Bisweilen können solche Menschen eine große Mahlzeit mit Leichtigkeit zu sich nehmen, zu anderen Zeiten fehlt der Appetit gänzlich. Sie ziehen heiße Getränke vor. Die Harnportionen sind eher gering und der Stuhl trocken, hart oder von geringer Menge mit einer Neigung zu Verstopfung. Es kommt selten vor, dass solche Menschen viel schwitzen. Der Schlaf kann oberflächlich, gestört oder von kurzer Dauer sein. Die Hände und Füße sind oft kalt.

Solche Menschen sind meist kreativ, aktiv, wach und ruhelos. Sie reden schnell, ihre Bewegungen und ihr Gang sind schnell, wobei sie jedoch möglicherweise rasch ermüden.

In psychologischer Hinsicht sind sie durch ihr rasches geistiges Auffassungsvermögen gekennzeichnet, besitzen jedoch oft ein kurzes Gedächtnis und neigen zu Vergesslichkeit. Sie stellen sich rasch auf Veränderungen ein, können aber unentschlossen sein oder ungeduldig werden. In der Regel müssen sie Ausdauer, Vertrauen und Mut entwickeln. Sie neigen oft dazu, sich übermäßig Gedanken und Sorgen zu machen, sind oft nervös und haben am meisten unter Furcht und Ängstlichkeit zu leiden.

PITTA

Menschen mit einer *Pitta*-Konstitution sind meist von mittlerer Statur, Gewicht, Knochenbau und Muskulatur. Der Brustkorb ist nicht so flach wie bei den *Vata*-Menschen, und Venen und Muskelsehnen sind nicht besonders auffällig. Sie können viele Muttermale und Sommersprossen aufweisen, welche bläulich oder bräunlich-rot sind. Die Knochen treten nicht so hervor wie bei *Vata*-Typen.

Der *Pitta*-Teint kann kupferfarben, gelblich, rötlich oder hell sein. Die Haut ist weich, warm und weniger faltig als die *Vata*-Haut. Sie besitzt eine gesunde Farbe und kann zum Erröten neigen. Das Haar ist dünn, seidig, rot oder bräunlich, und es besteht eine Neigung zu zeitigem Ergrauen oder Haarausfall. Die Augenfarbe kann grau, grün oder kupferbraun sein. Die Augen stehen meist durchschnittlich weit vor, wobei die Sehkraft oft schlecht ist. Die Bindehaut ist meist feucht und kupferfarben; die Nägel sind weich; die Nasenform ist ausgeprägt und gerade, wobei die Nasenspitze zur Röte neigt.

In physiologischer Hinsicht haben diese Menschen einen robusten Stoffwechsel, eine gute Verdauung und einen lebhaften Appetit. Sie nehmen meist große Nahrungs- und Flüssigkeitsmengen zu sich und mögen kalte Getränke. Der Schlaf ist von normaler Dauer, doch ohne Unterbrechung. Der Stuhl ist gelblich, weich und reichlich. Diese Menschen schwitzen meist viel. Die Körpertemperatur ist hoch und die Hände und Füße sind meist warm. Hitze oder Sonneneinstrahlung werden meist nicht gut vertragen.

In psychologischer Hinsicht haben *Pitta*-Menschen meist eine gute Auffassungsgabe, sind intelligent und scharfsinnig und können gute Redner sein. Emotionell neigen sie zu Zorn, Eifersucht und möglicherweise zu Hassgefühlen. Sie sind oft ehrgeizig und führen gerne.

KAPHA

Kapha-Menschen verfügen meist über einen gut entwickelten Körperbau. Sie neigen jedoch dazu, überschüssiges Gewicht anzusetzen. Der Brustkorb ist breit und gedehnt; die Sehnen und Venen sind aufgrund der kräftigen Haut nicht ohne Weiteres sichtbar. Die Muskulatur ist gut entwickelt und die Knochen stehen nicht vor.

Der *Kapha*-Teint ist meist hell, weiß oder blass. Die Haut ist eher weich, ölig, feucht und kalt. Das Haar ist kräftig, dunkel, weich und gewellt. Ihre Iris ist von dichter Struktur und von dunkler oder blauer Farbe. Das Weiß im Auge ist meist ausgeprägt, groß und anziehend. Die Bindehaut ist selten rötlich.

In physiologischer Hinsicht haben *Kapha*-Menschen einen mäßigen, doch regelmäßigen Appetit; ihre Verdauungsfunktionen verlaufen langsam, und sie nehmen meist weniger Nahrung zu sich als die anderen Typen. Sie neigen dazu, sich langsam zu bewegen. Der Stuhl ist im Allgemeinen weich und kann von blasser Farbe sein, wobei die Entleerung langsam erfolgt. Die Schweißabsonderung ist mäßig; der Schlaf tief, lang andauernd oder übermäßig. Im Allgemeinen verfügen solche Menschen über ein ausgesprochenes Standvermögen, eine gute Kondition und sie sind oft gesund und zufrieden.

In psychologischer Hinsicht neigen sie dazu, tolerant, ruhig, vergebend und liebevoll zu sein. In negativer Hinsicht neigen sie zu Charakterzügen wie Gier, Verhaftung, Neid und Besitzgier. Ihre Auffassungsgabe ist langsam, jedoch ausgeprägt. Obwohl sie Zeit brauchen, um etwas zu begreifen, wird dieses dann auch behalten.

Die drei *Doshas* und die Pflanzenwelt

Die drei *Doshas* kommen in der Pflanzenwelt genauso wie in der übrigen Natur vor. *Kapha*-Pflanzen sind durch üppiges Wachstum, reichliche Blatt- und Saftbildung gekennzeichnet; sie sind dicht, schwer, fleischig, sukkulent und enthalten viel Wasser. *Vata*-Pflanzen haben wenig Blätter, raue, rissige Rinde, knorrige Verzweigungen, sind von dürrem Wuchs und enthalten wenig Saft. *Pitta*-Pflanzen weisen helle Farben und helle Blüten auf; sie sind von mittlerer Stärke und Saftbildung, wobei letzterer von giftiger oder brennender Wirkung sein kann.

Böden, Klima- und geografische Zonen sowie Länder können ebenfalls nach *Doshas* eingeteilt werden. Dadurch können wir die Lebensformen verstehen, die von ihnen hervorgebracht werden und lernen uns diesen anzupassen.

Wurzel und Rinde der Pflanzen (die das Erd- und Wasserelement darstellen) wirken bevorzugt bei *Kapha*-Zuständen. Die Blüten (als Feuerelement) haben besondere Wirkung auf *Pitta*, während Blätter und Früchte (als Luft- und Ätherelement) einen starken Bezug zu *Vata* haben.

Die drei *Doshas* und die Behandlung von Krankheiten

Um Heilpflanzen oder jede andere Form von Therapie anwenden zu können, ist sowohl die Kenntnis der einzigartigen Konstitution des Individuums als auch die Kenntnis der spezifischen Natur der Krankheit notwendige Voraussetzung. Diese Wissenschaft der individuellen Konstitution fehlt der westlichen

DIE KONSTITUTION DES MENSCHEN
(PRAKRUTI)

KONSTITUTIONS-MERKMAL	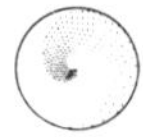 VATA	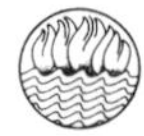 PITTA	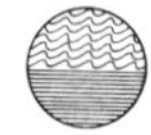 KAPHA
○ Körperbau	dünn	durchschnittlich	groß
○ Körpergewicht	gering	durchschnittlich	übergewichtig
○ Haut	trocken, rau, kühl, braun, schwarz	weich, ölig, warm, hell, rot, gelblich	dick, ölig, kühl, blass, weiß
○ Haare	schwarz, trocken, gekräuselt	weich, ölig, blond, früh ergrauend, rot	kräftig, ölig, gewellt, dunkel oder hell
○ Zähne	vorstehend, Abstände dazwischen, krumm, Zahnfleischschwund	durchschnittliche Größe, weiches oder blutendes Zahnfleisch	stark, weiß, voll, wohlgeformt
○ Augen	klein, trocken, aktiv, braun, schwarz	scharf, durchdringend, grün, grau, gelb	groß, anziehend, blau, starke Wimpern
○ Appetit	veränderlich, gering	gut, lebhaft, übermäßig	nicht lebhaft, aber gleichmäßig
○ Krankheitsneigung	nervöse Störungen, Schmerzen	Hitze, Infektionen, Entzündungen	überschüssige Flüssigkeit, Schleim
○ Durst	veränderlich	übermäßig	wenig
○ Stuhl	trocken, hart, Verstopfung	weich, ölig, locker	voluminös, ölig, schwer, langsam
○ körperliche Aktivität	sehr aktiv	durchschnittlich	lethargisch

Anmerkung: Die Kreise neben den Konstitutionsmerkmalen sind für diejenigen gedacht, die sich ein allgemeines Bild von ihrer konstitutionellen Zusammensetzung machen wollen. Je nachdem welche Beschreibung zum jeweiligen Merkmal am besten passt, trägt man ein V für *Vata,* P für *Pitta* und K für *Kapha* in den Kreis ○ ein.

Wenn man Merkmale feststellt, die vom „eigenen" *Dosha* abweichen, kann dies eine Störung jenes *Dosha* sein.

KONSTITUTIONS-MERKMAL	VATA	PITTA	KAPHA
◯ Geist	ruhelos, aktiv, neugierig	aggressiv, intelligent	ruhig, langsam, aufnehmend
◯ negative Gefühle	furchtsam, unsicher, ängstliche Unruhe	aggressiv, reizbar, eifersüchtig	verhaftet, selbstzufrieden
◯ Glaube	schwankend, veränderlich	entschlossen	stetig, treu
◯ Gedächtnis	gutes Kurzeitgedächtnis, schlechtes Langzeitgedächtnis	gut	langsam, aber anhaltend
◯ Träume	vom Fliegen, Springen, Laufen, ängstlich	feurig, zornig, leidenschaftlich, farbig	wässrig, vom Meer, Schwimmen, romantisch
◯ Schlaf	wenig, unterbrochen	wenig, aber fest	schwer, anhaltend, übermäßig
◯ Sprache	schnell, chaotisch, ununterbrochen	scharf, klar und schneidend	langsam, monoton, melodiös
◯ Gewohnheiten beim Geldausgeben	gibt Geld schnell und impulsiv aus	maßvoll und methodisch	verhalten beim Ausgehen, spart
◯ Puls	drahtig, schwach, bewegt sich wie eine Schlange	hüpfend wie ein Frosch, mäßig	breit, langsam, bewegt sich wie ein Schwan

Es werden alle Einträge zusammengezählt. Der am meisten angekreuzte *Dosha* zeigt im allgemeinen die primäre Konstitution an. Der nächsthäufigste zeigt im allgemeinen den sekundären *Dosha.* Es kommt auch vor, dass zwei relativ gleich stark betont sind (d. h. Vata/Pitta, Vata/Kapha, Pitta/Kapha). Gelegentlich sind alle drei relativ gleichmäßig betont, so dass ein ausgeglichener oder Tridosha-Typus gegeben ist.

Medizin und im gewissen Ausmaß auch der abendländischen Pflanzenheilkunde.

Die gleiche Krankheit kann bei verschiedenen Konstitutionen auftreten und muss als solche unterschiedlich behandelt werden. So kann Asthma zum Beispiel auf einer *Kapha*-Störung mit übermäßiger Wasseransammlung in den Lungen beruhen, jedoch auch durch eine *Vata*-Störung mit einer nervösen Überempfindlichkeit der Lungen oder durch eine *Pitta*-Störung mit einer Ansammlung feuchter Hitze in den Lungen hervorgerufen werden. Die gleiche Behandlung kann nicht bei jedem Fall derselben Krankheit anschlagen. Das bloße Wissen um die „Wirkung" einer bestimmten Heilpflanze bei einer bestimmten Krankheit weist nicht unbedingt den Weg zu einer sicheren Heilung.

Andererseits kann das gleiche konstitutionelle Problem, die gleiche *Dosha*-Störung, die Ursache verschiedener Krankheiten sein, die jedoch alle mit der gleichen Behandlung angegangen werden können – der Behandlung des gestörten *Dosha.* Ein Übermaß an *Vata* kann sich zum Beispiel als Ischiasschmerzen, Arthritis, Verstopfung, Kopfschmerzen, trockene Haut, Blähungen und Verdauungsstörungen manifestieren, wobei alle diese Störungen durch ein einziges therapeutisches Konzept geheilt werden können.

Zu wissen, dass eine Heilpflanze bei einer bestimmten Krankheit angezeigt ist, stellt eine Bezugslinie dar. Die Kenntnis der Konstitution, auf die die Pflanze besonders wirkt, stellt eine weitere Bezugslinie dar. Durch die Berücksichtigung von beiden sind wir eher imstande, eine zuverlässig wirksame Therapie zu bestimmen.

Die sieben *Dhatus* und *Ojas*

Im Ayurveda werden Heilpflanzen nach den *Dhatus* bzw. Geweben, auf die sie wirken, eingeteilt. Der Ayurveda beinhaltet auch ein Wissen um besondere Heilpflanzen und Substanzen (Minerale und Metalle), die auf die subtileren Gewebe wirken,

DIE *SIEBEN DHATUS* IN DER PFLANZE

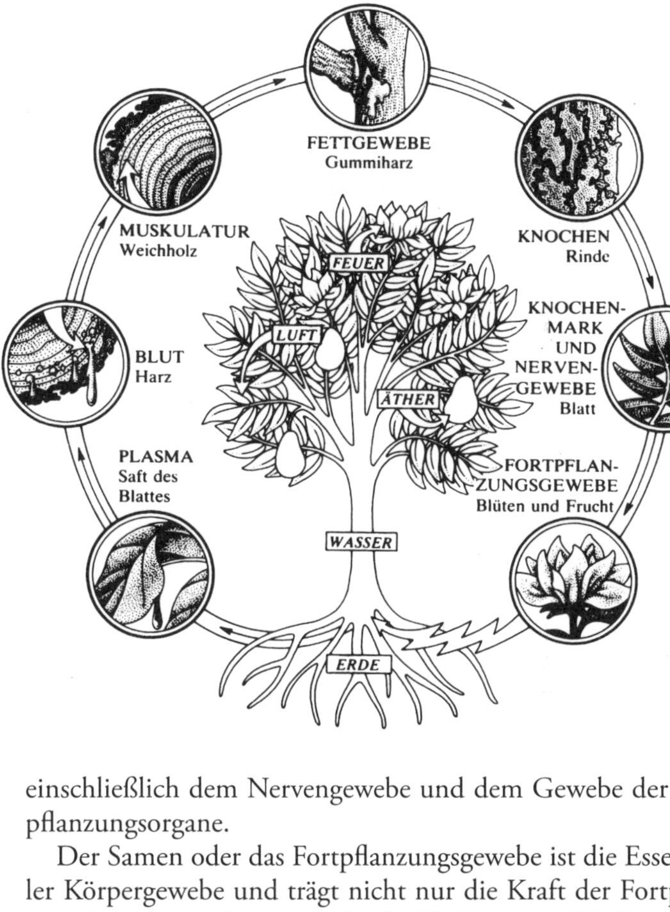

einschließlich dem Nervengewebe und dem Gewebe der Fortpflanzungsorgane.

Der Samen oder das Fortpflanzungsgewebe ist die Essenz aller Körpergewebe und trägt nicht nur die Kraft der Fortpflanzung in sich, sondern auch die der Verjüngung. Die Essenz des Samens, der Rahm des Körpers, ist Ojas, was soviel bedeutet wie „das was belebt". *Ojas* ist daher die Essenz des Körpers, die Substanz aller Hormonausschüttungen, und unterstützt das Immunsystem.

Die Pflanze setzt sich, wie der Mensch und das Universum selbst, in ähnlicher Weise aus sieben *Dhatus* oder sieben Ebenen zusammen. Der Saft der Pflanze ist deren Plasma. Das Harz der Pflanze ist deren Blut. Das weiche Holz ist die Muskulatur. Das Gummiharz ist das Fett, die Rinde stellt die Knochen, die Blätter stellen das Knochenmark und Nervengewebe dar, und schließlich sind Blüten und Frucht das Fortpflanzungsgewebe der Pflanze.

Der blühende Baum zeigt diese Gewebeformen in ihrer höchsten Entwicklung. In der Pflanzenwelt ist der Baum das, was der Mensch in Bezug auf das Tierreich darstellt.

Die *Dhatus* der Pflanze wirken auf die entsprechenden *Dhatus* des menschlichen Körpers: der Saft der Pflanze wirkt auf unser Plasma; das Harz auf das Blut; das Weichholz auf unsere Muskulatur, das Gummiharz auf unser Fettgewebe; die Rinde auf unsere Knochen; die Blätter auf Knochenmark und Nerven; Blüten und Frucht auf unser Fortpflanzungssystem. Aufgrund ihrer Affinität zu unserem eigenen Samen und unserer ererbten Wurzel werden daher die Samen der Pflanzen verwendet, um angeborene Krankheiten und Funktionsstörungen zu behandeln.

In ähnlicher Weise besitzen die Pflanzen auch ihren eigenen *Ojas* – die Energie und Liebe innerhalb ihres Systems. Sie können aber auch *Ojas* übertragen, wenn sie mit Liebe gebraucht werden. Mittel, die mit Liebe hergestellt werden, können zuweilen Wunder bewirken, auch wenn ihr Einsatz vom medizinisch-therapeutischen Standpunkt her nicht korrekt ist. Die Liebe ist die wahre Heilkraft; Heilpflanzen und andere Heilmittel sind lediglich Trägersubstanzen.

Es gibt besondere Heilpflanzen, wie *Ashwagandha,* die große Mengen *Ojas* enthalten, und es gibt besondere Zubereitungsformen, um diese möglichst direkt weiterzugeben. *Mantras* und Meditation sind ein Teil dieses Prozesses.

Wir können uns die Pflanze als Mensch und den Menschen als Pflanze vorstellen – beide aus sieben *Dhatus* zusammengesetzt. Bei dieser Meditation können wir die Gewebe unseres Körpers mit den großen Heilkräften der Natur harmonisieren.

Weitere Informationen hierzu sind im „Das große Ayurveda-Heilbuch“, 17. Aufl. 2010, auf den Seiten 39–41 zu finden.

Die fünf *Pranas*

Die Vorstellung der Lebenskraft ist ein zentraler Begriff bei allen alten Formen traditioneller Heilkunde, und wird zum Beispiel in der chinesischen Medizin als Chi bezeichnet. Im Ayurveda hat diese Lebenskraft, *Prana* genannt, fünf verschiedene funktionelle Variationen. Die Heilpflanzen werden je nach Wirkung in die verschiedenen *Prana*-Formen eingeteilt.

1. PRANA: hat seinen Sitz im Gehirn, bewegt sich nach unten und regelt die Einatmung und den Schluckvorgang. Es hat einen Bezug zur Intelligenz, der Kraft der sensorischen und motorischen Funktionen und vor allem zum Nervensystem und zum Atemtrakt.

2. VYANA: im Herzen konzentriert, wirkt durch den ganzen Körper hindurch, regelt den Kreislauf und die Bewegung der Gelenke und der Muskulatur.

3. SAMANA: befindet sich im Dünndarm, regelt das Verdauungssystem.

4. UDANA: hat seinen Sitz im Hals, regelt die Sprache, Energie, den Willen, die Leistung, das Gedächtnis und die Ausatmung.

5. APANA: befindet sich im unteren Abdomen und regelt alle abwärtsgerichteten Ausscheidungen wie Stuhl, Urin, Samen, die Ausscheidung der Regelblutung sowie das Ausstoßen des Fötus.

Diese fünf Pranas werden allgemein als die fünf *Vayus* bezeichnet (*Vayu* bedeutet Luft oder motivierende Kraft). Sie sind eine Fünfteilung der Lebenskraft und deren funktionelle Differenzierung bei ihrer Energetisierung des Nervensystems.

DIE ATMUNG BEI DEN PFLANZEN

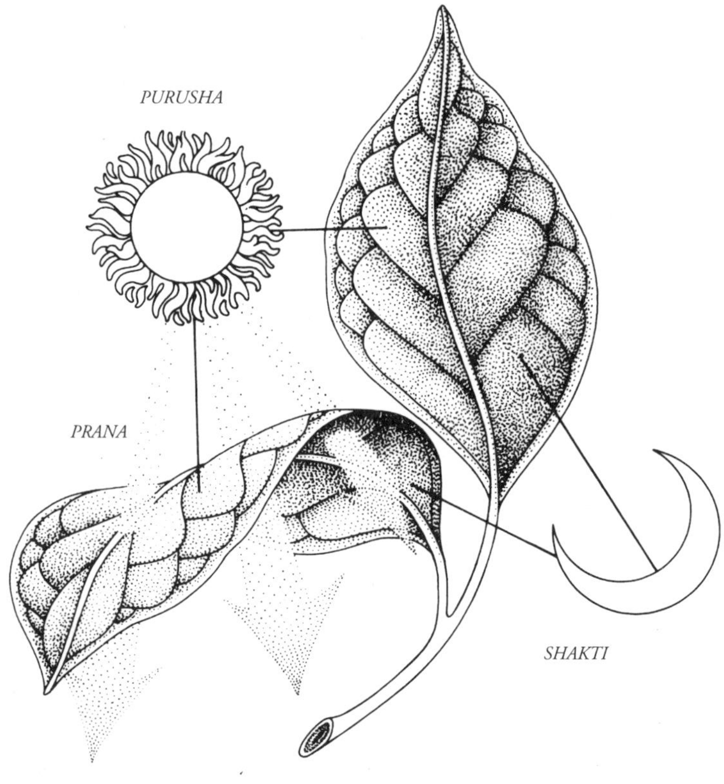

Die rechten und oberen Seiten des Blattes stellen *Purusha,* die männliche Kraft, dar und auch die solare Energie, welche die Einatmung ist. Die linken und unteren Seiten des Blattes sind *Shakti,* die weibliche Kraft und die lunare Energie, welche die Ausatmung ist.

Körpersysteme *(Srotas)*

Nach ayurvedischer Sicht setzt sich der menschliche Körper aus unzähligen Kanälen zusammen. Diese erhalten den Stoffwechsel der verschiedenen Gewebe aufrecht und regeln deren Assimilations- und Ausscheidungsvorgänge. Krankheit besteht daher aus einer Störung des Flusses durch diese Kanäle: übermäßiges oder mangelhaftes Fließen, das Fließen in eine verkehrte Richtung, durch den falschen Kanal, oder aus einer Blockierung des Flusses.

Die Blockierung des Flusses durch die Kanäle stellt den Hauptfaktor bei Krankheiten dar. Eine solche Blockierung kann durch die biologischen Säfte *Vata, Pitta* oder *Kapha* verursacht sein oder auch durch toxische Ansammlungen *(Ama,* siehe Seite 80 f). Die Aufrechterhaltung des richtigen Durchflusses in den Kanälen ist die wesentliche Voraussetzung für Gesundheit und für die Vorbeugung von Krankheiten.

Einige dieser Systeme sind mit denjenigen der westlichen Physiologie identisch; andere wiederum dem Meridianbegriff der chinesischen Medizin ähnlich. Die Heilpflanzen werden nach den Körpersystemen von Kanälen, auf die sie wirken, eingeteilt. Diese sind folgende:

1. *Pranavaha srotas:* sind die Kanäle, die den Atem oder *Prana* tragen und dem Atemtrakt ähnlich.

2. *Annavaha srotas:* sind die Kanäle, die die Nahrung befördern; sie sind im wesentlichen mit dem Verdauungstrakt identisch.

3. *Ambuvaha srotas:* sind die Kanäle, die Flüssigkeiten befördern oder den Flüssigkeitshaushalt des Körpers regulieren; sie stellen einen anderen Aspekt des Verdauungssystems dar.

Diese ersten drei Systeme von Kanälen regeln die Aufnahme von Substanzen in den Körper. Die nächsten sieben versorgen die sieben *Dhatus* oder Körpergewebe.

4. *Rasavaha srotas:* sind die Kanäle, die den Plasmaanteil des Blutes und des Gewebes tragen. Sie haben spezifischen Bezug zum Lymphsystem, aber auch zu bestimmten Aspekten des Kreislaufsystems.

5. *Raktavaha srotas:* sind die Kanäle, die das Blut und speziell das Hämoglobin tragen, und welche ebenfalls ein Teil des Kreislaufsystems sind.

6. *Mamsavaha srotas:* über diese Kanäle wird das Muskelgewebe bzw. das Muskelsystem versorgt.

7. *Medavaha srotas:* sind die Kanäle, die das Fettgewebe versorgen, die den Fettstoffwechsel regeln.

8. *Asthivaha srotas:* sind die Kanäle, die die Knochen, bzw. das Skelettsystem versorgen.

9. *Majjavaha srotas:* sind die Kanäle, die das Knochenmark, das Nerven- und Gehirngewebe, also im wesentlichen das Nervensystem versorgen.

10. *Shukravaha srotas:* diesen Kanälen untersteht die Samenbildung bzw. das männliche Fortpflanzungssystem.

Die nächsten drei Systeme regeln die Ausscheidung von Abfallprodukten aus dem Körper.

11. *Purishavaha srotas:* sind die Kanäle, die die Ausscheidungen des Stuhls regeln.

12. *Mutravaha srotas:* es handelt sich um die Kanäle, die den Urin befördern, bzw. um das Harnsystem.

13. *Svedavaha srotas:* sind die Kanäle, die den Schweiß befördern, bzw. das System der Fett- und Talgdrüsen.

Zwei weitere Systeme sind beim weiblichen Organismus gegeben:

14. *Artavavaha srotas:* sind die Kanäle, die die Menstruation unterhalten, oder das weibliche Fortpflanzungssystem, und

nehmen die gleiche Stellung ein wie die *Shukravaha srotas* beim Manne.

15. *Stanyavaha srotas:* sind die Kanäle, die die Milchbildung und Absonderung unterhalten und die einen anderen Aspekt des weiblichen Hormonsystems darstellen.

Schließlich gibt es ein besonderes System von Kanälen für die Psyche. Diese sind in der Hauptsache mit den *Majjavaha srotas,* dem Nervensystem, und auch mit dem Fortpflanzungssystem verbunden.

16. *Manovaha* srotas: sind die Kanäle, die den Geist nähren, bzw. die Träger der mentalen Energie – das psychologische System.

Bei unserer Einteilung von Pflanzen wird oft lediglich die Gewebsbeziehung und nicht die Systemfunktion erwähnt. Wenn wir zum Beispiel wissen, dass eine Pflanze auf die Knochen wirkt, muss ihre Wirkung auf das Skelettsystem nicht notwendigerweise ebenfalls erwähnt werden.

Agni und Pflanzen

Aus ayurvedischer Sicht besteht die Gesundheit des Körpers aus der richtigen Funktion eines biologischen Feuers, das den Stoffwechsel regelt und als *Agni* bezeichnet wird. *Agni* ist nicht nur ein Symbol für die Verdauungskraft, sondern bezeichnet im weiteren Sinn die kreative Flamme, die allem Leben zugrunde liegt, die das große Universum erbaut als Entfaltung seines Selbstes, die sich Stufe für Stufe vollzieht und welches dadurch den Schlüssel zu allen Umwandlungen enthält.

Agni ist nicht nur im Menschen, sondern in der ganzen Natur gegenwärtig. In den Pflanzen, die den *Agni* der Fotosynthese enthalten, hat *Agni* einen spezifischen Sitz.

Wenn *Agni* schwach ist, wird die Nahrung nicht richtig verdaut, und es entstehen infolgedessen Toxine verschiedener Art, hauptsächlich solche, die von unverdauten Nahrungsbestandteilen herrühren (im Ayurveda als *Ama* bezeichnet), welche sich ansammeln und Krankheiten hervorrufen.

Pflanzen enthalten *Agni,* das sie befähigt, Sonnenlicht zu verdauen und Leben hervorzubringen. Heilpflanzen können ihr *Agni,* ihre Fähigkeit der Verdauung und Umwandlung, auf uns übertragen, was unsere eigene Verdauungskraft zu stärken vermag, oder uns befähigt, Substanzen zu verdauen, die wir normalerweise nicht verdauen können. Der *Agni* der Pflanzen nährt unser *Agni.*

Durch diese Verbindung haben wir am kosmischen *Agni,* an der schöpferischen Kraft des Lebens und der Heilung teil.

Der *Agni* der Pflanzen wird durch seine gegensätzliche Natur von der negativen Lebenskraft der *Ama,* der verschiedenen toxischen Ansammlungen im Körper, magnetisch angezogen. Es kommt dadurch zu einer Neutralisierung der Toxine und zur Wiederherstellung der Harmonie.

Heilpflanzen können zur Stärkung des *Agni* und dadurch zur Wiederherstellung des Immunsystems verwendet werden. Dadurch wird die Kraft der Aura wiederhergestellt, die nichts anderes ist als der Glanz unseres *Agni.*

Aufgrund ihrer eigentlichen Natur können die richtigen Heilpflanzen und Gewürze *Agni* nähren und so die Grundenergie unseres psychosomatischen Seins stärken, was eine richtige Verdauung, nicht nur der Nahrung, sondern auch von Erlebnissen, zur Folge hat.

HEILPFLANZENENERGETIK

Die ayurvedische Betrachtungsweise der Heilpflanzen fußt auf einer energetischen Wissenschaft. Die Eigenschaften der Heilpflanzen werden systematisch eingeteilt, und zwar nach ihrem Geschmack, ihren Elementen, ihren erhitzenden und kühlenden Wirkungen, der Wirkung nach der Verdauung und anderen besonderen Wirkungen, die sie besitzen mögen. Dieses einfache energetische System hebt sich deutlich ab von der komplexen chemischen Analyse, durch die wir uns oft in einem Labyrinth von Einzelheiten verlieren, und es erhellt die grundlegenden Eigenschaften der Heilpflanzen. Wir erhalten so ein Gerüst, das es uns ermöglicht, die Pflanzen ohne Weiteres zu erkennen und zu verstehen. Sie können daher auch eher für die individuelle Konstitution und den jeweiligen Zustand eingesetzt werden.

Dieses System der Heilpflanzenenergetik ist der Hauptfaktor im ayurvedischen Verständnis der Heilpflanzen. Der traditionellen chinesischen Pflanzenheilkunde liegt ein ähnliches System von Geschmack und Energie zugrunde. Das Fehlen eines solchen Systems in der westlichen Pflanzenheilkunde gereicht dieser mit Sicherheit zum Nachteil.

Anliegen dieses Buches ist es, die Wirkung westlicher Heilpflanzen nach der ayurvedischen Energetik zu erklären. Wir hoffen, einen Beitrag zur Behebung dieses Mangels der westlichen Pflanzenheilkunde leisten zu können, und somit den Weg zu ebnen für einen Gebrauch der Heilpflanzen auf dem östlichen Niveau der Verfeinerung. Ein Verständnis der energetischen Prinzipien ist unerlässliche Voraussetzung der Therapie.

Geschmack *(Rasa)*

Nach ayurvedischer Ansicht ist der Geschmack einer Heilpflanze nicht zufällig, sondern ein Hinweis auf ihre Wirkungen. Verschiedene Geschmacksrichtungen besitzen verschiedene Wirkungen.

Normalerweise bringen wir den Geschmack einer Heilpflanze nicht mit ihren therapeutischen Eigenschaften in Verbindung. Bei unseren Nahrungsmitteln denken wir an Geschmack in Verbindung mit Genuss. In der westlichen Pflanzenheilkunde wird der Geschmack einer Heilpflanze eher als Erkennungsmerkmal angesehen, anstatt als Mittel, um die Wirkungen der Pflanze zu verstehen. Es wird zwar im Allgemeinen anerkannt, dass Kräuter von würzigem, durchdringendem Geschmack eher erhitzend und anregend sind, oder dass bittere Kräuter Fieber senken helfen, doch ist daraus keine Grundlage zur Einteilung der Heilpflanzen nach ihrem Geschmack hervorgegangen.

Rasa, der Sanskritbegriff für Geschmack, hat viele Bedeutungen, wobei alle uns dabei helfen, die Bedeutung des Geschmacks im Ayurveda zu verstehen. *Rasa* bedeutet „Essenz". Daher zeigt der Geschmack die Essenz der Pflanze an, und ist vielleicht der Hauptfaktor zum Verständnis ihrer Eigenschaften und Wirkungen. Rasa bedeutet auch „Saft", was zum Ausdruck bringt, dass der Geschmack einer Heilpflanze die Eigenschaften und Wirkungen des Saftes, der sie mit Leben füllt, widerspiegelt.

Des weiteren bedeutet *Rasa* „Wertschätzung", „künstlerische Freude" und auch eine „musikalische Note". Daher teilt der Geschmack einer Pflanze Empfindung mit, was wiederum die Essenz einer Pflanze ist. Durch den Geschmack können Schönheit und Kraft der Pflanze wahrgenommen werden. *Rasa* bedeutet „Kreislauf", „Gefühl von Lebendigkeit" und „Tanzen", was sich alles in der energetisierenden Kraft des Geschmacks widerspiegelt.

Durch den *Prana,* der Lebensenergie, die sich im Mund befindet und mit dem *Prana* im Gehirn verbunden ist, wirkt der Geschmack direkt auf unser Nervensystem. Geschmack regt die Nerven an, weckt Geist und Sinne und schafft ein Gefühl von

Lebendigkeit. Daher setzt die Geschmacksempfindung unser eigenes *Rasa* oder unsere eigene vitale Flüssigkeit in Bewegung. Durch die Anregung von *Prana*, besonders der Magennerven, wirkt der Geschmack auf *Agni* und stärkt die Verdauungskraft.

Aus diesem Grund wird eine reizarme, langweilige Kost möglicherweise nicht wirklich nahrhaft sein, trotz ihres Vitamin- oder Mineralstoffgehaltes. Ohne Anregung des *Agni* gibt es keine echte Verdauungskraft, und aus diesem Grunde ist die Wissenschaft des richtigen Würzens stets ein Bestandteil der ayurvedischen Medizin gewesen und stellt damit auch ein Teilgebiet der ayurvedischen Pflanzenheilkunde dar.

Wenn man krank ist, verliert man das Geschmacksempfinden und den Appetit. Es besteht ein Zusammenhang zwischen Geschmacksempfindung, Appetit und Verdauungskraft. Fehlende Geschmacksempfindung zeigt Fieber, Krankheit, wenig *Agni* und viel *Ama* an. Um *Agni* zu verbessern und Krankheiten zu beseitigen, ist es notwendig, unsere Geschmacksempfindung zu verbessern. Deswegen sind die Gewürze so wichtige *ayurvedische* Heilpflanzen. Ein Verlangen nach schmackhaften, gewürzten Speisen zeigt ein hungriges *Agni* oder Krankheit an. Das Problem besteht darin, dass wir unseren Geschmackssinn durch künstliche Substanzen verdorben haben.

Der Geschmackssinn ist die Sinnesempfindung, die zum Wasserelement gehört. Die Pflanzen sind die Lebensform, die dem Wasserelement zugehörig ist. Daher spiegelt die Geschmacksrichtung die Energien und Elemente wieder, die in einer gegebenen Pflanze wirken.

Das Wolkenwasser ist im ursprünglichen Zustand ohne Geschmack, doch sind alle Geschmacksrichtungen latent darin enthalten. Diese kommen beim Herabfallen des Wassers zusammen, während das Wasser durch die fünf Elemente in der Atmosphäre hindurch gelangt und ihre Qualitäten annimmt.

Der Ayurveda unterscheidet sechs Hauptgeschmacksrichtungen: süß, sauer, salzig, scharf, bitter und zusammenziehend. Diese sind von den fünf Elementen abgeleitet, wobei jede Geschmacksrichtung aus zwei Elementen zusammengesetzt ist. Süß setzt sich aus Erde und Wasser zusammen; Sauer aus Erde und Feuer; Salzig aus Wasser und Feuer; Scharf aus Feuer und Luft; Bitter aus Luft und Äther, und Zusammenziehend aus Erde und Luft.

Die Geschmacksrichtung Süß ist grundsätzlich diejenige der verschiedenen Zucker- und Stärkeformen. Mit Sauer sind vergorene und säurehaltige Dinge gemeint. Salzig bezieht sich auf Salz und alkalische Substanzen. Scharf ist dasselbe wie würzig, scharfbeißend, und ist oft auch aromatisch. Bitter bezieht sich auf bittere Heilpflanzen wie Enzian oder kanadische Gelbwurz (Hydrastis canadensis). Die Geschmacksrichtung Zusammenziehend besitzt auch eine solche Wirkung, wie es bei gerbsäurehaltigen Heilpflanzen, der Eichenrinde zum Beispiel, der Fall ist.

Obwohl alle sechs Geschmacksrichtungen die Eigenschaften der fünf Elemente weitergeben, fußen sie alle auf dem Wasserelement, das sie manifestiert. Nur wenn die Zunge feucht ist, sind wir zu Geschmacksempfindungen fähig.

Energie *(Virya)*

Die Energie, Potenz oder Wirkkraft der Heilpflanzen wird im Ayurveda als *Virya* bezeichnet und ist entweder erhitzend oder kühlend. Durch ihren Geschmack neigen die Heilpflanzen dazu, den Körper entweder zu erhitzen oder zu kühlen, was die grundlegendste energetisierende Wirkung auf den Organismus darstellt.

Die scharfe Geschmacksrichtung, wie wir sie im allgemeinen von Chili- und Paprikaschoten (Gattung Capsicum), Ingwer und anderen scharfen Gewürzen kennen, hat eine erhitzende Wirkung. Sauer schmeckende Nahrungsmittel wie Zitrusfrüchte oder Produkte, die einen Gärungsprozess durchlaufen haben wie Wein, Joghurt oder Gurken, sind erhitzend. Gärungsprozesse schaffen Verbrennung, wodurch Hitze freigesetzt wird. Salz ist ebenfalls erhitzend, was man als Brenngefühl erfahren kann, wenn es auf Wunden oder entzündete Stellen gelangt.

Süß ist kühlend, da Zucker Empfindungen von Brennen im Körper entgegenwirkt. Bitter und Kalt sind oft synonym, wie bei bitteren Heilpflanzen wie Enzian und kanadischer Gelbwurz (Hydrastis canadensis), welche fiebersenkend und entzündungshemmend wirken. Die Geschmacksrichtung Zusammenziehend hat eine kontrahierende Wirkung (eine Wirkung wie von etwas Kaltem wie Eis), die man zum Beispiel bei solchen zusammenziehenden Substanzen wie Heuchera, Eichenrinde oder Hamamelis (Virginischer Zauberstrauch) antrifft.

Erhitzende Substanzen rufen Schwindel, Durst, Ermüdung, Schweißabsonderung und Empfindungen von Brennen hervor und beschleunigen die Verdauungskraft. Sie vermehren *Pitta,* vermindern jedoch *Vata* und *Kapha* im Allgemeinen.

Kühlende Heilpflanzen sind erfrischend, belebend und fördern die Festigkeit des Gewebes. Sie wirken beruhigend und klärend auf *Pitta* und auf das Blut, vermehren jedoch im allgemeinen *Vata* und *Kapha.*

Ist von „erhitzender oder kühlender Energie" die Rede, so bedeutet dies, dass die so bezeichneten Substanzen jeweils die Energien des Feuers und des Wasser (*Agni* oder *Soma)* enthalten. Aufgrund ihrer Energie bilden die sechs Geschmacksrichtungen zwei Gruppen: 1.) Scharf, Sauer und Salzig bewirken Hitze und vermehren *Pitta;* und 2.) Süß, Zusammenziehend und Bitter bewirken Kälte und vermindern *Pitta. Virya,* Energie, zeigt uns die Wirkung einer Heilpflanze auf *Pitta Dosha* an.

Scharf ist die Geschmacksrichtung, die am meisten erhitzend wirkt, danach kommt Sauer und schließlich Salzig. Bitter ist am stärksten kühlend, danach kommt Zusammenziehend und dann Süß.

Andere zweifache Unterscheidungsmerkmale

Die Unterscheidung zwischen trocknenden und befeuchtenden Heilpflanzen ist ein weiteres, zweifaches Unterscheidungsmerkmal, das allerdings kein eigenständiges Prinzip wie das der Energie darstellt.

Die Haupteigenschaft von *Vata Dosha* ist Trockenheit, während diejenige von *Kapha* Feuchtigkeit ist. Geschmacksrichtungen, welche Trockenheit bewirken – Bitter, Scharf und

Zusammenziehend – vermehren *Vata* und vermindern *Kapha.* Diejenigen, die befeuchten – Süß, Salzig und Sauer – vermehren *Kapha* und vermindern *Vata.*

Scharf wirkt am stärksten trocknend, danach kommt Bitter, und schließlich Zusammenziehend. Süß wirkt am stärksten befeuchtend, danach kommt Salzig und dann Sauer.

Trocknende Heilpflanzen enthalten hauptsächlich das Luftelement, während befeuchtende Heilpflanzen sich größtenteils aus dem Wasserelement zusammensetzen. Sie rufen die Wirkungen ihres jeweiligen Elementes hervor.

Ein anderes, jedoch weniger wichtiges Paar von Unterscheidungsmerkmalen ist das von Schwer und Leicht – ob eine Pflanze dazu neigt, die Leichtigkeit oder die Schwere des Körpers zu fördern. Dieses Unterscheidungsmerkmal ist ähnlich den Eigenschaften Trocknend und Befeuchtend. Aufgrund seiner erhitzenden und verdauungsfördernden Kraft neigt Sauer zu Leichtigkeit. Aufgrund der zusammenziehenden Wirkung auf das Gewebe neigt Zusammenziehend zur Schwere.

Süß ist am schwersten, gefolgt von Salzig und schließlich Zusammenziehend. Bitter ist am leichtesten, danach folgt Scharf und dann Sauer. Die Geschmacksrichtungen von schwerer Eigenart fördern Gewicht und Festigkeit des Körpers. Die leichten führen zur Gewichtsreduzierung, haben aber eine stärkere verdauungsfördernde Wirkung.

Vipaka, die Wirkung nach der Verdauung

Die sechs Geschmacksrichtungen reduzieren sich auf drei hinsichtlich ihres *Vipaka,* ihrer Wirkung nach der Verdauung. Süße und salzige Geschmacksrichtungen haben einen süßen *Vipaka,* Sauer hat einen sauren *Vipaka,* während Bitter, Zusammenziehend und Scharf einen scharfen *Vipaka* haben.

Die Wirkungen nach der Verdauung haben einen Bezug zu Prozessen der Absorption und der Ausscheidung, dem endgültigen Resultat der Verdauung. Die erste Phase der Verdauung findet im Mund und im Magen statt, ist befeuchtend und wird vom süßen Geschmack beherrscht. Die zweite Phase der Verdauung findet im Magen und Dünndarm statt, ist erhitzend und wird vom sauren Geschmack beherrscht. Die dritte Phase ist im Darm, ist trocknend und wird vom scharfen Geschmack beherrscht. Diese drei Phasen sind wiederum jeweils *Kapha*, *Pitta* und *Vata*.

Besonders bei einer Langzeitanwendung neigen Heilpflanzen dazu, den jeweiligen *Dosha* zu stören, dessen *Vipaka* sie besitzen. Süße und salzige Substanzen fördern die Absonderung von Speichel und anderen *Kapha*-Absonderungen. Saure Heilpflanzen fördern die Absonderung von Magensaft und Galle und anderen *Pitta*-Manifestationen. Bittere, scharfe und zusammenziehende Heilpflanzen vermehren Trockenheit und Gas im Darm, wodurch *Vata* gestört wird.

Aufgrund ihrer befeuchtenden Wirkung gewährleisten süße und saure *Vipakas* einen leichten und bequemen Abgang von Urin, Stuhl und Blähungen. Scharfe *Vipakas* führen zu Schwierigkeiten und Schmerzen bei der Ausscheidung von Abfallprodukten aufgrund ihrer trocknenden Wirkung.

Süßer *Vipaka* fördert auch die Sekretion von *Kapha*, einschließlich derjenigen der Geschlechtsorgane (obgleich die anderen Gewebselemente des Körpers gefördert werden).

Scharfer *Vipaka* verursacht Blähungen, Verstopfung, schmerzhaftes Wasserlassen, und vermindert den Samen, die Sekretionen der Geschlechtsorgane und führt zu Schwierigkeiten und Schmerzen bei ihrer Absonderung.

Die süßen und sauren *Vipakas* wirken störend auf *Kapha* und lindern *Vata*. Scharfer *Vipaka* wirkt störend auf *Vata* und lindert *Kapha*. Saurer *Vipaka* stört *Pitta*, während süßer *Vipaka* es lindert. Über einen längeren Zeitraum hinweg neigt scharfer *Vipaka* dazu, *Pitta* zu stören.

Mit der Wirkung nach der Verdauung besitzen wir eine weitere Richtlinie zum Verständnis der Wirkung von Heilpflanzen, besonders bei einem Langzeitgebrauch. Diese Begriffe sind ausschließlich dem Ayurveda zu eigen.

Prabhava, die besondere Wirkung

Die Geschmacksrichtungen, die Energie und die Wirkung nach der Verdauung stellen lediglich ein allgemeines Schema zum Verständnis der Wirkung von Heilpflanzen dar. Heilpflanzen besitzen jedoch subtilere und spezifischere Kräfte, die den Verstand transzendieren und nicht in ein energetisches System eingeordnet werden können. Mit *Prabhava* wird die „besondere Wirkung" einer Heilpflanze bezeichnet, ihre Einmaligkeit jenseits der allgemeinen Regeln.

Manche Heilpflanzen haben eine Wirkung, die von ihrer Grundenergetik abweicht, zum Beispiel wenn eine Pflanze, die von erhitzender Energie ist, bei fast allen Arten von Fieber, auch solchen, die von Hitze hervorgerufen sind, fiebersenkend wirkt. Manche Wirkungen von Heilpflanzen, wie zum Beispiel eine stark purgierende Wirkung, lassen sich nicht allein durch die Energetik erklären. Andere Pflanzen mit der gleichen Energetik können erhebliche Abweichungen hinsichtlich ihrer besonderen Wirkung aufweisen, sodass eine Pflanze zum Beispiel purgierend wirkt, die andere hingegen nicht. All dies ist *Prabhava.*

Prabhava schließt die verborgenen Kräfte der Heilpflanzen ein, ihre Fähigkeit, auf einer direkten und subtilen Ebene auf den Geist und die Psyche zu wirken. Die besondere und Gedanken transzendierende Kraft von *Mantras* und Ritualen, und der äußerliche Gebrauch von Edelsteinen, um innere Veränderungen zu bewirken, sind ebenfalls *Prabhava.* Wirkungen auf die Aura, auf die Astralebene, magnetische Wirkungen und Strahlung sind ebenfalls *Prabhava.* Bestimmte Krankheiten wie Krebs haben ihren Ursprung in einer Art *Prabhava* oder besonderen Disposition, dessen Ätiologie die Gedanken und die Verstandeskräfte des materialistischen Geistes transzendiert.

Der Ayurveda untersucht die verborgenen und spirituellen Wirkungen der Substanzen und bleibt nicht auf irgendeine materialistische, auf der Chemie basierenden Theorie beschränkt. Wert und Grenzen der Systeme werden erkannt, und so werden diese nur als Richtlinien aufgefasst und nicht als sture Regeln.

Man könnte sagen, dass diese spirituelle Orientierung die *Prabhava* des Ayurveda darstellt, die besondere Kraft, die man vom Ayurveda erlernen kann.

Während der *Prabhava* der Pflanzen Indiens weitgehend bekannt ist, ist derjenige der westlichen Heilpflanzen weitgehend unbekannt oder vergessen worden. Sicherlich verfügten die Ureinwohner des nordamerikanischen Kontinents über ein ähnliches Wissen, welches aber im Verlauf der Verwüstungen und Raubzüge der Weißen verloren gegangen ist. Wir sollten die Wissenschaft der Energetik mit Ausdauer und Sorgfalt auf die Heilpflanzen des Westens anwenden und dabei nicht vergessen, dass Ausnahmen die Regel bestätigen.

Beschreibung der sechs Geschmacksrichtungen

(Zitate aus Charak Samhita XVI. 43.)

I. Süß

„Die Geschmacksrichtung Süß (da sie von der gleichen Natur ist wie der menschliche Körper, dessen Gewebe süß schmecken) fördert das Wachstum aller Körpergewebe und *Ojas*, trägt zur Langlebigkeit bei, wirkt beruhigend auf die fünf Sinnesorgane und den Geist, verleiht Kraft und eine gute Hautfarbe. Süß lindert *Pitta* und *Vata* und schwächt die Wirkungen von Giften ab. Süß lindert auch Durst und Empfindungen von Brennen und fördert die Gesundheit und das Wachstum von Haut und Haaren, ist gut für die Stimme und die Energie.

Die Geschmacksrichtung Süß ist nährend, belebend, verleiht Zufriedenheit, vermehrt die Körpermasse und schafft Festigkeit. Süß wirkt aufbauend bei Schwäche und Abmagerung und ist hilfreich bei Personen, die durch Krankheit gelitten haben. Ferner erfrischt Süß die Nase, den Mund, den Hals, die Lippen und die Zunge und lindert Anfälle und Ohnmachten. Diese Geschmacksrichtung wird von den Insekten bevorzugt, besonders von Bienen und Ameisen, und ist feucht, kühlend und schwer.

> Wird Süß im Übermaß oder zu ausschließlich gebraucht, kommt es zu Fettleibigkeit, Schlaffheit, Faulheit, übermäßigem Schlaf, Schwere, Appetitverlust, Verdauungsschwäche, zur abnormen Entwicklung der Muskeln des Mundes und des Halses, zu erschwerter Atmung, Husten, erschwertem Wasserlassen, Darmträgheit, zu durch Kälte verursachtem Fieber, zu abdomineller Auftreibung, übermäßigem Speichelfluss, Verlust des Gefühls, Stimmverlust, Schilddrüsenvergrößerungen, Lymphknotenschwellungen, Schwellungen der Beine und des Halses, Ansammlungen in der Blase und den Gefäßen, Zunahme des Schleims im Hals und in den Augen und zu anderen ähnlichen *Kapha*-verursachten Krankheiten."

Im Sinne der westlichen Pflanzenheilkunde ist Süß als Nutritionsmittel, Tonikum und Verjüngungsmittel zu bezeichnen, welches den Samen, die Milch und die Nervengewebe vermehrt und die Gewebsregeneration sowohl innerlich wie auch äußerlich fördert. Die Wirkung ist einhüllend, erweichend, befeuchtend und beruhigend.

Süße Heilpflanzen: einen süßen Geschmack haben Heilpflanzen, die Zucker, Stärke oder Schleim enthalten. Dazu gehören milde, stärkeartige und angenehme Geschmacksrichtungen, die auch mit weniger angenehmen, sekundären Geschmacksrichtungen vermischt sein können. Diese Geschmacksrichtung ist relativ selten. Zu den typischen süßen Heilpflanzen gehören Mandel, Beinwellwurzel, Dattel, Fenchel, Flachssamen, Süßholz, Frauenhaarfarn, Eibisch, Flohsamen (Plantago psyllium), Rosinen, Sesamsamen, Rotulme (Ulmus rubra) und Polygonatum-Arten. Die Geschmacksrichtung Süß kann in den entsprechenden Pflanzen verstärkt werden, durch Zubereitungen mit verschiedenen Formen von Rohzucker, mit Honig oder durch Abkochung in Milch.

II. Sauer

> „Die Geschmacksrichtung Sauer verbessert den Geschmack der Nahrung, entfacht das Verdauungsfeuer, vermehrt die Masse des Körpers, belebt, weckt den Geist, verleiht den Sinnen Festigkeit, vermehrt die Kraft, treibt Blähungen aus, verleiht dem Herzen Zu-

friedenheit, fördert den Speichelfluss, die Befeuchtung und Verdauung der Nahrung und nährt. Sauer ist leicht, heiß und feucht.

Wird es im Übermaß oder zu sehr ausschließlich gebraucht, bewirkt Sauer empfindliche Zähne, verursacht Durst, Blinken der Augen, Gänsehaut, Verflüssigung von *Kapha*, eine Störung von *Pitta* sowie eine Ansammlung von Toxinen im Blut. Des weiteren bewirkt ein Übermaß an Sauer Muskelschwund und Überdehnbarkeit sowie Ödeme bei geschwächten und verletzten Personen oder bei Rekonvaleszenten. Durch seine erhitzenden Eigenschaften fördert es die Reifung und Eiterung von entzündeten Stellen, Wunden, Verbrennungen, Frakturen und anderen Verletzungen und bewirkt eine Empfindung von Brennen im Hals, in der Brust und am Herzen."

Im Sinne der westlichen Pflanzenheilkunde kann man sagen, dass die Geschmacksrichtung Sauer anregend und verdauungsfördernd ist, den Appetit hebt und eine karminative (blähungswidrige) Wirkung besitzt. Sauer nährt alle Gewebselemente außer dem Fortpflanzungsgewebe *(Shukra Dhatu)*. Es fördert den Stoffwechsel, den Kreislauf und auch die Funktionen der Sinne und des Gehirns.

Saure Heilpflanzen: Die Geschmacksrichtung Sauer kommt hauptsächlich vor, wenn verschiedene Säuren, wie Fruchtsäuren zum Beispiel, in der Pflanze vorhanden sind. Dieser Geschmack ist seltener als Süß. Zu den typischen saueren Heilpflanzen gehören Weißdornbeeren, Zitronen, Limonen, Himbeeren und Hagebutten. Der saure Geschmack kann in den entsprechenden Pflanzen gesteigert werden, durch Gärungszubereitungen wie Kräuterweine oder alkoholische Tinkturen (deren Geschmack sauer ist).

III. Salzig

„Die Geschmacksrichtung Salzig fördert die Verdauung, entfacht das Verdauungsfeuer, ist schneidend, beißend, scharf und flüssig. Die Wirkung ist beruhigend, abführend und eröffnend. Die Geschmacksrichtung Salzig lindert *Vata*, bessert Steifigkeit, Kontraktionen, erweicht Ansammlungen und hebt alle anderen Geschmacksrichtungen auf, ferner fördert sie den Speichelfluss, verflüssigt *Kapha*, reinigt die Gefäße, macht alle Organe des Körpers weich und verleiht der Nahrung Geschmack. Salzig ist schwer, ölig und heiß.

Wird Salzig zu viel für sich allein gebraucht oder im Übermaß, bewirkt es eine Störung von *Pitta*, Stauungen des Blutes, verursacht Durst, Ohnmachtsgefühle und Empfindungen von Brennen und Muskelschwund. Ein Übermaß an Salz verschlimmert infektiöse Hauterkrankungen, ruft Vergiftungssymptome hervor, verursacht das Aufbrechen von Tumoren, das Ausfallen der Zähne, vermindert die Manneskraft, stört die Funktionen der Sinne und verursacht faltige Haut, Ergrauen und Ausfallen der Haare. Des weiteren fördert ein Übermaß an Salz Krankheiten, die mit Blutungen verbunden sind, Übersäuerung der Verdauungsprozesse, entzündliche Hautkrankheiten, Gicht und andere, größtenteils *Pitta*-Krankheiten."

In kleinen Gaben wirkt die Geschmacksrichtung Salzig verdauungsfördernd und hebt den Appetit; mäßige Dosen wirken als Abführmittel oder als Purgans; große Gaben wirken als Emetikum. Diese Geschmacksrichtung wirkt ferner als Einhüllmittel (Demulcens), macht die Gewebe des Körpers weich und wirkt beruhigend, als mildes Sedativum. Das Gewebswachstum wird im ganzen Körper unterstützt und die Flüssigkeitsretention gefördert.

Salzige Heilpflanzen: Diese Geschmacksrichtung ist nicht pflanzlichen, sondern mineralischen Ursprungs, sodass sie außerordentlich selten als primäre Geschmacksrichtung bei Pflanzen auftritt. Zu den typischen salzigen Substanzen gehören Epsomsalz (Magnesiumsulfat), Irisch Moos, Riementang, Steinsalz, Meeressalz und Seetang. Indem man der Heilpflanzenzubereitung Salz zufügt, kann diese Geschmacksrichtung verstärkt werden.

IV. Scharf

„Dieser Geschmack reinigt den Mund, entfacht das Verdauungsfeuer, reinigt die Nahrung, fördert die Absonderungen der Nasenschleimhaut, verursacht Tränen und verleiht den Sinnen Klarheit. Ferner unterstützt diese Geschmacksrichtung die Heilung von

SECHS GESCHMACKSRICHTUNGEN

Rasa	Elemente	Energie	Wirkung nach der Verdauung	Feucht/Trocken	Schwer/Leicht
Süß	Erde und Wasser	Kühlend 3	süß	Feucht 1	Schwer 1
Salzig	Wasser und Feuer	Erhitzend 3	süß	Feucht 2	Schwer 2
Sauer	Erde und Feuer	Erhitzend 2	sauer	Feucht 3	Leicht 3
Zusammenziehend	Erde und Luft	Kühlend 2	Scharf	Trocken 3	Schwer 3
Scharf	Luft und Feuer	Erhitzend 1	Scharf	Trocken 1	Leicht 2
Bitter	Luft und Äther	Kühlend 1	Scharf	Trocken 2	Leicht 1

1 – erster Grad, stärkste Wirkung
2 – zweiter Grad, mäßige Wirkung
3 – dritter Grad, geringste Wirkung

Krankheiten, die mit Darmträgheit, abdomineller Auftreibung und übermäßiger Flüssigkeitsansammlung im Körper verbunden sind, und fördert die Ausscheidung von öligen, schweißigen und klebrigen Toxinen. Die Geschmacksrichtung Scharf verleiht den Speisen Geschmack, stillt den Juckreiz, fördert die Abheilung von Hautauswüchsen, tötet Würmer, wirkt keimtötend, greift das Muskelgewebe an, bewegt Blutgerinnsel und Blutstauungen, löst Stauungen im Allgemeinen, eröffnet die Gefäße und lindert *Kapha*. Die Geschmacksrichtung Scharf ist leicht, heiß und trocken.

Wird Scharfes zu viel für sich alleine oder im Übermaß gebraucht, bewirkt es eine Schwächung der Manneskraft durch dessen Wirkung nach der Verdauung. Durch seinen Geschmack und durch die Kraft seiner Schärfe verursacht Scharfes Täuschungen, Müdigkeit, Schlaffheit und Abmagerung. Diese Geschmacksrichtung verursacht Ohnmachtsgefühle, Schwäche, Verlust des Bewusstseins und Schwindel. Scharfes verbrennt den Hals, erzeugt ein Gefühl des Brennens im Körper, vermindert die Kraft und verursacht Durst. Durch Vorherrschen von Luft und Feuer erzeugt diese Geschmacksrichtung verschiedene Empfindungen von Brennen, Zittern, und durchbohrende Schmerzen im ganzen Körper."

Die Geschmacksrichtung Scharf ist anregend, fördert die Verdauung, hebt den Appetit, wirkt diaphoretisch, ist ein Expektorans und besitzt vermizide Eigenschaften. Scharfes fördert den Kreislauf und hebt allgemein alle Körperfunktionen, während es alle Ansammlungen körperfremder Stoffe vermindert.

Scharfe Heilpflanzen: Der scharfe Geschmack beruht meist auf dem Vorhandensein verschiedener aromatischer Öle. Diese Geschmacksrichtung ist häufiger als Süß, jedoch nicht übermäßig häufig. Dennoch gibt es zahlreiche Heilpflanzen dieser Art, welche alle sehr nützlich sind und häufig als Gewürze verwendet werden. Diese Geschmacksrichtung schließt die Geschmacksempfindungen scharf-beißend, würzig und aromatisch mit ein.

Zu den typischen scharfen Heilpflanzen gehören Angelika, Asa foetida (Stinkasant), Basilikum, Wachsbeerenstrauch, Lorbeerblätter, schwarzer Pfeffer, Kampfer, Kardamom, Cayennepfeffer, Zimt, Nelken, Koriander, Kreuzkümmel, Meerträubel (Ephedra vulgaris), Eukalyptus, Knoblauch, Ingwer, Meerrettich, Senf, Zwiebel, Oregano, Pfefferminze, Gelbholzbaum

(Zanthoxylum ssp.), Rosmarin, Salbei, Sassafrasbaum, Grüne Minze, Thymian und Baldrian.

V. Bitter

„Obwohl Bitter für sich alleine nicht gut schmeckt, stellt es den Geschmackssinn wieder her. Die Wirkung ist entgiftend, antibakteriell, keim- und wurmtötend. Bitter lindert Ohnmachtsgefühle, Empfindungen von Brennen, Juckreiz, entzündliche Hauterkrankungen und Durst. Diese Geschmacksrichtung strafft die Haut und die Muskulatur. Bitter wirkt fiebersenkend, entfacht das Verdauungsfeuer, fördert die Verarbeitung von Toxinen, reinigt den Milchfluss, hilft Fett zu reduzieren und Ansammlungen von Toxinen im Fett-, Knochenmark- und Lymphgewebe sowie im Schweiß, Urin und Stuhl und auch *Pitta* und *Kapha* zu entfernen. Bitter ist trocken, kalt und leicht.

Wird Bitter zu viel, ausschließlich oder im Übermaß gebraucht, bewirkt es aufgrund seiner natürlichen Eigenschaften von Trockenheit, Rauheit und Klarheit einen Schwund aller Gewebselemente des Körpers. Bitter bewirkt Rauheit der Gefäße, vermindert die Kraft, verursacht Abmagerung, Müdigkeit, Täuschung, Schwindel, Trockenheit des Mundes und andere *Vata*-Krankheiten."

Die Geschmacksrichtung Bitter wirkt fiebersenkend, antibakteriell, entgiftend und keimtötend. Bitter reinigt das Blut und alles Gewebe ganz allgemein und hilft, Geschwulste zu reduzieren. Diese Geschmacksrichtung hat eine herabsetzende, schwächende und beruhigende Wirkung auf den Körper, obwohl sie in kleinen Mengen anregend wirkt, besonders auf die Verdauung.

Bittere Heilpflanzen: Dieser Geschmack kommt bei Pflanzen und Heilpflanzen sehr häufig vor und beruht auf verschiedenen Bitterstoffen wie Berberin. Man unterscheidet einfache Bitterpflanzen wie Enzian, aromatische (in zweiter Linie scharf) wie Wermut, und solche, die in zweiter Linie zusammenziehend sind, wie die kanadische Gelbwurz.

Zu den typischen bitteren Heilpflanzen gehören Aloe, Berberitze, Kardobenediktenkraut, Schwertlilie, Chaparral (Larrea divaricata Cav; Kreosot-Strauch), Chrysanthemum, Löwenzahn, Echinacea, Enzian, kanadische Gelbwurz, Lapacho (Tabebuia impetiginosa), Chinarinde, Rhabarber, Weinraute, Rainfarn, Zitterpappel, Schafgarbe und Krauser Ampfer.

VI. Zusammenziehend

„Die Geschmacksrichtung Zusammenziehend wirkt beruhigend, stillt Durchfall, unterstützt die Heilung von Gelenken und fördert das Schließen und Abheilen von entzündlichen Stellen und Wunden, sie ist trocknend, festigend und kontrahierend. *Kapha* und *Pitta* werden gelindert und Blutungen gestillt. Zusammenziehendes fördert die Absorption von Körperflüssigkeiten und ist trocken, kühlend und leicht.

Wird diese Geschmacksrichtung zu viel für sich oder im Übermaß gebraucht, ruft sie Trockenheit des Mundes hervor, verursacht Schmerzen am Herzen, Verstopfung, schwächt die Stimme, verstopft die Kanäle des Kreislaufes, macht die Haut dunkel und bewirkt vorzeitiges Altem. Zusammenziehendes bewirkt die Retention von Winden, Urin und Stuhl, verursacht Abmagerung, Schwäche, Durst und Steifigkeit. Aufgrund seiner natürlichen Eigenschaften der Rauheit, Trockenheit und Klarheit werden *Vata*-Krankheiten wie Lähmungen, Spasmen und Konvulsionen hervorgerufen."

Die Geschmacksrichtung Zusammenziehend wirkt hämostyptisch (blutstillend), hemmt die Schweißabsonderung, stillt Durchfall, da sie die Absorption von Flüssigkeiten fördert und ihre Ausscheidung hemmt. Sie besitzt eine entzündungshemmende Wirkung und ist ein Wundheilmittel (schließt Wunden und fördert die Heilung durch Wiederherstellung der Membrane). Zusammenziehendes bewirkt eine Kontraktion der Muskulatur und hat einen guten Einfluss auf Organsenkungen.

Zusammenziehende Heilpflanzen: Diese Geschmacksrichtung ist ebenfalls sehr häufig unter den Heilpflanzen anzutreffen, ist jedoch nicht von so großer therapeutischer Bedeutung, da die zusammenziehende Wirkung meist symptomatisch eingesetzt wird. Diese beruht hauptsächlich auf dem Vorhandensein verschiedener Gerbstoffe.

Zu den typischen zusammenziehenden Heilpflanzen gehören Storchenschnabel, Lotussamen, Königskerze, Wegerich, Granatapfel, Himbeerblätter, Sumachgewächse, Bärentraubenblätter, Weiße Seerose (Nymphaea alba), Eichenrinde und Hamamelis.

Zusammengesetzte Geschmacksrichtungen

Heilpflanzen beinhalten selten eine einzige Geschmacksrichtung, jedoch herrscht eine meist vor.

Süß und Scharf sind bisweilen zusammen anzutreffen, wie bei Zimt, Fenchel, Ingwer und Zwiebel. Solche Heilpflanzen sind besonders gut für *Vata*.

Süß und Zusammenziehend finden sich häufig zusammen wie bei Beinwell, Lotus, Rotulme und der weißen Seerose. Heilpflanzen dieser Art sind besonders gut für *Pitta*, können aber schwer verdaulich sein.

Süß und Bitter sind manchmal zusammen anzutreffen, wie es beim Süßholz der Fall ist. Solche Heilpflanzen sind auch besonders gut für *Pitta*.

Süß und Sauer verbinden sich bei verschiedenen Früchten, wie beim Weißdorn und der Orange. Diese eignen sich sehr gut für *Vata*.

Scharf und Bitter sind bisweilen zusammen anzutreffen, wie beim Herzgespann, dem Echten Beifuß, bei Wermut und Schafgarbe. Solche Heilpflanzen haben eine starke Wirkung auf *Kapha*.

Scharf und Zusammenziehend verbinden sich gelegentlich, wie beim Wachsbeerenstrauch bei Zimt oder Salbei. Diese Pflanzen haben auch eine Wirkung auf *Kapha*.

Bitter und Zusammenziehend sind, wie bei vielen diuretischen Heilpflanzen, häufig zusammen anzutreffen. Dazu gehören die kanadische Gelbwurz, der Wegerich und die Bärentraubenblätter. Pflanzen dieser Art wirken hauptsächlich auf *Pitta*.

Bei manchen Heilpflanzen sind drei oder mehr Geschmacksrichtungen anzutreffen. Bei solchen Pflanzen gewinnen die Energie und die Wirkung nach der Verdauung bei der Bestimmung ihrer Wirkung an Bedeutung.

Heilpflanzen, die mehrere Geschmacksrichtungen in sich vereinigen, besitzen oft besonders starke Heilkräfte oder eine breite therapeutische Wirkung, wie Knoblauch zum Beispiel.

Geschmacksrichtungen und Nahrungsmittel

Ähnlich den Heilpflanzen, haben auch Nahrungsmittel therapeutische Eigenschaften je nach ihren vorherrschenden Geschmacksrichtungen und Elementen. Im Ayurveda wird eine besondere Ernährung in Verbindung mit dem Gebrauch bestimmter Heilpflanzen verordnet. Im Allgemeinen sollte der Patient die Ernährungsweise befolgen, die den vorherrschenden *Dosha* bessert. Es werden jedoch besondere Nahrungsmittel im therapeutischen Sinn als Heilpflanzen verordnet oder in Verbindung mit Heilpflanzen gebracht. Zu diesen Nahrungsmitteln gehören Milch, Honig, *Ghee,* Rosinen, Datteln, Mandeln. Pflanzenheilkunde und Ernährungswissenschaft bilden eine einzige Wissenschaft im Ayurveda, denn eine wirkungsvolle Therapie darf weder das eine noch das andere vernachlässigen. Unsere Ernährung hat mehr mit der grobstofflichen Versorgung des Körpers zu tun; die Heilpflanzen stellen eine subtilere Ernährung und Anregung der tieferen Gewebe und Organe dar.

Geschmacksrichtungen und Gefühle

Gefühle haben ebenfalls einen besonderen Geschmack und auch eine Wirkung auf den Körper, je nach ihren Eigenschaften. Es gibt bittere Gefühle wie Kummer, und zusammenziehende Gefühle wie Angst, welche *Vata* verschlimmern. Es gibt saure Gefühle wie Neid, oder scharfe Gefühle wie Zorn, die *Pitta* verschlimmern. Des weiteren gibt es süße Gefühle wie Verlangen oder salzige Gefühle wie Gier, welche *Kapha* verschlimmern.

Gefühle können die gleiche Wirkung auf den Körper haben wie falsche Ernährung, Drogen, Alkohol oder Infektionen. Psychologische Faktoren können physiologische Faktoren bei der Behandlung überwinden. Aus diesem Grunde beinhaltet der Ayurveda auch eine Wissenschaft von der Energetik der Psyche. Mithilfe der psychosomatischen Wissenschaft des Ayurveda können wir Heilpflanzen zu Linderung negativer psychischer Zustände und emotionaler Probleme einsetzen.

Die Wissenschaft von *Rasa,* von den Geschmacksrichtungen und ihrer Energetik, umfasst nicht nur die Heilpflanzen und die Ernährung, sondern auch den Geist. Wie andere Aspekte der ayurvedischen Sprache des Heilens besitzt die Geschmacksrichtung eine Wertigkeit auf allen Ebenen der Manifestation, sowohl innen wie auch außen.

Die Behandlung der individuellen Konstitution *(Dosha)*

Im Ayurveda richtet sich die Behandlung nach der Konstitution des Patienten. Eine solche Behandlung ist nicht symptomatisch, sondern erfasst die Wurzel des individuellen psychosomatischen Seins. Sinn des Ayurveda ist es nicht, eine bestimmte Krankheit zu heilen, sondern jedes Individuum zu seiner oder ihrer natürlichen Harmonie mit sich selbst zu führen. Dabei erfasst man den Kern aller Krankheiten, die vom Individuum hervorgebracht werden. Bei der bloßen Behandlung der „Krankheit" leistet der Behandler nur allgemeine oder oberflächliche Arbeit.

Die Kenntnis der Konstitution ist der Schlüssel zu einer ganzheitlichen, integralen Gesundheitsfürsorge und bildet die wahre Basis einer jeden prophylaktischen Medizin. Durch die Untersuchung von Krankheiten nach individuellen Konstitutionen können wir verstehen, warum die gleiche Krankheit mit unterschiedlichen Heilpflanzen behandelt wird oder warum bestimmte Heilpflanzen zur Behandlung vieler Krankheiten verwendet werden.

Im Ayurveda wird die individuelle Konstitution nach deren vorherrschendem *Dosha* behandelt. Allgemein gesprochen wird der *Dosha* mit Heilpflanzen und Therapieformen behandelt, die seinen Qualitäten entgegengesetzt sind. Erhitzende und trocknende Therapien werden bei der *Kapha*-Konstitution, die zu Kälte und Feuchtigkeit neigt, eingesetzt. Erhitzende und befeuchtende Behandlungsmethoden werden bei der *Vata*-Konstitution, die zu Kälte und Trockenheit neigt, gebraucht, während kühlende und trocknende Methoden bei *Pitta*, dessen Eigenschaften heiß und feucht sind, angewandt werden.

Bisweilen können jedoch Heilpflanzen, die einen gegebenen *Dosha* verstärken, bei seiner Behandlung hilfreich sein. Manche Heilpflanzen, die *Kapha* vermehren, wie Süßholz, fördern die Ausscheidung von *Kapha* aus dem Körper, und zwar durch ihre befeuchtende Wirkung, welche übermäßiges oder angesammeltes *Kapha* verflüssigt. Wenn es heißt, dass eine bestimmte Heilpflanze eines der *Doshas* vermehrt, ist damit nicht gesagt, diese Pflanze könne niemals bei der Behandlung jenes *Dosha* verwendet werden. Eine solche Heilpflanze wird möglicherweise beim kurzfristigen Gebrauch hilfreich sein, oder auch, wenn sie durch andere, dem *Dosha* mehr entgegengesetzte Heilpflanzen ausgeglichen wird. Behandlungen mit Heilpflanzen und entsprechende Mischungen müssen als Ganzes betrachtet werden, je nach Gesamtstrategie und Ziel der Therapie.

Individuelle Konstitution und Krankheitszustand

Im Allgemeinen zeigt die individuelle Konstitution die Krankheitsanfälligkeit des Individuums an; zum Beispiel leiden *Kapha*-Menschen meist an *Kapha*-Krankheiten wie Erkältungen und Störungen, die mit Kongestionen verbunden sind. Es ist aber auch möglich, dass jemand an einer Krankheit leidet, deren Natur anders beschaffen ist als seine Konstitution, so der Fall, wenn zum Beispiel ein *Pitta*-Mensch von einer gewöhnlichen, *Kapha*-artigen Erkältung befallen wird. Wir müssen also nicht nur die Natur des Individuums, sondern auch die Natur der Krankheit feststellen und beides entsprechend behandeln.

Die individuelle Konstitution wird im Sanskrit als *Prakruti* bezeichnet, was „Natur“ bedeutet. Der Zustand der Krankheit wird *Vikruti* genannt und bedeutet „Abweichung von der Natur“. Die Feststellung der individuellen Konstitution beruht mehr auf angeborenen Faktoren, wie dem Körperbau, oder auch auf Tendenzen und Verlangen, die das ganze Leben hindurch bestehen. Die Feststellung der Krankheit hat mehr mit Symptomen, die vorübergehend sein können, zu tun.

Solange unsere Behandlung mit Heilpflanzen hauptsächlich auf akute, vorübergehende oder oberflächliche Zustände gerichtet ist, spielt die Bestimmung der individuellen Konstitution keine allzugroße Rolle. Wir können hierbei den Krankheitszustand einfacher und direkter angehen.

Bei tiefer sitzenden und chronischen Krankheiten und bei Langzeitbehandlungen ist die Kenntnis der individuellen Konstitution unerlässliche Voraussetzung für eine vollständige und wirkungsvolle Therapie.

Krankheitszustände, die von der Natur des Individuums abweichen, sind relativ einfach zu behandeln, während sich die Behandlung derjenigen von gleicher Natur als schwierig erweist, da die Natur des Individuums die Natur der Krankheit verstärkt.

Die Behandlung von *Kapha*

Bei *Kapha* herrscht das Wasserelement vor, folglich sind dessen Eigenschaften kalt, feucht, langsam und schwer. Zur Behandlung wird daher eine wärmende, trocknende, Leichtigkeit fördernde und anregende Therapie angewandt. Die Geschmacksrichtungen zur Behandlung von *Kapha* sind Scharf, Bitter und Zusammenziehend, welche alle trocknend und leicht und von katabolischer Wirkung sind. Die Geschmacksrichtung Scharf, welche ebenfalls erhitzend ist, stellt von seinen Eigenschaften her das genaue Gegenteil von *Kapha* dar und wird daher am spezifischsten bei der Behandlung von *Kapha*-Zuständen verschrieben.

Die Therapieformen zur Behandlung von *Kapha* sind reduzierende Therapien und werden meist zusammen mit einem Fasten oder einer leichten Diät angewandt. Ihre Wirkung zielt auf eine Gewichtsabnahme, eine Reduzierung des Erdelements im Körper und auf eine Entwässerung hin.

Es gibt verschiedene Methoden, den Körper zu entwässern. Der direkteste Weg ist über die Nieren, durch Harnlassen. Daher stellt die diuretische Therapie, die Steigerung der Nierenfunktion, eine der wichtigsten Anti-*Kapha*-Therapien dar.

Diese Therapie hilft, Ödeme und stagnierende Flüssigkeitsansammlungen auszuscheiden, und trägt zur Reduzierung des Fettgewebes bei, das meist auch übermäßige Flüssigkeit enthält. Diuretische Heilpflanzen beseitigen jedoch nicht die Grundursache von *Kapha*-Störungen. Hauptsitz von *Kapha*-Ansammlungen sind Lunge und Magen, worauf diuretische, nierenwirksame Heilpflanzen wohl kaum direkten Einfluss haben.

Wasser kann auch durch Schwitzen über die Haut ausgeschieden werden. Diaphoretische Heilpflanzen fördern die Schweißabsonderung und scheiden so überschüssiges *Kapha* über die Haut aus. Das Schwitzen ist eine weitere wichtige Anti-*Kapha*-Therapie, welche meist bei der Behandlung von gewöhnlichen Erkältungskrankheiten und Grippeerkrankungen, die im Allgemeinen *Kapha*-Zustände sind, von Wirkung ist, und die auch oberflächliche Flüssigkeit, welche sich unter der Hautoberfläche, im Bereich des Gesichts und des Oberkörpers befindet, ausscheidet. Diese Therapie ist nützlich in den ersten Stadien von fieberhaften Erkrankungen, bei Asthma, Bronchitis und bei lymphatischen Kongestionen.

Wasser ist auch als Schleim im Körper enthalten, welcher die Grundform von *Kapha* im Körper darstellt. Dieser kann sich in den Lungen und im Magen ansammeln und sich auf andere Teile des Magen-Darm-Traktes ausbreiten. Wasser kann auch unter die Haut gehen und Geschwulste verschiedener Art, meist gutartige, hervorrufen. Schleim kann sich überall im Körper festsetzen und die Kanäle des Kreislaufs blockieren – die *Srotas* – und verschiedene Krankheiten, wie Herzleiden, die auf einem hohen Cholesterinspiegel beruhen, hervorrufen. Zur Ausscheidung von *Kapha* in Form von Schleim werden auswurffördernde oder schleimausscheidende Heilpflanzen verwendet.

Nach ayurvedischer Ansicht stellt die emetische Therapie die stärkste Methode zur Reduzierung von *Kapha* dar. *Kapha* befindet sich hauptsächlich in der Lunge und im Magen und wird von dort am besten durch therapeutisches Erbrechen ausgeschieden. Diese Methode ist eine Erweiterung der diaphoretischen und der auswurffördernden Methode. *Kapha*, dessen

Energie nach unten gerichtet ist, wird durch Aufwärtsbewegung und zerteilende Kraft ausgeschieden.

Um wirkungsvoll zu sein, setzt das therapeutische Erbrechen jedoch die richtigen Vorbereitungen und Bedingungen voraus und sollte nur von besonders geschulten Therapeuten vorgenommen werden. Wird Erbrechen zum falschen Zeitpunkt oder bei der falschen Konstitution durchgeführt, können Körper und Nervensystem dadurch schwer geschädigt werden.

Kapha ist kalt und schwer, die gegenteiligen Eigenschaften von *Agni*, und bewirkt so eine Herabsetzung oder Unterdrückung des Verdauungsfeuers. Diese Schwäche des Verdauungsfeuers (des Feuerelements) gestattet die Vermehrung des Wassers *(Kapha)* was zu verschiedenen Krankheiten führt.

In dieser Hinsicht stellen verdauungsfördernde, anregende und karminative Heilpflanzen eine weitere wichtige Anti-*Kapha*-Therapie dar. Es sind hauptsächlich heiße, scharfe Heilpflanzen, die *Agni* stärken, den Stoffwechsel und die Kreislauftätigkeit steigern und Aktivität fördern, welche die Trägheit von *Kapha* überwinden. Deshalb sind Gewürze gut für die *Kapha*-Konstitution.

Bittere Kräuter, besonders die sogenannten Bittertonika, haben die stärkste gewichtsreduzierende Wirkung und bewirken so auch eine erhebliche Reduzierung von *Kapha*. Bittere Heilpflanzen setzen sich hauptsächlich aus dem Luftelement zusammen und führen so zur Gewichtsreduzierung, der Reduzierung des Erdelements im Körper, welches ebenfalls *Kapha* ist. Bittere Heilpflanzen vermindern das Verlangen nach Süßigkeiten und fördern die Milz- und Bauchspeicheldrüsentätigkeit.

Abführende und purgierende Heilkräuter können auf ähnliche Weise zur Reduzierung des Erdelements und damit zur Verminderung von *Kapha* im Körper beitragen, sollten jedoch nur dann gebraucht werden, wenn sie wirklich angezeigt sind.

Zusammenziehende Heilpflanzen sind aufgrund ihrer trocknenden und häufig diuretischen oder auswurffördernden Wirkung ebenfalls von Wirkung bei der Reduzierung von *Kapha*.

Viele dieser Heilpflanzen sind von ihrer therapeutischen Wirkung her miteinander verwandt: Viele heiße, scharfe Pflanzen wie Ingwer, Zimt und Nelken sind nicht nur von anregender und karminativer Wirkung, sondern haben auch diaphoretische und expektorierende Eigenschaften. Die meisten heißen Anregungsmittel sind auch auswurffördernd, während einige diaphoretische Wirkung besitzen. Die meisten Diaphoretika sind auch Expektoranzien. Überall ist das gleiche Prinzip am Werk: das Feuer vermehren und das Wasser reduzieren.

Die Pflanzenheilkunde ist eine außerordentlich wirksame Therapie zur Reduzierung von *Kapha*, aufgrund der Tatsache, dass die vorherrschenden Geschmacksrichtungen der Heilpflanzen Bitter, Zusammenziehend und Scharf sind, also jene, welche *Kapha* reduzieren. Es gibt sehr wenige Heilpflanzen, die *Kapha* vermehren. Sogar süße, tonisierende und einhüllende Pflanzen können zur Verflüssigung von *Kapha* nützlich sein und so dessen Ausscheidung aus dem Körper unterstützen. Heilpflanzen sind eine gute Grundlage für die Leichtigkeit fördernde, reduzierende und entgiftende Therapie zur Behandlung von *Kapha*.

Die Behandlung von *Pitta*

Pitta besteht hauptsächlich aus dem Feuerelement und ist vorwiegend heißer Natur. Daher wird eine kühlende oder Hitze zerstreuende Therapie angewandt. *Pitta* ist auch feucht, leicht und beweglich und wird daher durch trocknende, nährende oder beruhigende Therapien gebessert. Bei der Behandlung von *Pitta* sollte der kühlenden Therapie stets der Vorrang gegeben werden.

Die Geschmacksrichtungen, die zur Behandlung von *Pitta* infrage kommen, Süß, Zusammenziehend und Bitter, sind alle von kühlender Natur. Die Geschmacksrichtung Bitter ist von allen die kälteste und am schnellsten trocknende und besitzt daher die größte Wirkung bei der Reduzierung von *Pitta*.

Die Behandlung von *Pitta* ist mit der Behandlung des Blutes, *Rakta,* eng verbunden, jenem Gewebselement des Körpers, welches dem *Pitta* zugeordnet ist. Bei den Hitze zerstreuenden Therapien wird das Blut meist zusammen mit *Pitta* gekühlt. Die meisten Störungen, die mit Erhitzung des Blutes, Autointoxikation und Blutungen verbunden sind, haben mit *Pitta* zu tun.

Die meisten Zustände von Körperhitze, Fieber, Entzündung, Infektion oder Übersäuerung haben auch im Allgemeinen mit *Pitta* zu tun. Wenn *Pitta* gestört ist, bringt es die oben genannten Abweichungen hervor. *Pitta* oder *Agni* können aber durch *Vata* und *Kapha* behindert oder bewegt werden. Dadurch entstehen Hitzesymptome wie Fieber, die jedoch über den *Dosha*, welcher das Problem verursacht, behandelt werden müssen. Wir können nicht einfach jede Form von Hitze als *Pitta* behandeln.

Es gibt verschiedene Methoden, um Hitze aus dem Körper zu treiben. Wir müssen zunächst die Natur, Tiefe und Lokalisation ihrer Manifestation bestimmen, um dann die geeignete Therapie dafür zu finden.

Oberflächliche Hitze, wie bei Fieber aufgrund einer Erkältung oder einer vorübergehenden (nicht chronischen oder tiefsitzenden) entzündlichen Hauterkrankung wird meist mit Diaphoretika behandelt. Wärmende Diaphoretika vermehren Hitze und rufen Schweiß hervor, was zu einer Verschlimmerung von *Pitta* führt. Es gibt jedoch auch eine Gruppe von kühlenden Diaphoretika, die Hitze zerteilen und *Pitta* durch Schwitzen ausscheiden. Diese sind das geeignete Mittel bei oberflächlicher, *Pitta*-verursachter Hitze und bei *Pitta*-Erkältungen.

Die Hitze im Blut, die bei vielen entzündlichen und infektiösen Zuständen vorkommt, wie bei Geschwüren, Furunkeln, Abszessen und Infektionen usw., kann mit umstimmenden Heilpflanzen behandelt werden. Es handelt sich dabei meist um bittere oder zusammenziehende Anti-*Pitta*-Heilpflanzen, die oft antibakterielle Eigenschaften besitzen und die Heilung fördern. In den Fällen, in denen die Hitze im Blut ihrer Tendenz entsprechend zu Blutungen führt, können zusammenziehende oder blutstillende Heilpflanzen verwendet werden, deren Geschmack und Energie *Pitta* bessern.

Bei der stärksten Hitze, bei hohem Fieber und *Pitta*-Zuständen werden bittere, Feuerpurgierende und hitzezerteilende Heilpflanzen eingesetzt, die in der westlichen Pflanzenheilkunde als Bittertonika bezeichnet werden. Diese sind die stärksten Heilpflanzen zur Kühlung von *Pitta*, um die Leber zu beruhigen und um tiefsitzende Hitze bzw. Fieber im Inneren des Körpers zu erreichen. Im Ayurveda werden sie als antipyretische Heilpflanzen bezeichnet und die Geschmacksrichtung Bitter wird zur Fiebersenkung empfohlen. Ihre Wirkung ist der der umstimmenden Pflanzen ähnlich, ist jedoch stärker und erfasst tiefere Gewebe als Blut und Lymphe.

Purgierende Heilpflanzen, welche die Ausscheidung fördern und deren Energie kühlend ist, sind eine weitere starke Anti-*Pitta*-Therapie. Wenn die Hitze-Eigenschaft des *Pitta* sehr hoch oder wenn hohes Fieber gegeben ist, sammelt sich diese Hitze im Magen-Darm-Trakt an und trocknet den Stuhl aus, was zu Verstopfung führt. In solchen Fällen kann Purgieren eine direkte Besserung von *Pitta* bewirken, und in diesen Fällen werden dann auch die stärksten purgierenden Mittel gebraucht.

Wenn jedoch die Flüssigkeits-Eigenschaft des *Pitta* sehr stark ist, was im allgemeinen häufiger vorkommt, gibt es Durchfall oder einen lockeren Stuhl, der von einer heißen Natur ist. In diesem Falle können kühlende, purgierende Mittel immer noch gebraucht werden, da die Hitze auch hier die Ursache darstellt.

Im Ayurveda wird die purgierende Methode *(Virechana Karma)* als stärkstes Mittel zur Ausscheidung von überschüssigem *Pitta* aus dem Körper angesehen, da *Pitta* hierdurch vom Ort seiner Ansammlung im Dünndarm entfernt wird. Dies ist der natürliche Weg der Ausscheidung von *Pitta*, sollte aber auch eher unter Aufsicht eines erfahrenen Therapeuten durchgeführt werden, da es sich hierbei um eine starke Therapie handelt.

Im Allgemeinen wird die Hitze vom Körper nach unten abgeleitet. Da Hitze nach oben steigt und sich ausdehnt, wird sie durch eine nach unten gerichtete und zusammenziehende Tätigkeit ausgeleitet. Aus diesem Grund sind nicht nur purgierende, sondern auch diuretische Mittel nützlich zur Besserung von *Pitta*-Störungen. Das Harnlassen schafft nicht nur Wasser, sondern auch Hitze und Säuren aus dem Körper und besitzt eine starke Anti-*Pitta*-Wirkung.

Pitta zeigt sich oft als übermäßiges Schwitzen, Durchfall, Blutungen, entzündete, geschwürige Haut oder Schleimhaut. Um diese übermäßigen Ausscheidungen zu hemmen und die Heilung von geschwürigen Stellen zu fördern, können zusammenziehende Heilpflanzen bei der Behandlung von *Pitta*-Zuständen herangezogen werden.

Wenn *Pitta* überschüssige Flüssigkeit beinhaltet und dadurch das Verdauungsfeuer unterdrückt und Verdauungsstörungen und Toxinansammlungen hervorruft, können sogar einige scharfe Heilpflanzen, wie Ingwer, zur Anregung der Verdauung verwendet werden. Sie sollten jedoch vorsichtig und maßvoll angewandt oder durch andere Heilpflanzen ausgeglichen werden. Bittertonika tragen durch ihre trocknende Wirkung auch zur Vermehrung von *Agni* bei, ohne eine Verschlimmerung von *Pitta* zu bewirken.

Die Behandlung von *Vata*

Vata besteht hauptsächlich aus dem Luftelement, besitzt die Grundeigenschaften Kalt, Trocken, Leicht und Beweglich und erfordert daher eine wärmende, befeuchtende, gewichtsvermehrende Therapie, die auch Hyperaktivität beruhigen sollte. Die Geschmacksrichtungen Süß, Sauer und Salzig, welche alle von befeuchtender und nährender Wirkung sind, bewirken eine Verminderung von *Vata*.

Es gibt jedoch auch viele scharfe Heilpflanzen, die *Vata* vermindern können. In der Tat kann die Mehrzahl von scharfen Pflanzen auf diese Art und Weise eingesetzt werden, wozu einige der stärksten Anti-*Vata*-Heilpflanzen gehören. Wird die Geschmacksrichtung Scharf jedoch im Übermaß gebraucht, kommt es zu einer Verschlimmerung von *Vata*.

In dieser Hinsicht müssen wir zwischen zwei allgemeinen und verschiedenen Formen von *Vata*-Störungen unterscheiden. Diese werden als „*Vata*-verursachter Mangelzustand" und als „verstopfendes (obstruierendes) *Vata*" bezeichnet. Als „*Vata*-verursachter Mangelzustand" *(Dhatu-kshaya)* wird jene Schwächung des Gewebes bezeichnet, die durch die trocknende und blass machende Wirkung des *Vata* entstanden ist. Den meisten Fällen von Abmagerung, Austrocknung und von Mangelzuständen lebenswichtiger Flüssigkeiten liegen solche *Vata*-Störungen zugrunde. „Verstopfendes oder obstruierendes *Vata*" bezeichnet *Vata*-Störungen, bei denen Kanäle *(Margavarodha)* durch angesammeltes *Vata* blockiert werden, welches möglicherweise wiederum auch *Ama*, *Kapha* oder *Pitta* mit ansammelt. Dazu gehören Krankheiten wie Arthritis und Rheumatismus sowie auch viele Verdauungsstörungen mit abdomineller Auftreibung, Blähungen und Verstopfung. Solches angesammelte *Vata* kann Fettleibigkeit oder das, was als „anabolisches *Vata*" bezeichnet wird, zur Folge haben.

Vata-verursachte Mangelzustände werden mit einer tonisierenden Therapie, die hauptsächlich süße und nährende Heilpflanzen und Nahrungsmittel umfasst, behandelt. Bei *Vata*-Verstopfungen muss die Verstopfung beseitigt werden. Zu diesem Zweck ist eine tonisierende Therapie nicht geeignet, denn diese würde nur zur Verstopfung beitragen und die Stagnation von *Vata* vermehren, was zu einer Zunahme der Schmerzen und Beschwerden führen würde. Daher werden scharfe Heilpflanzen eingesetzt, welche die Verstopfung beseitigen und auf diesem Wege *Vata* bessern.

Die Geschmacksrichtung Scharf hat eine anregende Wirkung auf *Vata* und ist dadurch imstande, angesammeltes und stagnierendes *Vata* zu bewegen und auszuleiten. Kurzfristig wird so eine Reduzierung von *Vata* erreicht; nach Auflösung der blockierten *Vata*-Bewegung wird jedoch hierdurch *Vata* langfristig vermehrt.

Von allen Geschmacksrichtungen ist Scharf die heißeste. Sie erweist sich als nützlich, um die *Vata*-Eigenschaft der Kälte anzugehen. Scharf verschlimmert *Vata* nur hinsichtlich der Trockenheit. Ist Kalt die Haupt-*Vata*-Eigenschaft, die wir therapeutisch angehen wollen, können wir die Geschmacksrichtung Scharf dazu einsetzen. Dort, wo Trockenheit und Dehydration ausgeprägt sind, ist Scharf im allgemeinen kontraindiziert.

Bei der für die *Vata*-Konstitution charakteristischen schwachen oder veränderlichen Verdauung sind scharfe Heilpflanzen ebenfalls hilfreich. Als stärkste Heilpflanzen zur Förderung von *Agni* und zur Vernichtung von Toxinen sind sie die geeigneten Mittel bei den durch ein Übermaß an *Vata* verursachten Verdauungs- und Assimilationsstörungen.

Im Sinne der westlichen Pflanzenheilkunde können die folgenden Heilpflanzen und Behandlungsmethoden bei *Vata*-Störungen eingesetzt werden: Diaphoretika wärmender Natur können zur Behandlung von *Vata*-bezogenen Erkältungen und Grippeerkrankungen verwendet werden (es ist der Wind, der die Erkältung in den Körper hineinträgt). Bei den verschiedenen *Vata*-verursachten Formen von trockener Haut sind Diaphoretika ebenfalls hilfreich zur Befeuchtung der Haut, müssen jedoch maßvoll angewandt werden, um *Vata* durch übermäßiges Schwitzen nicht noch mehr auszutrocknen. Diese Heilpflanzen werden meist bei *Vata*-Verstopfungen angewandt. Viele davon besitzen antirheumatische Eigenschaften und sind nützlich bei Arthritis (*Ama Vata*).

Karminativa, blähungswidrige oder windtreibende Heilpflanzen werden hauptsächlich bei verstopftem *Vata* eingesetzt. Nervina und Antispasmodika, Heilpflanzen, welche Muskelverspannungen bessern, Krämpfe lösen und nervöses Zittern lindern, gehören ebenfalls zur Therapie bei verstopftem *Vata*.

Abführende und purgierende Mittel werden bei der Verstopfung, die häufig mit einem *Vata*-Zustand einhergeht, eingesetzt. Sie werden hauptsächlich bei verstopftem *Vata* verwendet, und können ernsthafte Verschlimmerungen hervorrufen, wenn sie missbraucht werden. Bei einem *Vata*-verursachten Mangelzustand sind Abführmittel, welche befeuchten und die Stuhlmasse vermehren, wie Flachssamen oder Flohsamen, vorzuziehen.

Starke purgierende Mittel, wie Rhabarber oder Senna können bei der Behandlung von verstopftem *Vata* vorübergehend angezeigt sein, müssen jedoch mit Vorsicht angewandt werden.

Anregende Behandlungsmethoden, die die Verdauung fördern, den Appetit anregen und *Ama* neutralisieren sind sehr nützlich bei *Vata*-Zuständen. Bei verstopftem *Vata* beseitigen sie Blockierungen von *Ama* und *Kapha*. Bei *Vata*-verursachten Mangelzuständen fördern sie Appetit und Verdauung und helfen so, den Körper wieder aufzubauen.

Vata-verursachte Mangelzustände werden mit Heilpflanzen, Therapieformen und Ernährungsweisen behandelt, welche tonisierend, nährend und verjüngend sind. Die Bittertonika der westlichen Pflanzenheilkunde besitzen die gleichen Eigenschaften wie *Vata* und sind daher kontraindiziert. Süße, einhüllende und erweichende Heilpflanzen wie Süßholz, Rotulme und Beinwellwurzel kommen der ayurvedischen Vorstellung von tonisierenden, nährenden Heilpflanzen am nächsten.

Im Ayurveda wird die Einlauftherapie *(Basti)* als stärkste Therapie zur Ausscheidung von überschüssigem *Vata* aus dem Körper angesehen, welche auf diese Weise die Wurzel aller *Vata*-Störungen erfasst. Bei dieser Behandlungsform werden verschiedene arzneiliche wie auch Öl-Einläufe nach bestimmten Regeln verabreicht.

Ayurvedische Rezepte zur Reduzierung von *Vata* enthalten häufig Salz, besonders Steinsalz, welches leichter ist als Meersalz und ein sehr gutes verdauungsförderndes Mittel für *Vata*-Menschen darstellt.

Entgiftung – Die Behandlung von *Ama*

Die Ansammlung von Toxinen, unverdauten Bestandteilen der Nahrung oder von Abfallprodukten, im Ayurveda als *Ama* bezeichnet, stellt eine Komplikation bei der Behandlung der drei *Doshas* dar. Im allgemeinen besitzt *Ama* die gleichen Eigenschaften wie *Kapha,* und ist schwer, dicht, kalt und schleimig und besteht hauptsächlich aus Schleimabsonderungen. Doch kann sich *Ama* mit jedem der *Doshas* verbinden.

Doshas, die eine Verbindung mit *Ama* eingegangen sind, werden als *„Sama"* bezeichnet („Sa" bedeutet „mit" und wird in Verbindung mit *„Ama"* zu „Sama" im Sanskrit). *Vata* kann sich als Blähungen und Wind im Dickdarm festsetzen, auf den Dünndarm übergreifen, die Verdauungskraft *Agni* blockieren und so *Ama* entstehen lassen. *Kapha* kann sich im Magen als Schleim ansammeln, auf den Dünndarm übergreifen, *Agni* blockieren und ebenfalls *Ama* hervorrufen. *Pitta* kann sich als Galle im Dünndarm ansammeln und kann, obwohl es sich hierbei um eine heiße Substanz handelt, *Agni* aufgrund seiner Flüssigkeit und Öligkeit blockieren, was wiederum zur Entstehung von *Ama* führt. Diese Zustände werden jeweils als *Sama Vata, Sama Kapha* und *Sama Pitta* bezeichnet.

Die Eigenschaften von *Ama* und *Agni* sind gegensätzlicher Natur. *Ama* ist kalt, feucht, schwer, wolkig, übel riechend und unrein. *Agni* ist heiß, trocken, leicht, klar, duftend (aromatisch) und rein. Die Behandlung von *Ama* erfordert eine Vermehrung von *Agni.*

In psychologischer Hinsicht entsteht *Ama* durch das Festhalten von negativen Gefühlen. Negative Gefühle löschen den geistigen *Agni* oder die Geistesschärfe aus. Als Folge davon wird auch der körperliche *Agni* herabgesetzt. Unverdaute Erlebnisse werden ebenso toxisch wie unverdaute Nahrung.

Zu den Symptomen von *Ama* gehören der Verlust der Geschmacksempfindung und des Appetits, Verdauungsstörungen, Zungenbelag, Atemgeruch, Kraftverlust, Schwere, Lethargie, und Verstopfungen der Kanäle und der Gefäße. Andere Symptome sind die Ansammlung von Toxinen, schlechter Geruch des Körpers, Urins oder des Stuhls, tief liegender, schwerer oder matter Puls, mangelnde Aufmerksamkeit, Verlust der Klarheit, Depressionen, Reizbarkeit und Verstopfung der anderen *Doshas.*

Ama ist die Wurzel der meisten Erkältungen, Fieber und Grippeerkrankungen, wie auch der chronischen Erkrankungen eines schwachen Immunsystems – welche von Allergien und Heuschnupfen bis zu Asthma, Arthritis und Krebs reichen.

Immer, wenn solche Anzeichen von *Ama* gegeben sind, muss sich die Behandlung erst auf dessen Ausscheidung richten. Es ist nicht möglich, zwei *Doshas* einfach und direkt zu behandeln, wenn sie mit *Ama* vermischt sind. Eine tonisierende und verjüngende Therapie kann nur dann durchgeführt werden, wenn der Körper von *Ama* befreit worden ist.

Bittere oder scharfe Heilpflanzen bewirken eine Verminderung von *Ama*. Die Geschmacksrichtung Bitter, welche aus Luft und Äther zusammengesetzt ist, hilft, *Ama*, der von schwerer Natur ist, aus den Geweben herauszulösen. Bitter wirkt als Katalysator und senkt dadurch das Fieber, welches auf einer Invasion des *Ama* in das Gewebe beruht. Bitter regt die katabolischen Vorgänge des Körpers an, wodurch es zur Verarbeitung von körperfremden Material kommt. Wie Trockeneis trägt es zur Vernichtung von *Ama* bei.

Die Geschmacksrichtung Scharf setzt sich aus Feuer und Luft zusammen und verbrennt und beseitigt *Ama*. Scharf hat die gleichen Eigenschaften wie *Agni* und verdaut *Ama*, indem es *Agni* stärkt. Meistens wird zunächst Bitter eingesetzt, um die Entwicklung von *Ama* zum Stillstand zu bringen. Danach wird die Geschmacksrichtung Scharf verwendet, die den Stoffwechsel zur Verarbeitung von *Ama* anregt und dessen erneute Entstehung verhindert. Für sich alleine ist Bitter möglicherweise nicht in der Lage, *Ama* vollständig zu vernichten oder *Agni* vollkommen wiederherzustellen.

Durch Substanzen von süßem, salzigem oder sauerem Geschmack wird *Ama* vermehrt. Die Geschmacksrichtung Süß ist, wie *Ama*, kalt, schwer und feucht. Die Geschmacksrichtung Salzig ist ebenfalls schwer und feucht. Die heißen und feuchten Eigenschaften von Salzig und Sauer können das Fieber und die toxische Hitze des Blutes verschlimmern, was meist im Zusammenhang mit *Ama* gegeben ist.

Zusammenziehend hat eine gemischte Wirkung auf *Ama*. Die zusammenziehende Wirkung auf das Gewebe und die Absonderungen können *Ama* möglicherweise im Körper zurückhalten. Doch kann es der Heilung der Schleimhäute dienen, welche durch *Ama*-verursachte Infektionen geschädigt worden sind. Also wird diese Geschmacksrichtung als unterstützende Maßnahme zu den Behandlungen mit bitteren und scharfen Substanzen eingesetzt.

Da die Haupteigenschaft von *Ama* die Schwere ist, sind Heilpflanzen und Ernährungsweisen, welche von leichter Natur sind, Hauptbestandteil der Behandlung. Ein Heilfasten solange, bis die Zunge wieder sauber oder der Appetit wiedergekehrt ist, stellt oft eine wirksame Maßnahme dar. Wert und ausgedehnter Gebrauch von Fastenkuren, Ernährungsweisen, die der Schleimbildung entgegenwirken und entgiftenden Therapien bei vielen unterschiedlichen Krankheiten beruhen auf *Ama* als Hauptfaktor bei der Krankheitsentstehung. Solche Behandlungsmethoden sind häufig erfolgreich, auch wenn die Konstitution des Individuums nicht genau bestimmt worden ist.

Da die Eigenschaften des *Dosha* mit demjenigen des *Ama* vermischt sind, werden Heilpflanzen, die ein *Dosha* bessern, möglicherweise bei einem *Sama*-Zustand ihre Wirkung schuldig bleiben. Umgekehrt kann es sein, dass Heilpflanzen, die ein *Dosha* normalerweise verschlimmern, ihn bei einem *Sama*-Zustand bessern. Wir müssen also nicht nur hinsichtlich der *Doshas* unterscheiden, sondern auch das Vorhandensein oder Nichtvorhandensein von *Ama* in Erwägung ziehen (*Sama* oder *Nirama,* „nir“ bedeutet „ohne“).

Vata, im Normalzustand leicht und trocken, wird schwer und feucht in der Mischung mit *Ama. Pitta*, das heiß und trocken ist, wird kühler und feuchter. *Kapha*, normalerweise von langsamer Bewegung, wird schwerer und kann sich durch *Ama* festsetzen und unbeweglich werden. Die Trübheit, Klebrigkeit und Dichtigkeit von *Ama* verändert die Eigenschaften der *Doshas.*

VATA, SAMA: Symptome: Verstopfung, übler Geruch des Atems und des Stuhls, Zungenbelag, abdominelle Schmerzen und Auftreibung (verschlimmert durch Palpation, Mas-

MANDALA DER ZEIT

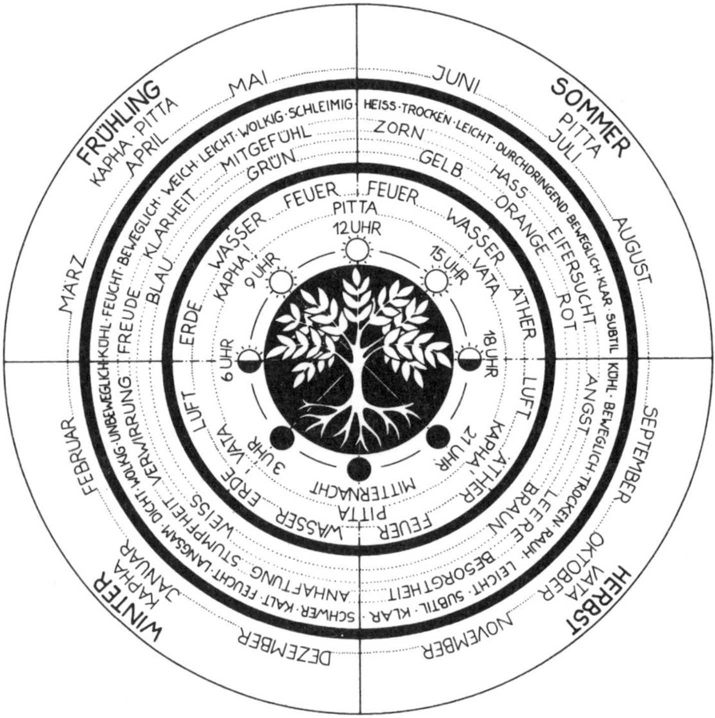

sage oder Öl), Blähungen und krampfende Schmerzen, wenig Appetit, Schweregefühl, Schwäche, langsamer Puls, Verschlimmerung bei bewölktem Wetter.
Behandlung: Hauptsächlich scharfe Heilpflanzen, Anregungsmittel, zusammen mit Abführmitteln oder purgierenden Mitteln, um die Toxine zu beseitigen.

VATA, NIRAMA: Symptome: keine Verstopfung, kein übler Geruch, leichte Schmerzen (durch Berührung gebessert), saubere Zunge, trockener Mund mit einem zusammenziehenden Geschmack, Körper leicht, trocken, weist mehr Abmagerung, mehr Gewebsverarmung und weniger Müdigkeit auf.
Behandlung: Tonisierung und Verjüngung hauptsächlich durch süße und scharfe Heilpflanzen, um den Körper wiederaufzubauen.

PITTA, SAMA: Symptome: Appetitverlust, wenig Durst, gelber Zungenbelag, Urin-, Stuhl- und Schleimhautabsonderungen gelb oder grün, Schwere im Magen, Gallenerbrechen, übler Mundgeruch, bitterer oder sauerer Geschmack im Mund, leichte Empfindungen von Brennen, Hautausschläge, getrübte Wahrnehmung – diese Zustände werden möglicherweise durch Kälte verschlimmert.
Behandlung: hauptsächlich mit bitteren und scharfen Heilpflanzen, Bittertonika und anregenden Mitteln, um die Toxine zu beseitigen.

PITTA, NIRAMA: Symptome: Übermäßiger Appetit und Durst, rote oder entzündete Zunge ohne Belag, Urin und Stuhl unauffällig, rötlich oder schwärzlich, starke Empfindungen von Brennen, Hitzewallungen, Schwindel, scharfe Wahrnehmung.
Behandlung: Kühlende und tonisierende Therapie, hauptsächlich mit süßen und bitter schmeckenden Heilpflanzen.

KAPHA, SAMA: Symptome: Schleimhautabsonderungen trüb, klebrig oder zäh, wird nicht leicht abgesondert, sammelt sich im Hals an, belegt die Zunge, fadenziehender Spei-

chel, sauerer oder salziger Geschmack im Mund, Kongestionen, Enge in der Brust, erschwerte Atmung, Schleim im Stuhl und im Urin, wenig Appetit, Schweregefühl, dumpfe Schmerzen, Schmerzen im ganzen Körper, Müdigkeit.
Behandlung: Hauptsächlich scharfe und bittere Heilpflanzen, deren anregende und kongestionsvermindernde Wirkung Toxine beseitigt und Schleim und Fettgewebe reduziert.

KAPHA, NIRAMA: Symptome: Wässriger Schleim, flüssig oder schaumig, welcher leicht abgesondert wird, süßer Geschmack im Mund, Appetit normal, Zunge sauber, keine Schleimbeimengungen im Stuhl oder Urin, keine Schmerzen.
Behandlung: Hauptsächlich scharfe und süße Heilpflanzen, Expektoranzien, um überschüssigen Schleim und *Kapha* auszuscheiden.

Das normale Vorgehen des Ayurveda ist es, zunächst den *Sama*-Zustand eines *Dosha* in einen Nirama-Zustand zu verwandeln. Nachdem *Ama* ausgeschieden worden ist, kann der entsprechende *Dosha* direkter angegangen werden, so dass die dadurch verursachten Überschüsse entfernt und die Mangelzustände tonisiert werden können.

Die Heilpflanzentherapie

Umstimmende Heilpflanzen
(Rakta shodha karma)

Umstimmende Heilpflanzen sind solche, die das Blut reinigen. Nachfolgend sind ihre allgemeinen, therapeutischen Eigenschaften aufgezählt:

1. Sie reinigen das Blut, beseitigen Toxine und haben meist eine infektionswidrige, antibakterielle Wirkung.
2. Sie fördern die Heilung von Abszessen, Furunkeln und vielen Arten von Krebs.
3. Typische umstimmende Mittel kühlen das Blut und wirken auf diese Art und Weise fiebersenkend, *Pitta*-vermindernd und leberentgiftend.
4. Sie finden äußerlich Anwendung bei Wunden, Abszessen, Geschwüren usw. und besitzen entzündungswidrige und wundheilende Eigenschaften.
5. Aufgrund ihrer entgiftenden Wirkung helfen sie Würmer und Parasiten abzutöten, besonders solche, die das Blut befallen.
6. Bei Infektionskrankheiten, ansteckenden Krankheiten und Epidemien sind sie von guter Wirkung.

Umstimmende Mittel eignen sich zur Behandlung von Grippeerkrankungen, besonders von solchen mit hohem Fieber, Halsschmerzen, Ohrenschmerzen usw.; in dieser Hinsicht ist ihre Wirkung um einen Grad stärker als diejenige der kühlenden Diaphoretika. Bei einer Behandlung von Akne, Dermatitis, Abszessen und entzündlichen Hauterkrankungen finden sie ebenfalls Verwendung. Diese Heilpflanzen können bei Herpes und Geschlechtskrankheiten wie auch bei Krebs angewandt werden. Sie reinigen die Lymphe und bewirken einen Anstieg der weißen Blutkörperchen. Sie beseitigen Toxinansammlungen, haben jedoch auch eine reduzierende Wirkung auf das Gewebe. Manche dieser Heilpflanzen sind auch von diuretischer oder abführender Wirkung.

Die meisten umstimmenden Mittel sind kühlend, bitter oder bisweilen von zusammenziehenden Geschmack. Sie vermindern *Pitta* und *Kapha*, bewirken jedoch eine Vermehrung von *Vata*. Es handelt sich hierbei hauptsächlich um Anti-*Pitta*-Heilpflanzen.

Typische umstimmende Pflanzen (kühlend): Aloe vera, Verschiedenfarbige Schwertlilie, Klette, Kreosotstrauch, Löwenzahn, Sonnenhut, Indigo, *Manjishta, Neem,* Breitwegerich, Kremesbeerengewächse (Phytolacca), Rotklee, Sandelholz und Krauser Ampfer.

Viele heiße, scharfe Heilpflanzen haben sowohl eine reinigende Wirkung auf das Blut als auch eine kreislaufanregende Wirkung und fördern die Auflösung von Blutgerinnseln. Sie wirken entgiftend, oft antibakteriell und auch fiebersenkend durch Vernichtung der fieberverursachenden Toxine. Sie besitzen auch antiparasitäre Eigenschaften.

Heiße, scharfe umstimmende Mittel und kalte, bittere umstimmende Heilpflanzen können miteinander kombiniert werden, um die entgiftende Wirkung gegenseitig zu steigern. Bei Zuständen mit hohem *Ama* können sie zusammen gebraucht werden. Dies ist sogar bei *Vata* oder *Pitta*-Konstitutionen der Fall – bis *Ama* reduziert worden ist (wie bei periodisch auftretenden Fieberformen oder Malariafieber). Allgemein gesprochen, sind jedoch kühlende umstimmende Pflanzen gut bei *Pitta*, erhitzende Umstimmungsmittel bei *Vata* geeignet, während beide bei *Kapha* gut wirken.

Werden kühlende umstimmende Heilpflanzen wie die kanadische Gelbwurz, die eine starke antibakterielle oder antibiotische Wirkung haben, zu lange oder in zu großen Dosen angewandt, können sie die gleichen negativen Wirkungen auf den Körper entfalten wie Antibiotika und sowohl die nützlichen als auch die schädlichen Bakterien im Körper zerstören, was das Immunsystem schwächt und weitere Infektionen zur Folge hat. Diese Heilpflanzen müssen sorgfältig angewandt werden, besonders bei geschwächten, abgemagerten Personen oder Patienten mit Mangelzuständen, wie bei Zuständen mit übermäßigem *Vata*.

Typische erhitzende Umstimmungsmittel sind der Wachsbeerenstrauch Schwarzer Pfeffer, Cayennepfeffer, Zimt, Knoblauch, Myrrhe, Zanthoxylum (Gelbholzbaum), Färberdistel und Sassafrasbaum.

Umstimmende Heilpflanzen können als blutreinigende Mittel im Frühjahr eingenommen werden. Dies ist eine gute Maßnahme, sollte jedoch nicht übertrieben werden, da diese Pflanzen das Blut verdünnen können und zudem bei Anämien oder Personen mit niedrigem Blutdruck nicht wirksam sind.

(Siehe auch Bittertonika und antipyretische Heilpflanzen.)

Antiparasitische Heilpflanzen und Anthelminthika *(Krumighna karma)*

Ein Anthelminthikum ist eine Heilpflanze, welche wurmtötend und wurmtreibend wirkt. Der Begriff *Krumi,* oft als „Wurm" übersetzt, hat jedoch im Ayurveda eine umfassendere Bedeutung. Dazu gehören alle Parasiten, Bakterien-, Pilz- und Hefeinfektionen, die der subtilen Sicht der Yogis zugänglich waren. Die hier genannten Anthelminthika sind bei der Behandlung dieser Zustande ebenfalls nützlich. Sie werden zur Behandlung der weitverbreiteten Candida-albicans-Infektionen herangezogen, sowie bei den damit im Zusammenhang stehenden Lebensmittelallergien.

Parasitäre Infektionen werden wie *Ama* behandelt, da die Stagnation von unverdauten Nahrungspartikeln schließlich irgendwelche Parasiten nach sich zieht. Die Therapie ist eine entgiftende; Tonisierung würde den Befall nur nähren. Aus diesem Grund haben wurmtreibende Heilpflanzen eine abmagernde Wirkung auf den Körper und können das Gewebe schwächen. In dieser Hinsicht wird Sperma ebenfalls wie eine Art von Wurm oder *Krumi* betrachtet. Anthelminthika können Sperma reduzieren und die Vitalität schwächen. Daher sollten diese Heilpflanzen symptomatisch und mit gebotener Vorsicht angewandt werden, besonders bei bereits geschwächten und abgemagerten Personen.

Ayurveda setzt die Parasiten mit dem gestörten *Dosha* gleich, durch welchen sie manifestiert werden. Parasiten vom *Kapha*-Typ sind hauptsächlich in Schleim und in Schleimabsonderungen zu finden; Parasiten vom *Pitta*-Typ im Blut, während Parasiten vom *Vata*-Typ im Stuhl auftreten. Es ist dafür zu sorgen, dass die Behandlung sich sowohl an die *Dosha*-Störung als auch an die spezifischen Parasiten wendet.

Es sind hauptsächlich scharfe oder bitter schmeckende Heilpflanzen, die von antiparasitärer Wirkung sind, doch ist hier häufiger *Prabhava,* die besondere Wirkung, ausschlaggebend und nicht die allgemeine Energetik. Dennoch sollten wir vorsichtig sein, wenn wir heiße, scharfe Anthelminthika bei *Pitta*-Typen oder kalte, bittere bei *Vata*-Menschen anwenden.

Typische antiparasitische Heilpflanzen sind: *Ajwan*, Asa foetida (Stinkasant), Cayennepfeffer, Nelken, Knoblauch, kanadische Gelbwurz, Poleiminze, Granatapfel, Gelbholzbaum, Kürbissamen, Weinraute, Rainfarn, Thymian, Amerikanisches Wurmkraut (Chenopodium anthelminticum) und Wermut.

Bei Wurm- und Parasitenbefall können häufig akute Zustände auftreten, deren Behandlung in die Hände eines qualifizierten Behandlers gehört.

Adstringierende Heilpflanzen *(Stambhana karma)*

Heilpflanzen von zusammenziehendem Geschmack üben eine kräftigende und verdichtende Wirkung auf die Gewebe und Organe des Körpers aus. Sie hemmen übermäßig starke Absonderungen und Sekretion. Obwohl sie trocknend wirken, sind sie auch feuchtigkeitsbewahrend. Sie besitzen außerdem eine heilende Wirkung auf die Haut und die Schleimhäute.

Die Geschmacksrichtung Zusammenziehend kann folgendermaßen von der adstringierenden, der zusammenziehenden, Wirkung unterschieden werden: Heilpflanzen von zusammenziehendem Geschmack besitzen eine zusammenziehende Wirkung, während anders schmeckende Heilpflanzen auch zusammenziehende Wirkungen auf den Körper haben können.

Heilpflanzen von zusammenziehendem Geschmack werden meist symptomatisch eingesetzt, um Blutungen oder Durchfall zu stillen, zum Beispiel, jedoch bessern sie oft den zugrunde liegenden Zustand nicht. Heilpflanzen von anderen Geschmacksrichtungen können durch Behebung des zugrunde liegenden Zustandes diese Symptome auch beseitigen. Durchfälle können zum Beispiel auf einer schlechten Absorption im Dünndarm beruhen. Eine Heilpflanze von zusammenziehendem Geschmack wie Purpurglöckchen (Heuchera) oder Himbeerblätter vermag dieses Symptom zu unterdrücken, wird jedoch die Absorption nicht verbessern (die Geschmacksrichtung Zusammenziehend ist schwer, und auch schwer verdaulich). In einem solchen Fall wäre ein Mittel wie Muskatnuss, welches scharf und zusammenziehend ist und eine erhitzende und verdauungsfördernde mit einer zusammenziehenden Wirkung verbindet, die Heilpflanze der Wahl.

Die Unterdrückung von Ausscheidungen und Absonderungen ist jedoch nicht immer empfehlenswert. Durchfälle, welche durch *Ama* verursacht sind, stellen möglicherweise eine natürliche Reinigungsmaßnahme des Körpers dar. Einen solchen Durchfall mit adstringierenden Heilpflanzen zu unterdrücken, hieße die Toxine im Körper zurückhalten und dadurch weitere Komplikationen heraufbeschwören. In diesem Fall bestünde die korrekte Behandlung darin, den Durchfall mit Laxanzien zu fördern, bis *Ama* ausgeschieden ist. Adstringierende Heilpflanzen wären nur dann angezeigt, wenn die Durchfälle noch nach vollzogener Reinigung anhielten.

Daher ist es wichtig, dass wir adstringierende Heilpflanzen nicht durch eine symptomatische Anwendung missbrauchen, indem wir sie wie gewöhnliche Arzneimittel gebrauchen, ohne Verständnis der tieferen Ursachen der Störungen, gegen die sie oberflächlich eingesetzt werden.

Im Ayurveda werden drei Arten von adstringierender Wirkung unterschieden: blutungsstillende, hämostatische Heilpflanzen *(Rakta Stambhana);* Mittel, die die übermäßige Ausscheidung von Abfallprodukten hemmen *(Mala Stambhana),* die man als durchfallstillende Heilpflanzen bezeichnen könnte; und schließlich eine dritte Gruppe von Wundheilmitteln *(Ropana),* die die Gewebsheilung fördern und sich besonders zum äußerlichen Gebrauch eignen. Nicht alle diese Heilpflanzen sind von zusammenziehendem Geschmack.

Hämostatische Heilpflanzen stillen Blutungen, meist durch Kühlung des Blutes. Sie sind mit den umstimmenden Heilpflanzen, den Blutreinigern, verwandt. Da sie hauptsächlich von Anti-*Pitta*-Wirkung sind, können sie *Vata* verschlimmern. Ihr Geschmack ist meist zusammenziehend und bitter.

Zu den typischen zusammenziehenden Heilpflanzen gehören Odermennig, Wiesenknöterich, Rohrkolben (Typha spp.), kanadische Gelbwurz, Hibiskus, *Manjishta,* Eibisch, Königskerze, Brennnessel, Breitwegerich, Himbeere, Safran, Kleine Braunelle, Hirtentäschel, Gelbwurz, Eiche und Schafgarbe.

Einige heiße, scharfe Heilpflanzen besitzen eine hämostatische Wirkung, besonders da, wo die Blutung durch Kälte hervorgerufen worden ist, wie bei einigen *Vata-* oder *Kapha*-Zuständen. Einige solcher Heilpflanzen sind Schwarzer Pfeffer, Cayennepfeffer, Zimt und Ingwer. Als Kurzzeitanwendung stillen sie Blutungen, können jedoch bei einer Langzeittherapie Blutungen fördern, indem sie das Blut erhitzen.

Bittertonika und umstimmende Pflanzen, die im allgemeinen das Blut und *Pitta* kühlen, können häufig allein aufgrund ihrer kühlenden Wirkung Blutungen stillen, auch wenn sie ansonsten keine spezifischen hämostatischen Eigenschaften besitzen.

Heilpflanzen mit adstringierender, antidiarrhoischer Wirkung können auch übermäßige Schweiß- und Urinabsonderung hemmen, sowie unfreiwilligen Samenabgang. Diese Pflanzen sind meist von kühlender Energie und bitterem Geschmack.

Zu den typischen antidiarrhoischen Heilpflanzen gehören Brombeerblätter, Beinwell, Storchenschnabel, Enzian, Lotussamen, Breitwegerich, Himbeerblätter, Scharlachsumach, weiße Seerose, Eichenrinde und Krauser Ampfer.

Manche wärmenden Heilpflanzen sind auch gegen Durchfälle und andere übermäßige Ausscheidungen und Absonderungen wirksam, wobei sie meist eine bessere Wirkung auf die Verdauung haben. Diese Pflanzen haben einen besonders guten Einfluss auf *Vata*. Dazu gehören Schwarzer Pfeffer, Ingwer, *Haritaki,* Muskatnuss und Mohnsamen. Substanzen wie Buttermilch *(Takra)* und Joghurt wirken ebenfalls auf dieser Ebene.

Die Wundheilmittel fördern die Gewebsheilung bei Schnitten, Wunden, Verbrennungen und Blutungen, usw. Sie werden oft äußerlich zu Umschlägen und Pflastern verwendet. Dabei handelt es sich hauptsächlich um Pflanzen von zusammenziehendem oder süßem Geschmack und kühlender Energie, welche *Pitta* und *Kapha* reduzieren. Diese Mittel sind jedoch für tiefere Verletzungen mit ausgedehnteren Gewebsschäden nicht so gut geeignet, da solche Zustände mehr Tonisierung erfordern (dabei liegt meist mehr ein *Vata*-Zustand vor). Viele der Wundheilmittel wirken einhüllend und erweichend, beruhigen Haut und Schleimhäute und verleihen ihnen Geschmeidigkeit. Manche enthalten Schleim.

Zu den typischen Wundheilmitteln gehören Aloe vera, Vogelmiere, Beinwell, Eibisch, Breitwegerich, Kleine Braunelle, Hirtentäschel, Rotulme und Gelbwurz.

Die Heilwirkung der adstringierenden Heilpflanzen ist meist nicht von nährender Natur. Zusammenziehende Pflanzen fördern die Heilung des Gewebes, bewirken aber keine vermehrte Gewebsbildung. Diese trocknende Wirkung kann nicht nur eine heilende, sondern auch eine schwächende Wirkung entfalten. Falscher oder übermäßiger Gebrauch von adstringierenden Mitteln kann *Vata* verschlimmern, was zu Verstopfung, schmerzhaften Blähungen, Muskelkrämpfen und Nervosität führen kann.

Aus diesem Grund werden adstringierende Heilpflanzen oft synergistisch, mit ernährenden oder tonisierenden Pflanzen gebraucht. Die ernährenden Mittel bauen das Gewebe auf und die adstringierenden Komponenten verleihen Festigkeit und Zusammenhalt zu anderen Geweben. Heilpflanzen, die eine adstringierende und tonisierende Wirkung in sich vereinigen stellen dadurch starke verjüngende Mittel dar, wie *Amalaki, Bibhitaki* und *Haritaki,* drei der stärksten regenerierenden Heilpflanzen im Ayurveda.

Bittertonika und Antipyretika

Die ayurvedische Vorstellung von tonisierenden Heilpflanzen ist eine andere als diejenige, die in der Pflanzenheilkunde Amerikas und Europas existiert. In der westlichen Pflanzenheilkunde wird der Begriff Tonikum, mit dem eine Substanz gemeint ist, die den Körper nährt und stärkt, meist kalten, bitteren Heilpflanzen wie dem Enzian und der kanadischen Gelbwurz zugedacht. Nach diesen Vorstellungen steigern solche Pflanzen die Vitalität durch ihre verdauungsfördernde Wirkung. Durch die verbesserte Verdauungsleistung werden der Körper und dessen Organe gekräftigt, während gleichzeitig Muskulatur und Gewebe den richtigen Tonus erhalten. Durch diese Heilpflanzenwirkung sollen auch Toxine und Metaboliten ausgeschieden werden und das Blut gereinigt werden. So werden tonisierende Heilpflanzen allen genesenden oder erschöpften Patienten verordnet.

Im Ayurveda wird die Verwendung von bitteren Heilpflanzen als Tonika nicht in allen Fällen als passend oder nützlich erachtet. Wie im Kapitel über Heilpflanzenenergetik angegeben, ist Bitter die kälteste von allen Geschmacksrichtungen, deren Wirkung am stärksten trocknet, schwächt und reduziert. Bitter ist kein Tonikum im Sinne einer nährenden Wirkung, welche die Gewebsbildung fördert oder den Körper aufbaut. Dessen Wirkungen sind von einer katabolischen oder reduzierenden Natur, entgiftend; sie fördern die Depletion, den Flüssigkeitsentzug des Gewebes, während die meisten organischen Funktionen des Körpers beruhigt oder herabgesetzt werden.

Bittermittel werden am zweckmäßigsten zur Reduzierung von Toxinen und überschüssigen Substanzen eingesetzt und nicht zur Behebung von Mangelzuständen. Bittere Heilpflanzen sind Bestandteil einer reinigenden, beruhigenden, Hitze ableitenden oder reduzierenden Therapie, und werden übrigens auch in der chinesischen Medizin zu eben diesen Zwecken eingesetzt.

Nach ayurvedischer Ansicht sind bittere Heilpflanzen verdauungsanregend, jedoch nur in kleinen Mengen und hauptsächlich bei Patienten, die an Hitze, Fieber oder starken *Pitta*-Zuständen leiden. Bei chronischen Schwächezuständen oder abgemagerten Patienten werden sie nicht verordnet. Nach ayurvedischer Ansicht bewirken höhere Dosierungen eine Herabsetzung der Verdauungsfunktionen, eine Schwächung der Assimilation und Störungen der Peristaltik.

Durch ihre Luft- und Äthernatur können bittere Heilpflanzen Gewebe und vitale Flüssigkeiten austrocknen und auch Steifigkeit der Muskulatur oder sogar Muskelkrämpfe hervorrufen. Anstatt den richtigen Tonus von Muskulatur, Organen und Geweben zu fördern, bewirken bittere Heilpflanzen in vielen Fällen eine Verminderung desselben.

Während diese Heilpflanzen von fast der gesamten westlichen Pflanzenheilkunde genesenden und geschwächten Patienten verordnet werden, sind sie nach ayurvedischer Ansicht in solchen Zuständen wenig hilfreich. Viele Fälle von Schwäche und Rekonvaleszenz sind von einer *Vata*-Natur, mit Frostigkeit, Flüssigkeitsmangel und Gewebsschwund. Solche Fälle brauchen eine wärmende, befeuchtende und nährende Therapie. Bittere Heilpflanzen sind ebenfalls *Vata*, von luftiger Natur, und bieten dadurch nichts, um den Körper aufzubauen oder die vitalen Flüssigkeiten zu vermehren. Es sind hauptsächlich

Zustände von länger bestehendem Fieber, remittierend oder intermittierend, oder Schwächezustände nach einem Fieber, oder ein starker *Pitta*-Zustand, bei denen diese Pflanzen von stärkender Wirkung sein können.

Vielleicht haben die Pflanzenheilkundigen des Westens in früheren Zeiten Bittermittel als Tonika während der Rekonvaleszenz bei Patienten mit *Pitta*-Konstitutionen eingesetzt, die an fieberhaften Erkrankungen litten, oder bei solchen, die durch übermäßigen Fleisch- und Alkoholkonsum und ähnlichem eine entgiftende Therapie benötigten. Vegetarier unserer Zeit, besonders solche mit einer *Vata*-Konstitution, würden durch einen übermäßigen Gebrauch von bitteren Heilpflanzen als Tonika geschwächt werden.

Im Ayurveda sind tonisierende Heilpflanzen im allgemeinen süße, nahrhafte Substanzen, die die Vitalität kräftigen, die sexuelle Energie verbessern und die Langlebigkeit fördern. Diese Mittel werden in einem eigenen Kapitel über tonisierende Heilpflanzen besprochen. Bittere Pflanzen können die Lebenskraft schwächen, die sexuelle Energie vermindern und den Alterungsprozess fördern. In diesem Buch werden sie der Bequemlichkeit halber hauptsächlich Bittermittel oder Bittertonika genannt, da diese Bezeichnungen üblich sind. Wir nennen sie auch „Antipyretika" oder Heilpflanzen, die Hitze, Feuer und Fieber zerstreuen.

Man könnte auch behaupten, und dies nicht unbegründet, dass es sich bei diesen Bittertonika eigentlich um Tonika für *Pitta* handelt, da diese Mittel die stärkste Wirkung zur Reduzierung von *Pitta* und zur Regulierung seiner Funktionen besitzen. Ihre Wirkung sollte jedoch nicht mit der Wirkung von nährenden und verjüngenden Tonika verwechselt werden.

Bittermittel sind dennoch sehr wichtige pflanzliche Heilmittel. Der Ayurveda und die westliche Pflanzenheilkunde sind sich darin einig, dass sie die stärksten Heilpflanzen zur Fiebersenkung, zur Reinigung des Körpers und der Toxinbeseitigung darstellen. Sie reduzieren Fieber, *Pitta*, Toxine und Fettgewebe im Körper, und sie sind die stärksten Heilpflanzen zur Beseitigung von Hitze.

Fieberformen, die durch einen äußeren pathogenen Faktor hervorgerufen worden sind, und hauptsächlich einen oberflächlichen Zustand darstellen, sollten mit einer diaphoretischen Therapie behandelt werden, durch Schwitzen zur Öffnung der Poren, Anregung des Kreislaufes und zur Vertreibung der Verkühlung, die den Zustand hervorgerufen hat. In solchen Fällen jedoch, wo hohes Fieber im Blut oder im Inneren des Körpers gegeben ist, das die Leber erhitzt, wenn starker Durst, starkes Schwitzen und eine Entzündung oder Infektion, meist ein *Pitta*-Zustand, besteht, dann sind Bittertonika vorzuziehen.

Bittertonika sind keineswegs als fieberunterdrückende Mittel anzusehen. Sie vernichten die Infektion, die das Fieber hervorgerufen hat und bauen den Krankheitserreger ab. Sie greifen *Ama* an und vernichten ihn, jene Toxine, die ins Gewebe eingedrungen sind und das Fieber verursacht haben. Daher sind diese Mittel bei jedem auf *Ama* beruhenden Fieber angezeigt (was im Falle von Arthritis auf einer Verschlimmerung von *Vata* oder *Kapha* beruhen kann). Aufgrund ihrer leichten Natur vernichten sie *Ama*, welcher schwer ist.

Indem sie Hitze, Säure und Toxine reduzieren wird das Blut gekühlt und entgiftet; sie besitzen also auch eine umstimmende, blutreinigende Wirkung. Man könnte sagen, dass sie den Umstimmungsmitteln ähnlich sind, ihre Wirkung jedoch um ein Grad stärker ist.

Sie regulieren die Leberfunktion und regeln und vermindern die Bildung von Galle und Säuren im Körper. Aufgrund dieser Wirkung sind sie bei den meisten Lebererkrankungen wie Hepatitis und Gelbsucht angezeigt, besonders zu Beginn und in den akuten Phasen.

Sie reduzieren Fett und regulieren den Zuckerstoffwechsel. Auf diesem Weg regulieren sie auch die Milzfunktion und können bei solchen Zuständen wie Diabetes hilfreich sein. Als stärkste entfettende und gewichtsreduzierende Heilpflanzen haben sie eine starke Anti-*Kapha*-Wirkung.

Aufgrund der letztgenannten Eigenschaften und ihrer blutreinigenden Wirkung werden sie gegen Geschwulstbildung eingesetzt. Sie können zur Reduzierung von gutartigen wie auch von bösartigen Tumoren, wie Krebs, eingesetzt werden. Da sie die katabolischen Prozesse im Körper katalysieren, tragen sie zur Beseitigung von schweren Ablagerungen bei und beseitigen Kongestionen im Körper.

Während diese Heilpflanzen die stärksten zur Verminderung von *Pitta* sind und eine starke reduzierende Wirkung auf *Kapha* haben, sind sie auch die Pflanzen, die *Vata* am meisten verschlimmern können. Wenn sie bei *Vata*-verursachten Verdauungsstörungen (nervöse Verdauungsstörungen, die häufig für eine Hypoglykämie gehalten werden) verwendet werden, werden oft nur weitere nervöse Störungen und mehr Überempfindlichkeit die Folgen sein.

Aufgrund ihrer starken zerstörenden Kräfte können sie antibakterielle, antivirale, anthelminthische und antiparasitäre Wirkungen entfalten. Es muss dafür gesorgt werden, dass sie nur bis zur Zerstörung der pathogenen Faktoren eingesetzt werden; jede Anwendung darüber hinaus würde die Körpergewebe nur schwächen.

Typische bittere und antipyretische Heilpflanzen sind Aloe vera, Kreosotstrauch, Berberitze, Kalumba (Jateorhiza), Enzian, kanadische Gelbwurz, Chinarinde, Zitterpappel und als besondere indische Heilpflanzen *Chirata, Kutki* und *Neem.*

Karminativa *(Vata-anuloman)*

Unter einem Karminativum versteht man eine Heilpflanze, die Blähungen und Schmerzen im Darm und Aufgetriebenheit lindert. Karminativa beruhigen die Verdauung, vermehren die Absorption, tragen zur Entwässerung und Entschleimung bei, scheiden *Ama* aus und helfen, Stockungen und Verstopfungen im Magen-Darm-Trakt zu beheben.

Es handelt sich hierbei meist um aromatische oder wohlriechende Pflanzen, die flüchtige Öle enthalten, welche die

Nerven des Magen-Darm-Traktes anregen *(Samana* und *Apana Vayus,* die Kräfte des *Vata*, dem Magen-, Dünndarm- und Dickdarmfunktion unterstehen) und so die Verdauung anregen und Ansammlungen von unverdauten Nahrungsbestandteilen beseitigen.

Die Anregung von *Vata* vermehrt auch *Agni* – genauso, wie der Wind das Feuer entfacht. In dieser Hinsicht sind sie den anregenden Heilpflanzen ähnlich, wie auch anderen Kräutern, deren Wirkungen in diese beiden Kategorien fallen. Aber während die anregenden Heilpflanzen dazu neigen, die Verdauung durch ein direktes Nähren des *Agni* zu fördern, wirken Karminativa mehr auf indirektem Wege durch eine Normalisierung von *Vata*. Deswegen sind sie von besonders guter Wirkung bei Verdauungsstörungen aufgrund von Nervosität, Angst, Unruhe und Depressionen.

Karminativa sind mit den Nervina eng verwandt. Indem sie die Blockaden in allen Kanälen, den *Srotas,* auflösen, wird das Nervensystem entspannt und Krämpfe und Schmerzen gebessert. Häufig besitzen sie auch diaphoretische und auswurffördernde Wirkungen und sind oft Kreislaufanregungsmittel. Sie heben die Stimmung im allgemeinen und fördern den grundlegenden Energiefluss des Körpers, *Prana*.

Die Mehrzahl dieser aromatischen Heilpflanzen neigt dazu, erhitzend zu sein, und sie sind meist von scharfem Geschmack. Eine zweite Gruppe ist jedoch kühlend und neigt zu bitterem Geschmack.

Erhitzende Karminativa können *Pitta* verschlimmern, und es gibt auch einige, die die Magensäurebildung fördern. In solchen Fällen wären kühlende Karminativa vorzuziehen. Kühlende Karminativa können eher bei einer Langzeitanwendung eine schwächende Wirkung auf *Vata* haben. Alle aromatischen und karminativen Heilpflanzen vermindern *Kapha* aufgrund ihrer trocknenden Wirkung.

Die meisten Gewürze fallen in diese Kategorie von Heilpflanzen und sollten als solche Bestandteil der täglichen Ernährung sein, besonders bei Menschen mit einer *Vata*-Konstitution. Die

Einnahme von einem bis fünf Gramm von vielen dieser Gewürze zu den Mahlzeiten vermag zahlreiche Krankheiten zu heilen, da den meisten Krankheiten Verdauungsstörungen zugrunde liegen. Zusammen mit der Nahrung oder mit tonisierenden Heilpflanzen eingenommen, tragen diese Gewürze zur Verjüngung bei. Sie beheben viele kongestive Erkrankungen und nervöse Störungen.

Zu den typischen erhitzenden Karminativa gehören: *Ajwan* (Sellerie), Asa foetida (Stinkasant), Basilikum, Lorbeerblätter, Kalmus, Kardamom, Zimt, Nelken, Knoblauch, Ingwer, Wacholderbeeren, Muskatnuss, Orangenschalen, Oregano, Thymian, Gelbwurz, Baldrian.

Typische kühlende Karminativa sind: Kamille, Echte Katzenminze, Chrysanthemum, Koriander, Kreuzkümmel, Dill, Fenchel, Limone, Indisches Nussgras (Musta), Pfefferminze, grüne Minze, Wintergrün. (Siehe auch Anregungsmittel und verdauungsfördernde Heilpflanzen.)

Diaphoretika *(Svedana karma)*

Diaphoretika erzeugen Schweißabsonderung und regen so den Kreislauf an, beseitigen Fieber und Unterkühlung und scheiden Toxine, die sich an der Oberfläche des Körpers befinden, aus. Starke Diaphoretika werden als Sudorifika bezeichnet.

Diaphoretika sind oberflächenwirksame Mittel, die sowohl in den ersten und akuten Stadien von Erkältungen und Grippeerkrankungen eingesetzt werden als auch bei mehr chronischen Zuständen bei Asthma und Arthritis. Im Anfangs- oder akutem Stadium einer Erkältung oder Grippe wird die Abwehrenergie, die sich an der Körperoberfläche entlang bewegt, gelähmt. Dadurch stockt die Schweißabsonderung und die Kreislauftätigkeit. Durch die anregende Wirkung der diaphoretischen Heilpflanzen wird die Abwehrenergie des Körpers wiederhergestellt.

Die Heilpflanzen erzeugen die folgenden allgemeinen therapeutischen Wirkungen: a) Förderung der Schweißabsonderung,

b) Besserung von Muskelverspannungen und Gelenkschmerzen, c) Senkung von Fieberformen, die durch äußere Faktoren hervorgerufen wurden (im Zusammenhang von Erkältungen und Grippe), d) Förderung der Entwicklung und der Abheilung von entzündlichen Hautkrankheiten, e) Besserung von oberflächlichen Flüssigkeitsansammlungen und Gesichtsödemen, f) Linderung von Kopfschmerzen, die durch Kälte und Kongestionen hervorgerufen wurden. Aufgrund dieser Eigenschaften stellen sie die erste Verteidigungslinie gegen Krankheiten dar.

Nach dem Ayurveda gibt es zwei Arten von Diaphoretika, je nach dem *Dosha,* auf den sie wirken. Demnach unterscheidet man wärmende und kühlende Diaphoretika.

Die meisten Diaphoretika sind wärmender Natur. Es sind meist scharfe Heilpflanzen, die *Kapha* und *Vata* vermindern, aber *Pitta* vermehren. Die meisten Erkältungen sind von einer *Kapha*-Natur, das Eindringen von Kälte und Feuchtigkeit. *Vata* oder der Wind, ist der Faktor, durch den sie in den Körper gelangen. Wärmende Diaphoretika heilen eine gewöhnliche Erkältung, indem sie Wind, Kälte und Feuchtigkeit vertreiben. Diese Heilpflanzen sind im allgemeinen von anregender, auswurffördernder und bisweilen auch antiasthmatischer und antirheumatischer Wirkung.

Kühlende Diaphoretika sind meist bittere bis scharfe Heilpflanzen, die *Pitta* und *Kapha* vermindern, aber *Vata* vermehren. Sie sind eher bei Erkältungen einer *Pitta*-Natur angezeigt und sind wirksamer zur Behandlung von hohem Fieber, Halsschmerzen und anderen entzündlichen Symptomen, die im Zusammenhang mit einer Toxinüberschwemmung des Blutes auftreten. Im allgemeinen sind diese Heilpflanzen Umstimmungsmittel, einige auch Diuretika.

Wärmende Diaphoretika erhöhen die Körpertemperatur und beseitigen Verkühlungen durch Schwitzen. Kühlende Diaphoretika senken die Körpertemperatur durch Schwitzen und leiten Hitze und Toxine über die Haut aus. Beide Arten scheiden Wasser, Schleim und *Kapha* aus.

Aufgrund ihrer Eigenschaft der Feuchtigkeit benötigt die *Kapha*-Konstitution starke Diaphoretika. Die *Pitta*-Konstitution erfordert milde Diaphoretika einer kühlenden Natur. Erhitzende Diaphoretika, heiße Dampf-, Schwitz- oder Wannenbäder und Sauna, die alle *Kapha* bessern, können *Pitta* verschlimmern. Bei *Vata* sind milde Diaphoretika einer vorwiegend wärmenden Natur angezeigt, um dessen Oberflächentrockenheit zu befeuchten. Starke diaphoretische Methoden können *Vata* noch weiter austrocknen.

Man sollte daran denken, dass Erkältungen und Grippeerkrankungen (als akute und oberflächliche Erkrankungen) möglicherweise nicht vom gleichen *Dosha* sind wie die Konstitution des jeweiligen Patienten. Ein *Pitta*-Mensch kann sich eine *Kapha*-Erkältung zuziehen – wobei die meisten Erkältungen *Kapha* sind, zumindest am Anfang. Bei solchen Erkrankungen, die vorübergehender Natur sind, kann unsere Behandlung eine symptomatische sein.

Diaphoretika reinigen die Lymphe und das Plasma, *Rasa Dathu* im Ayurveda. Kühlende Diaphoretika entfalten auch teilweise eine reinigende Wirkung auf das Blut. Diaphoretika helfen, die subtilen Kanäle und Kapillaren zu reinigen. Sie wirken vornehmlich auf die Lungen und den Atemtrakt, tragen jedoch auch zur Öffnung des Geistes und der Atmung bei, vermehren den *Prana,* reinigen die Nebenhöhlen und die Sinne und regen die Nerventätigkeit an. Kühlende Diaphoretika haben eine zusätzliche reinigende Wirkung auf die Leber und das Blut.

Im Ayurveda ist die diaphoretische Therapie Bestandteil der vorbereitenden Behandlung bei der Durchführung von *Pancha Karma,* der Reinigungstherapie. Nach der Ölmassage, welche die Toxine im Körper erweicht, bewirkt die diaphoretische Therapie das Einschmelzen der Toxine und macht sie beweglich zur Ausscheidung aus dem Körper. Danach wird meist ein Emetikum, ein Purgativum oder ein Einlauf als Haupttherapie durchgeführt, zuweilen kann aber auch die diaphoretische Behandlung die Haupttherapie sein.

Die Schweißabsonderung kann auch ohne Heilpflanzen, durch Feuer, Dampf, kräftige Bewegung, heiße Bäder und so weiter angeregt werden. Der Gebrauch von diaphoretischen Heilpflanzen sollte Maßnahmen wie heißes Baden, das Schlafen unter einer warmen Decke und Fasten einschließen.

Zu den typischen erhitzenden Diaphoretika gehören: Angelika, Basilikum, Wachsbeerenstrauch, Kardamom, Zimt, Nelken, Meerträubel (Ephedra vulgaris = Ma Huang), Eukalyptus, Ingwer, Wacholderbeeren, Salbei, Thymian, Kanadische Haselwurz.

Typische kühlende Diaphoretika sind: Wasserhanf, Klette, Echte Katzenminze, Kamille, Chrysanthemum, Koriander, Holunderblüten, Echter Andorn, Zinnkraut, Pfefferminze, Grüne Minze, Schafgarbe.

Diuretika *(Mutrala karma)*

Diuretische Heilpflanzen vermehren die Urinausscheidung. Sie fördern die funktionelle Tätigkeit der Nieren und der Blase. Indem sie auf das Wasserelement in allen Gewebsorten *(Dhatus)* des Körpers wirken, führen diuretische Heilpflanzen zu einer Reduzierung und Ausscheidung von Toxinen.

Ihre Hauptwirkung ist die Entgiftung und das Purgieren durch den Urin. Sie sind die Purgativa für das Wasserelement im Körper, und als solche reduzieren sie den Anteil des Erdelements im Körper. Sie müssen daher, wie alle Purgativa, mit Vorsicht angewandt werden.

Diuretika scheiden Wasser aus und reduzieren *Kapha*, dessen Hauptbestandteil Wasser ist. Im allgemeinen sind diese Pflanzen von bitterem, zusammenziehendem oder scharfem Geschmack.

In ähnlicher Weise neigen alle Diuretika dazu, die Trockenheit von *Vata* zu vermehren.

Diuretika reduzieren auch *Pitta*. Viele, oder gar die meisten von ihnen, reduzieren *Pitta* noch stärker als *Vata*, was nicht nur auf den Umstand zurückzuführen ist, dass *Pitta* auch von einer etwas öligen Natur ist, sondern darauf, dass durch das Wasserlassen auch Hitze vom Körper abgeleitet wird und das Blut von Säuren und Toxinen befreit, gekühlt und gereinigt wird, was *Pitta* bessert.

Erhitzende und trocknende Heilpflanzen und die Geschmacksrichtung Scharf schaffen das Wasser durch den Vorgang des Schwitzens nach oben und aus dem Körper – durch ihre diaphoretische Wirkung. Sie entfalten auch eine lindernde Wirkung, indem sie die Absonderung von Schleim im Mund fördern. Genauso wie Wasser durch die Wirkung des Feuers nach oben verdampft, reinigen die erhitzenden und scharfen Heilpflanzen unseren Organismus.

Andererseits schaffen kühlende und trocknende Heilpflanzen, die Geschmacksrichtungen Bitter und Zusammenziehend, das Wasser nach unten, über den Urin aus dem Körper. Kühle Heilpflanzen haben eine nach unten gerichtete oder zusammenziehende Wirkung, genauso wie heiße Heilpflanzen eine aufsteigende und zerstreuende Wirkung besitzen.

Die diuretische Wirkung ist im allgemeinen kühlend und trocknend – das Gegenteil von den *Pitta*-Eigenschaften Hitze und Feuchtigkeit. Aus diesem Grund beseitigen Diuretika feuchte Hitze, wie bei Durchfall und Dysenterie, und kühlen nicht nur die Nieren und die Blase, sondern auch die Leber und die Gallenblase. Indem sie die Urinausscheidung vermehren, tragen sie zur Auflösung von Nieren- und Blasensteinen und auch von Gallensteinen bei. Die Wirkung solcher steinlösenden Heilpflanzen wird als lithotriptisch bezeichnet.

Hinsichtlich ihrer mehr spezifischen Anti-*Kapha*-Wirkung bauen Diuretika Ödeme und Flüssigkeitsansammlungen in den Geweben ab, besonders in der unteren Körperhälfte. (Flüssigkeitsansammlungen im Bereich des Gesichtes, Kopfes und der Brust werden oft besser durch Diaphoretika und Expektoranzien reduziert.) Sie tragen zur Entfettung und Gewichtsreduzierung bei, besonders wenn das Fettgewebe sehr viel Wasser enthält.

Diuretika regen die Blasen- und Nierenfunktion an, üben aber selten eine wirklich tonisierende oder nährende Wirkung auf die Nieren aus. Ihre trocknende Wirkung kann Verstopfung oder trockene Haut hervorrufen. Bei Patienten mit geringen Harnportionen ohne Flüssigkeitsansammlungen ist eine befeuchtende und keine trocknende Therapie angezeigt, und bei solchen Zuständen sind diuretische Heilpflanzen meist kontraindiziert. Bei der *Vata*-Konstitution wird die Urinausscheidung durch eine Vermehrung der Flüssigkeit im Gewebe erreicht, und zwar nicht durch eine diuretische, sondern durch eine tonisierende oder nährende Therapie. Diuretika sind wahrscheinlich die am stärksten *Vata*-verschlimmernden Heilpflanzen und sind kontraindiziert bei Schwächezuständen während der Rekonvaleszenz und bei Zuständen von Austrocknung und Flüssigkeitsmangel.

Wir unterscheiden zwischen kühlenden und erhitzenden Diuretika, wobei erstere die häufigeren sind. Kühlende Diuretika sind oft auch zugleich kühlende Diaphoretika, Umstimmungsmittel oder Antipyretika, welche bei Fieber und Infektionskrankheiten nützlich sind, besonders bei solchen, die den Urogenitaltrakt (wie Herpes) oder Leber und Gallenblase betreffen.

Erhitzende Diuretika, wie Wacholderbeeren, sind oft erhitzende Diaphoretika, Anregungsmittel und Expektoranzien und können auch von antirheumatischer Wirkung sein. Bei *Pitta*-Zuständen von Nieren- oder Gallenblasenentzündung sind sie kontraindiziert wenn sie nicht durch einen größeren Anteil von kühlenden Heilpflanzen innerhalb einer Mischung ausgeglichen werden.

Einige wenige Diuretika sind, neben ihrer trocknenden diuretischen Wirkung, auch kühlend und befeuchtend und haben eine beruhigende Wirkung auf die Schleimhäute der Harnwege. Dazu zählen Eibisch, Gerste oder *Gokshura.* Oft fügt man eine solche reizlindernde Heilpflanze einer diuretischen Mischung zu, um die Nieren von der trocknenden und rauen Wirkung diuretischer Heilpflanzen, die Reizungen und Schmerzen verursachen können, zu schützen.

Typische kühlende Diuretika sind: Spargel, Gerste, Bucco, Klette, Klettenlabkraut, Koriander, die seidige Maiskolbenhülse, Löwenzahn, Fenchel, *Gokshura,* Roter Wasserhanf, Zinnkraut, Zitronengras, Eibisch, Breitwegerich, *Punarnava,* Grüne Minze, Bärentraubenblätter.

Typische wärmende Diuretika sind: Sellerie, Zimt, Kubeben, Knoblauch, Wacholderbeeren, Meerträubel, Senf, Petersilie.

Emmenagoga *(Raktabhisarana karma)*

Emmenagoga sind Heilpflanzen, die die Menstruation fördern und regulieren und dadurch zur Behandlung von vielen speziellen Erkrankungen des weiblichen Genitalsystems geeignet sind, wozu das prämenstruelle Syndrom, Infektionen und Geschwulstbildungen gehören. Diese Heilpflanzen werden im Ayurveda *Raktabhisarana* genannt, durchblutungsfördernde Pflanzen, oder auch kreislaufanregende Mittel.

Emmenagoga sind hauptsächlich scharfe bis bittere Kräuter, die Kongestionen und Stauungen des Blutes beheben, geronnenes Blut entfernen und die Menstruation fördern. Sie wärmen das Blut, verbessern dessen Beschaffenheit und regen das Herz an. Sie können von erhitzender oder kühlender Energie sein, wobei kühlende Pflanzen überwiegen.

Das weibliche Genitalsystem steht in enger Beziehung zum Blut, und ist daher von *Pitta*-Natur. Gleichgewichtsstörungen sollten als Zustände von vermehrtem oder vermindertem *Pitta* angesehen werden. Natürlich wird nicht die gleiche Behandlung in beiden Fällen von Wirkung sein. Emmenagoga von kühlender Natur sind vorzuziehen bei Menstruationsstörungen im Zusammenhang mit übermäßigem *Pitta*; diejenigen von erhitzender Natur werden bei einem Mangel an *Pitta* eingesetzt.

Bei Menstruationsstörungen, die auf Zuständen wie Gebärmutterinfektionen oder Blutungen beruhen, sollten vorwiegend kühlende Emmenagoga eingesetzt werden. Solche Heilpflanzen tragen auch zur Beruhigung von überschießenden Gefühlsreaktionen, Zorn und Reizbarkeit bei. Bei verspäteten Regelblutungen aufgrund von Kälteeinwirkung, Überanstrengung oder nervöser Unruhe und Ängstlichkeit sollten vorwiegend erhitzende Emmenagoga verwendet werden.

Emmenagoga können auch Antispasmodika sein und Gebärmutterkrämpfe und Schmerzen bessern. Diejenigen, die auch von diuretischer Wirkung sind, werden bei Flüssigkeitsretention, die vor der Regel eintritt, eingesetzt. Diejenigen von hämostatischer Wirkung sind bei zu starken Blutungen besser geeignet.

Typische erhitzende Emmenagoga sind: Angelika, Asa foetida (Stinkasant), Zimt, Baumwollstrauchwurzel, Ingwer, Echter Beifuß, Myrrhe, Petersilie, Poleiminze, Tang Kuei, Gelbwurz, Baldrian. Zu den typischen kühlenden Emmenagoga gehören: Kardobenediktenkraut, Kamille, Chrysanthemum, Hibiskus, *Manjishta,* Herzgespann, Musta, Schlüsselblume, Himbeere, Rosenblüten Nordamerikanische Rebhuhnbeere, Schafgarbe.

Die Wirkung der Emmenagoga beruht hauptsächlich auf ihrer Vermehrung von *Apana Vayu,* dem abwärtsgerichteten *Vata*, der die Ausscheidungen, Harnabsonderung und die Funktionen der Geschlechtsorgane regelt. Daher sind diese Mittel oft von abführender Wirkung und fördern die Ausstoßung des Fötus, weshalb viele von ihnen während der Schwangerschaft kontraindiziert sind.

Der Ayurveda unterscheidet noch eine weitere Gruppe von Emmenagoga, und zwar solche, die eine tonisierende oder verjüngende Wirkung auf das weibliche Genitalsystem entfalten. Diese bilden eine Untergruppe der Tonika, Verjüngungsmittel und Aphrodisiaka. Es sind hauptsächlich süße Heilpflanzen, die das Blut aufbauen, die weiblichen Fortpflanzungsorgane befeuchten und nähren, und auf diese Weise Zustände von organischer Schwäche behandeln, die durch Krankheiten, schlechte Ernährung oder als Folge des Alterns aufgetreten sind.

Typische tonisierende und verjüngende Emmenagoga sind: Aloe vera, Angelika, Baumwollstrauchwurzel, Falsche Einhornwurzel, Süßholz, Lotussamen, Myrrhe, Pfingstrose, *Rehmannia*

Shatavari, Salomonssiegel, Yamswurzel und Blüten wie Hibiskus, Jasmin, Rose und Färberdistel (Saflor). In diesem Zusammenhang verwendet der Ayurveda auch verschiedene Eisenpräparate.

Expektoranzien und Demulcentia *(Kasa-Svasahara)*

Expektoranzien, auswurffördernde Heilpflanzen, fördern die Absonderung von Schleim aus dem Körper. Sie reinigen die Lungen und Atemwege, aber auch den Magen. Sie sind nützlich bei Erkrankungen des Atemtraktes, bei chronischen oder akuten Erkältungen, Grippe, Asthma, Bronchitis, und Lungenentzündungen. Diese Erkrankungen werden im Ayurveda als *Kasa* und *Svasa* bezeichnet, was wörtlich Husten und Dyspnoe bedeutet (erschwerte Atmung).

Diese Heilpflanzen können auch bei der Behandlung von Verdauungsstörungen von Nutzen sein, da Schleim seinen Ursprung im Magen hat und den Magen-Darm-Trakt verstopfen kann, wodurch es zu Verdauungsstörungen und schlechter Assimilation kommen kann.

Schleim kann sich überall im Körper ansammeln und die Bildung verschiedener Geschwulste oder Tumore (im allgemeinen gutartige) verursachen. Schleim kann sich zum Beispiel unter der Haut ansammeln und die Kanäle des Kreislaufes und die anderer Systeme verstopfen, was zu Krankheiten aller Art führen kann, einschließlich nervöser Störungen.

Es gibt zwei Arten von Expektoranzien und zwei unterschiedliche Wirkungsweisen. Manche Expektoranzien, wie Ingwer, beseitigen Schleim durch ihre trocknende Wirkung. Diese Pflanzen sind hauptsächlich von scharfem Geschmack und erhitzender Energie und können außerdem auch Anregungsmittel, diaphoretische und karminative Heilpflanzen sein. (Einige wenige, wie der Weiße Andorn, sind von bitterem Geschmack, kühlender Energie und besonders gut bei *Pitta.)*

Andere wiederum, wie Süßholz, helfen durch ihre befeuchtende Wirkung Schleim zu beseitigen. Sie vermehren und verflüssigen *Kapha* und fördern dessen Ausscheidung aus dem Körper. Es handelt sich hierbei hauptsächlich um süße und kalte Pflanzen. Diese sind auch Demulcentia und Emollientia, schleimige Substanzen, die eine erweichende und beruhigende Wirkung auf die Haut und die Schleimhäute haben.

Wärmende und trocknende Expektoranzien beseitigen Kälte und Feuchtigkeit, vermindern *Kapha* und *Ama,* vermehren *Pitta* und *Agni* und wirken besonders gut bei Erkältungen und Atemwegserkrankungen von einer *Kapha-* oder *Kapha-Vata-*Art.

Kühlende und befeuchtende Expektoranzien beseitigen Hitze und Trockenheit, verflüssigen *Kapha* und *Ama* und sind eher bei *Vata-* oder *Vata-Pitta-*Erkältungen wirksam sowie bei Halsschmerzen oder trockenem, hackendem Husten.

Die meisten Expektoranzien lindern Husten, da dieser meist auf einer Verschleimung oder Reizung der Luftwege beruht. Daher werden die meisten hustenlindernden Heilpflanzen in diese Kategorie aufgenommen, obwohl einige von ihnen spezifischere Wirkungen besitzen aufgrund ihrer Eigenschaften als Nervina oder Antispasmodika.

Man sollte zwischen feuchten, produktiven und trockenen, unproduktiven Hustenformen unterscheiden und die Behandlung mit Heilpflanzen entsprechend danach gestalten. Ein Husten oder eine Erkältung mit gelbem Schleim oder einer Entzündung der Schleimhäute zeigt meist Fieber oder eine *Pitta-*Störung, also feuchte Hitze an. Trockener Husten, wenig Schleim und Kältegefühle sind meist ein Anzeichen für *Vata,* besonders wenn es sich dabei um einen chronischen Zustand handelt.

Husten und Erkältungen sind im Grunde genommen *Kapha-*Störungen, da Schleim *Kapha* ist und *Kapha* seinen Sitz im Magen und in der Lunge hat. Chronische Erkältungen und Schleimhautprozesse werden oft durch therapeutisches Erbrechen, die emetische Therapie, eine Art von radikal expektorierender Wirkung, gebessert.

Befeuchtende Expektoranzien oder Demulcentia können zur Abheilung von Abszessen, Wunden oder Geschwüren äußerlich angewandt werden. Sie sind sowohl von nährender, zellwachstumsfördernder Wirkung als auch entzündungshemmend.

In der westlichen Pflanzenheilkunde kommt diese Kategorie von Heilpflanzen den echten Tonika im ayurvedischen Sinn am nächsten; süße, nutritive Heilpflanzen, die die Organe und Gewebe direkt nähren und kräftigen. Man kann diese Heilpflanzen als Lungentonika bezeichnen. Einige von ihnen sind auch von verjüngender Wirkung. Aufgrund ihrer erweichenden Wirkung sind einige auch Abführmittel.

Aufgrund ihrer beruhigenden Wirkung haben die Demulcentia, die Heilpflanzen von einhüllender Wirkung, auch die Kraft, das Herz und die Nerven zu beruhigen. Sie sind nützliche Nervenmittel bei *Vata*-Zuständen von Austrocknung und Gewebeschwäche. Durch Trockenheit verursachte Reibung, die Reizwirkung auf physiologische Funktionen ausübt, wird durch einhüllende Heilpflanzen beseitigt. Diese Heilpflanzen nähren die Schleimhäute und das Bindegewebe.

Beide Arten von auswurffördernden Mitteln können miteinander kombiniert werden, um ihre Wirkungsweise auszugleichen. Heiße trocknende Expektoranzien wie Ingwer können zusammen mit einem befeuchtenden Expektorans wie Süßholz verwendet werden, damit *Vata* oder *Pitta* nicht durch ihre Trockenheit oder Hitze verschlimmert werden. Da kalte, feuchte Expektoranzien von schwerer Natur und auch schwer verdaulich sind und zudem auch *Ama* verschlimmern können, ist die Hinzufügung eines heißen, scharfen Mittels wie Ingwer in vielen Fällen erforderlich. Die Wirkung einer Mischung hängt davon ab, welche Pflanzen darin überwiegen, und sie sollte nicht von zu einseitiger Wirkung sein.

Typische trocknende Expektoranzien sind: Wasserhanf, Kalmus, Kardamom, Zimt, Nelken, Alant, Ingwer (trockener), Weißer Andorn, Ysop, Senfsamen, Orangenschale, *Pippali,* Salbei, Kanadische Haselwurz, Yerba Santa (Heiliges Kraut).

Typische befeuchtende Expektoranzien oder Demulcentia sind: Bambus *(Vamsha Rochana)*, Vogelmiere, Beinwellwurzel, Flachssamen, Irisch Moos, Süßholz, Frauenhaarfarn, Eibisch, Milch, roher Zucker, Rotulme, Salomonssiegel.

Typische Hustenreiz lindernde Heilpflanzen: Aprikosensamen, Wachsbeerenstrauch, Huflattich, Meerträubel (Ephedra, Ma Huang) Eukalyptus, Grindeliakraut, Weißer Andorn, Königskerze, Osha, Thymian, Wilde Kirsche.

Laxantiva und Purgativa *(Virechana Karma)*

Abführende Heilpflanzen fördern die Darmbewegungen, beseitigen Verstopfung und tragen zur Ausscheidung von Ansammlungen unverdauter Nahrungsbestandteile und Toxine aus dem Darm bei. Es gibt stark wirksame und schwächere Abführmittel. Letztere werden einfach als Abführmittel bezeichnet, während starke Laxantiva als Purgativa oder Kathartika bezeichnet werden.

Purgativa bewirken eine heftige Entleerung und können aufgrund ihrer oft reizenden Wirkung Durchfall hervorrufen, der bisweilen auch mit Bauchschmerzen und Tenesmen verbunden ist. Diese Mittel müssen mit Sorgfalt angewandt werden. Purgativa sind meist entweder kalte, bittere Pflanzen wie Rhabarber oder heiße Öle wie Rizinusöl.

Milde Laxantiva sind meist befeuchtende Heilpflanzen oder Ballaststoffe wie Kleie. Diese Mittel fördern den Stuhlgang, indem sie die Gleitfähigkeit des Darms verbessern. Manche kalten, bitteren Heilpflanzen wie Cascara sagrada sind auch von milder abführender Wirkung, doch ist diese mehr eine schwache purgierende Wirkung, die auf einer Anregung der Peristaltik beruht.

Laxantiva und Purgativa sind bei Verstopfung oder auch dann angezeigt, wenn ein ausgeprägter Belag im hinteren Zungenabschnitt eine Ansammlung von Toxinen im Darm anzeigt.

Zuweilen kann ein Patient mit regelmäßigen Darmbewegungen dennoch eine ausgeprägte Ansammlung fäkaler Materie im Darm haben und so eine purgierende Therapie benötigen. Wann immer Toxine im Darm gegeben sind, die übrigens auch Durchfall verursachen können, können Purgativa verwendet werden. Sie können auch in den späteren Stadien eines Fiebers zur Ausleitung der Toxine eingesetzt werden.

Sowohl die chronische Verstopfung als auch die Verstopfung bei älteren Personen, die mit Blähungen und Trockenheit im Darm einhergeht, sind meist *Vata*-Zustände. In diesen Fällen werden meist sanfte, befeuchtende Abführmittel oder Ballaststoffe verordnet – starke purgierende Mittel würden Reizungen verursachen. Bisweilen ist jedoch starkes Purgieren notwendig, bei starken Toxinbelastungen, die durch angesammeltes *Vata* entstanden sind. In solchen Fällen sind heiße Öle wie Rizinusöl spezifisch.

Aufgrund ihrer Eigenschaft des Feuchten neigt die *Pitta*-Konstitution zu Durchfall, doch in den Fällen, in denen der Anteil von Hitze hoch ist, kann es zu Verstopfung kommen. In beiden Fällen werden Purgativa von meist kalter und bitterer Natur, die auf den Dünndarm wirken, verordnet. Purgieren *(Virechana)* ist die stärkste Methode, um *Pitta*, Hitze und Galle aus dem Körper auszuscheiden.

Dort jedoch, wo Entzündungen und Geschwürbildungen der Darmschleimhaut bestehen, meist *Pitta*-Zustände, können starke, purgierende Mittel Reizungen verursachen. In solchen Fällen sind befeuchtende Abführmittel von kühler Natur, wie Flohsamen, angezeigt.

Bei einer *Kapha*-Konstitution kann die Verstopfung durch eine Ansammlung von Schleim und unverdauten Nahrungsbestandteilen im Darm aufgrund einer mangelhaften Verdauungskraft verursacht sein. In diesen Fällen sind Abführmittel von einer trocknenden Natur angezeigt – Ballaststoffe oder befeuchtende Laxantiva würden die Kongestion nur vermehren.

Bei einer Langzeitanwendung neigen Abführmittel dazu, durch Überreizung die Verdauungskraft und die Peristaltik zu schwächen. Daher sollten sie zusammen mit anregenden Mitteln oder mit Karminativa, mit Ingwer und Fenchelsamen zum Beispiel, angewandt werden. Verstopfung oder Toxine im Darm können auch durch Steigerung der Verdauungskraft, durch Vermehrung des *Agni,* behandelt werden. Trockenheit im Darm kann auch mit einer Trockenheit in den Lungen zusammenhängen. In solchen Fällen können Heilpflanzen wie Süßholz oder Flachssamen von spezifischer Wirkung sein.

Typische befeuchtende Abführmittel oder Ballaststoffe sind: Kleie, Flachssamen, Ghee, Süßholz, getrocknete Pflaumen, Flohsamen, Rosinen, *Shatavari* und warme Milch.

Starke Purgativa sind: Aloe vera (Pulver), Rizinusöl, Kroton, Epsomsalz (Magnesiumsulfat), Maiapfel, Rhabarber, Sennesblätter.

Kühlende Heilpflanzen, die von unterschiedlicher abführender Wirkung sind: Aloe vera, Iris versicolor, Cascara sagrada, Sonnenhut, Enzian, Rhabarber, Sennesblätter, Krauser Ampfer.

Starke Purgativa können mit milden Laxantiva vermischt werden, um eine mäßig starke Wirkung zu erzielen; hierbei ist keine strenge Einteilung gegeben.

Nervina und Antispasmodika

Unter Nervina verstehen wir Heilpflanzen, die die funktionelle Tätigkeit des Nervensystems kräftigen. Diese Mittel können sowohl von anregender als auch von sedierender Wirkung sein und können zur Regulierung übermäßiger wie auch mangelhafter Tätigkeit des Nervensystems eingesetzt werden. Sie haben eine starke Wirkung auf den Geist und sind nützlich zur Förderung des seelischen Wohlbefindens und der Klarheit, und eignen sich auch als unterstützende Maßnahme bei der Behandlung von psychischen Störungen und Geisteskrankheiten.

Die meisten Nervina sind auch Antispasmodika; Heilpflanzen, die Spasmen der willkürlichen oder unwillkürlichen Muskulatur lösen und dadurch bei Krämpfen, Konvulsionen und

Zittern wirksam sind. Manche sind auch Bronchodilatoren, Mittel, die Spasmen der Bronchien lösen und so bei einer Reihe von Erkrankungen der Atmungsorgane von Nutzen sind, Andere wiederum können bei Menstruationsschmerzen und bei Kopfschmerzen eingesetzt werden.

Viele dieser Heilpflanzen sind wohlriechende, aromatische Pflanzen wie Minze oder Baldrian, denn aromatische Heilpflanzen wirken direkt auf *Prana*, die Hauptenergie des Nervensystems, da sie selber Substanzen sind, die ihrerseits viel *Prana* enthalten (das Luftelement). Solche aromatischen Pflanzen öffnen den Geist und die Sinne, reinigen die Kanäle *(Srotas)*, lindern Kongestionen, Schmerzen und stellen den ungehinderten Energiefluss in unserem Geist wieder her.

Aromatische Nervina sind oft auch Karminativa oder Stomachika, Heilpflanzen von blähungstreibender und krampflösender Wirkung. Die Grundlage hierfür kann man im Lichte der ayurvedischen Physiologie erkennen. *Vata*, der *Dosha*, der das Nervensystem reguliert, sammelt sich im Dickdarm an, von wo aus es in die übrigen Gewebselemente des Körpers eindringt. Im Dickdarm spielt sich auch die Assimilation von Nährstoffen ab, hauptsächlich Ölen, die zur Erhaltung des Nerven- und Knochengewebes erforderlich sind. Daher stellt die Behandlung von *Vata* im Dickdarm oft eine Basistherapie von *Vata* im Nervensystem dar; mit *Vata*-lindernden Heilpflanzen können beide behandelt werden.

Allgemein gesprochen, wird Nervosität im Ayurveda als *Vata* oder als Kennzeichen einer *Vata*-Konstitution angesehen, denn es ist *Vata*, der die Reaktionen des Nervensystems regelt und dessen Natur als Wind oder Luft impulsiv, schwankend und überempfindlich ist. Die meisten Krankheiten des Nervensystems sind *Vata*-Krankheiten. Daher müssen wir bei der Behandlung von nervösen Störungen zuerst an *Vata* denken. Die meisten Fälle von Nervenschmerzen, Lumbago, Ischias, Lähmungen und degenerativen Krankheiten des Nervensystems sind *Vata*-Krankheiten.

Viele emotionale oder nervösen Störungen können jedoch durch die anderen *Doshas* verursacht sein, wie solche, die in

Zorn, einem *Pitta*-Zustand, ihre Ursache haben. *Vata* kann aber auch durch die anderen *Doshas* blockiert oder verschlimmert sein – in solchen Fällen könnte eine scheinbare *Vata*-Störung durch ein zugrunde liegendes Übermaß an *Pitta* oder *Kapha* verursacht sein. Auch hierbei müssen wir die primären Ursachen orten und nicht bei ihren vordergründigen Auswirkungen stehen bleiben.

Vata-Emotionen wie Furcht oder Angst schwächen die Nieren und die Nebennieren. Sie schädigen die Nerven und bewirken Schlaflosigkeit, psychische Labilität, Nervenschmerzen, Krämpfe und Taubheit. Störungen, die schließlich zu einer Degeneration des Nervengewebes führen können. Die meisten Nervina, besonders die aromatischen, bewegen *Vata* und helfen so, die Blockierung des *Vata* oder der Lebensenergie, die diesen Störungen zugrunde liegt, zu beseitigen.

Einige wenige dieser Heilpflanzen sind nicht nur aromatisch, sondern besitzen auch *tamasische,* schwere oder dämpfende Eigenschaften. Diese sind besonders nützlich, und zwar sowohl um *Vata* zu bewegen als auch um *Vata*, der an einem Übermaß an Luft und Äther leidet, „anzuerden“: Zu diesen Heilpflanzen gehören Asa foetida (Stinkasant), Knoblauch und Baldrian.

In den Fällen jedoch, in denen Mangelzustände des Nervengewebes gegeben sind, oft aufgrund von schlechter Ernährung, sind nährende Heilpflanzen erforderlich – *Ashwagandha* oder Süßholz (siehe Tonika). Ein übermäßiger Gebrauch von aromatischen Nervenmitteln könnte die Nerven durch ihre trocknende Wirkung weiter schwächen. Diese können auch von einer zu stark anregenden Wirkung sein.

Gefühle von *Pitta*-Natur, wie Zorn, Neid, Hass usw., erhitzen das Blut, die Leber und das Herz und erzeugen ein inneres Feuer. Sie können dadurch hohen Blutdruck, Schlaflosigkeit, Reizbarkeit und andere geistige und nervöse Störungen hervorrufen. Sie können schließlich auch zu einem Zustand nervlichen Ausgebranntseins führen, einem Zustand von übermäßigem *Pitta*, wie wir ihn bei der aggressiven, gehetzten Lebensweise des „Managers“ kennen.

Durch *Pitta* verursachte Nervenstörungen können oft mit allgemeinen Anti-*Pitta*-Heilpflanzen wie Bittertonika oder Purgativa behandelt werden (siehe die Behandlung von *Pitta*), ohne dass spezifische Nervenmittel eingesetzt werden müssen.

Viele, vielleicht sogar die meisten Heilpflanzen, die auf den Geist wirken, sind von kühlender Energie. Der Grund dafür ist der Umstand, dass der Geist hauptsächlich durch negative Gefühle, welche *Pitta*-ähnlich sind und Hitze erzeugen, aus dem Gleichgewicht gerät. Ein ruhiger und klarer Geist ist meist ein kühler Geist. Daher sind viele der Heilpflanzen, die auf den Geist, wirken, wie Hydrocotyle asiatica (asiatisches Wassernabelkraut), gute Anti-*Pitta*-Mittel.

Bei Störungen des Nervensystems, welche durch *Kapha* verursacht sind, haben wir es mehr mit Stumpfheit, Lethargie und einer Unterfunktion des Nervensystems zu tun. In psychologischer Hinsicht leidet *Kapha* mehr an Gier, Verlangen, Verhaftung und durch Festhalten an der Vergangenheit. Was den Geist und das Nervensystem anbelangt, braucht *Kapha* Anregung. Aromatische, anregende, dekongestive Nervina eignen sich am besten für *Kapha,* wobei die meisten aromatischen Mittel aufgrund ihrer trocknenden Natur von guter Wirkung bei *Kapha* sind.

Heilpflanzen, die *Vata* oder *Pitta* einschläfern, können *Kapha* wachhalten – Helmkraut zum Beispiel. Je nach *Dosha* entfalten die Pflanzen unterschiedliche Wirkungen, was bei einem *Dosha* beruhigt, kann bei einem anderen *Dosha* anregend sein.

Viele Heilpflanzen, die den Geist beruhigen, haben eine positive Wirkung auf alle drei *Doshas,* da ein Zustand des *Dosha*-Gleichgewichts einen ruhigen Geist hervorbringt. Daher gibt es Nervina, die auf alle drei *Doshas* eine positive Wirkung entfalten (Tridosha Heilpflanzen), besonders, wenn sie in kleinen Mengen oder über einen kurzen Zeitraum angewendet werden. Ihre trocknende Wirkung bessert *Kapha;* ihre kühlende Energie lindert *Pitta,* und ihre aromatischen Eigenschaften beseitigen angestauten *Vata.*

Wie es bei den anderen Heilpflanzengruppen der Fall ist, können die Nervina auch in erhitzende und kühlende Arten eingeteilt werden. Kühlende Nervina sind im allgemeinen besser bei *Pitta,* erhitzende bei *Vata* und *Kapha* (obwohl beide Arten zu einem gewissen Grad *Kapha* reduzieren und angesammelten *Vata* bewegen).

Typische erhitzende Nervina und Antispasmodika sind: Asa foetida (Stinkasant), Basilikum, Wachsbeerenstrauch, Kalmus, Kampfer, Eukalyptus, Knoblauch, Guggul, Frauenschuh, Echter Beifuß, Myrrhe, Muskatnuss, Poleiminze, Mohnsamen, Salbei, Baldrian.

Typische kühlende Nervina und Antispasmodika sind: Echte Betonie, *Bhringaraj,* Echte Katzenminze, Kamille, asiatisches Wassernabelkraut (Hydrocotyle asiatica), Hopfen, Jasmin, *Jatamamsi,* Herzgespann, Königskerze, Haferstroh, Passionsblume, Pfefferminze, Sandelholz, Helmkraut, Grüne Minze, Johanniskraut, Echtes Eisenkraut, Yamswurzel.

Es gibt andere besondere Nervina, die jedoch mehr drogenartige Eigenschaften haben und von denen viele synthetische Arzneimittel abgeleitet worden sind. Sie enthalten bestimmte chemische Verbindungen oder Alkaloide, auf denen ihre Wirkung beruht. Solche besonderen Wirkungen von kleinsten Mengen von chemischen Verbindungen, die die Energetik der Geschmacksrichtungen transzendieren, werden als Beispiele von *Prabhara* angesehen. Die Wirkung dieser Mittel ist stark und ihre Nebenwirkungen können Lähmungen verursachen. Die meisten von ihnen sind Gifte, bewirken schwere Verschlimmerungen von *Pitta* und dürfen nur mit größter Vorsicht angewandt werden. Eine Behandlung dieser Mittel würde den Rahmen dieses Buches sprengen, einige von ihnen werden jedoch aufgrund ihrer besonderen Wirkungen traditionell im Ayurveda verwendet. Dazu gehören *Datura* (Jimsonweed), Digitalis, Marihuana und Opium.

Metalle, Minerale und Edelsteine haben eine besondere Wirkung auf den Geist und auf das Nervensystem. Im Ayurveda werden diese Substanzen zu besonderen Präparaten, die für den Organismus ungiftig sind, verarbeitet. Solche Zusammensetzungen gehen auf eine alte alchemistische Tradition zurück und werden als *Siddha-Yoga*-Zusammensetzungen bezeichnet. Viele von ihnen lassen sich auf den buddhistischen Weisen *Nagarjuna* zurückführen, der auch ein großer ayurvedischer Arzt war und viele Jahrhunderte gelebt haben soll. Diese Mittel haben auch mit der Langlebigkeitstherapie zu tun (siehe Verjüngungsmittel im Kapitel über Tonika) und sind eine weitere Besonderheit des Ayurveda.

Anregungsmittel und verdauungsfördernde Heilpflanzen *(Dipana-Panchana karma)*

In der westlichen Pflanzenheilkunde sind Anregungsmittel Heilpflanzen, die alle organischen Funktionen allgemein anregen, fördern oder steigern, was hauptsächlich über eine Anregung der Verdauungskraft geschieht.

Zu den Anregungsmitteln, die meist von erhitzender Energie und scharfem Geschmack sind, gehören die meisten scharfen Gewürze, Pfeffer- und Ingwerarten. Ihre Wirkung vermehrt die innere Hitze, vertreibt die innere Kälte und kräftigt den Stoffwechsel und den Kreislauf.

Es handelt sich um die stärksten Heilpflanzen zur Steigerung von *Agni,* des Verdauungsfeuers, und dadurch auch um die stärksten Pflanzen zur Vernichtung von *Ama,* den toxischen Ansammlungen. Sie sind mit den *Agni Dipana* und *Agni Panchana* Heilpflanzen im Ayurveda identisch; den Heilpflanzen, die *Agni* vermehren und *Ama* verdauen. Sie enthalten große Mengen von *Agni,* so dass die Mittel auch dann, wenn der Körper sehr wenig *Agni* besitzt, immer noch Toxine verbrennen können.

Diese Pflanzen wärmen den Magen, vermehren den Appetit, wärmen das Blut und regen die Sinne an. Sie sind häufig von antibakterieller oder antiparasitärer Wirkung und steigern die körpereigene Abwehr. Sie sind keine Aufbaumittel im eigentlichen Sinne, aber sie gewährleisten die Assimilation der Nahrungsmittel, wodurch der Körper aufgebaut wird. Sie werden oft sowohl in Verbindung mit tonisierenden und nährenden Heilpflanzen als auch zusammen mit bestimmten Nahrungsmitteln gebraucht.

Sie sind die stärksten *Pitta*-vermehrenden und *Kapha*-vermindernden Heilpflanzen und sind im allgemeinen auch *Vata*-vermindernd. Im Übermaß verwendet können sie *Vata* aufgrund ihrer trocknenden Eigenschaft verschlimmern.

Diese Mittel sind bei *Sama*-Zuständen angezeigt und können in kleinen Mengen bei *Sama Pitta* angewandt werden. Aufgrund ihrer Toxin vernichtenden Wirkung können sie bei Fieber eingesetzt werden, wobei sie dann mit Bittertonika und Antipyretika kombiniert werden können.

Viele anregende, verdauungsfördernde Heilpflanzen sind Karminativa und Stomachika, da sie auch die Peristaltik anregen *(Samana Vayu)*. Indem sie die Oberfläche des Körpers erhitzen und die Schweißabsonderung fördern, sind sie auch Diaphoretika. Sie helfen, *Kapha* oder Schleim aus Magen, Lunge und den Luftwegen zu entfernen und fördern die Tränenabsonderung. Indem sie die Durchblutung fördern, haben sie auch eine gewisse blutreinigende Wirkung.

Diese verdauungsanregenden Mittel sind auch mit den nervenanregenden Mitteln verwandt. Sie können hohen Blutdruck vermehren oder Schlaflosigkeit verursachen. Sie sollten nur zur Unterstützung bei Funktionsschwäche eingesetzt werden und nicht, um eine übermäßige Aktivität aufrechtzuerhalten.

Anregende und verdauungsfördernde Heilpflanzen sind immer dann angezeigt, wenn die Verdauungsleistung verbessert und Kälte beseitigt werden sollte, wenn Toxine und Zungenbelag zu bereinigen sind und ein träger Stoffwechsel und eine schlechte Durchblutung zu beheben sind.

Diese Mittel sind kontraindiziert bei Zuständen von Austrocknung und Flüssigkeitsmangel sowie bei entzündlichen Schleimhautprozessen, und dürfen ebenfalls nicht direkt mit den Schleimhäuten in Verbindung gebracht werden.

Typische anregende Heilpflanzen sind: *Ajwan* (Sellerie), Asa foetida (Stinkasant), Schwarzer Pfeffer, Cayennepfeffer, Zimt,

Nelken, Knoblauch, Ingwer (getrocknet), Meerrettich; Senf, Zwiebel, *Pippali,* Gelbholzbaum.

Nach Ansicht der westlichen Pflanzenheilkunde besitzen einige bittere Heilpflanzen oder Bittertonika eine anregende Wirkung.

Man könnte die Wirkung dieser Pflanzen mit derjenigen einer kalten Dusche oder eines kurzen Bades in kaltem Wasser, um den Körper zu erwärmen, vergleichen. Nach ayurvedischer Ansicht sind solche Pflanzen besser geeignet, den Abbau der Toxine zu fördern, als die normale Verdauung der Nahrung anzuregen. (Siehe Bittertonika und Antipyretika für kalte, bittere Anregungsmittel).

Tonika

A) Nährende Tonika *(Bruhana karma)*

Im Ayurveda ist ein Tonikum eine Substanz, die die Gewebselemente *(Dhatus)* des Körpers ernährt. Ein nährendes Tonikum ist eine Heilpflanze, die den Körper ernährt und das Gewicht, die Dichte und die Substanz des Körpers vermehrt. Solche Heilpflanzennahrungsmittel versorgen die verschiedenen *Dhatus* oder Organe, die erschöpft oder durch Krankheit geschwächt sind.

Tonika sind meist von süßem Geschmack oder haben diese Geschmacksrichtung als Wirkung nach der Verdauung, was ihre aufbauende Wirkung anzeigt. Im allgemeinen haben sie die gleiche Natur wie *Kapha* und setzen sich hauptsächlich aus den Elementen Erde und Wasser zusammen.

Tonika sind meist schwer, ölig oder schleimig. Sie vermehren die lebenswichtigen Körperflüssigkeiten, Muskel- und Fettgewebe, bauen das Blut und die Lymphe auf und vermehren die Milch und den Samen. Sie sind Stärkungsmittel bei Zuständen von Schwäche, Abmagerung und während der Rekonvaleszenz. Sie verleihen Geschmeidigkeit und sind von einer beruhigenden, harmonisierenden Wirkung, die Verspannungen löst und die Nerven beruhigt.

Im allgemeinen bewirken nährende Tonika eine Verminderung von *Vata* und *Pitta* und eine Vermehrung von *Kapha.* Einige wenige, wie Ginseng oder Sesamsamen, sind erhitzend und können *Pitta* verschlimmern. Da sie *Ama* vermehren, sind sie nicht die Mittel der Wahl bei Sama-Zuständen, obwohl sie zur Aufweichung von *Ama* beitragen können, wenn gleichzeitig andere, spezifischere Heilpflanzen zur Ausscheidung von *Ama* eingesetzt werden. Nährende Tonika sind von befeuchtender und kühlender Energie und sind die besten Heilpflanzen zur Reduzierung der Trockenheit von *Vata.*

Diese Mittel sind jedoch schwer, und auch schwer verdaulich. Bei niedrigem *Agni,* besonders bei *Vata*-Konstitutionen, werden sie meist mit verschiedenen anregenden Mitteln oder Karminativa vermischt (zum Beispiel Ingwer oder Kardamom), um ihre Verdaulichkeit zu verbessern.

Bei *Pitta*-Zuständen sind zusammenziehende Heilpflanzen, die außerdem noch bitter oder süß sind, wie Beinwell oder *Shatavari,* am besten geeignet. Aufgrund ihrer kühlenden Energie können sie während der Rekonvaleszenz nach hohem Fieber, Vergiftungen des Blutes, Geschwüren und anderen entzündlichen *Pitta*-Zuständen verwandt werden.

Viele dieser nährenden Tonika besitzen auswurffördernde, erweichende und einhüllende Wirkungen. Sie beruhigen und nähren die Schleimhäute und stellen die Körperflüssigkeiten und Sekretionen wieder her, weswegen sie für die Schleimhäute der Lunge und des Magens besonders nährend sind. Diese Mittel haben eine heilende Wirkung auf die Haut und können zur Linderung von Verspannungen und Schmerzen der Muskulatur beitragen.

Im Ayurveda wird die nährende Wirkung der Heilpflanzen durch ihre Verbindung mit anderen süßen und nährenden Substanzen wie Milch, Ghee und rohem Zucker gesteigert.

Typische nährende Tonika sind: Mandeln, *Amalaki,* Angelika, *Bala,* Kokosnuss, Beinwellwurzel, Datteln, Flachssamen,

Ginseng, Honig, Irisch Moos, Süßholz, Lotussamen, Eibisch, Milch, Rosinen, Rehmannia, Sägepalme, Sesamsamen, *Shatavari,* Rotulme, Salomonssiegel, Amerikanische Narde, Zucker *Vidari Kanda,* Yamswurzel.

B) Verjüngende Tonika *(Rasayana karma)*

Die Wissenschaft der Verjüngung stellt den Gipfel der ayurvedischen Pflanzenheilkunde dar. Ziel der ayurvedischen Pflanzenheilkunde ist eine Erneuerung von Geist und Körper, nicht Langlebigkeit an sich, sondern die Verwirklichung eines Lebens von reiner Bewusstheit, natürlicher Kreativität und spontaner Freude.

Diese Methode strebt nicht nur nach Unsterblichkeit (die vielleicht auf einer tieferen Ebene der Harmonie möglich ist), sondern nach der Unsterblichkeit des Geistes, der täglichen Erneuerung der Gehirnzellen. In einem solchen Zustand sind Geist und Herz im Alter klar wie in der Kindheit.

Diese Wissenschaft wird als *Rasayana* bezeichnet. *Rasayana* ist das, was in die Essenz *(Rasa)* eintritt, *(Ayana)* das, was die Essenz unseres psychosomatischen Seins durchdringt und dieses neu belebt.

Rasayana-Substanzen bauen Körper und Geist wieder auf und wirken dem Verfall und dem Altern entgegen. Sie können sogar zur Umkehrung der Alterungsprozesse beitragen. Sie bewirken keine Vermehrung des Körpergewebes, sondern verbessern dessen Qualität. *Rasayana*-Substanzen sind subtiler, spezifischer und von einer länger anhaltenden Wirkung als diejenigen der einfachen nährenden Tonika. Durch ihre Wirkung wird die optimale Form und Funktion der verschiedenen Organe, *Dhatus* und *Doshas* im Körper aufrechterhalten. Diese Mittel sind nicht notwendigerweise süß und nährend, obwohl die meisten wenigstens von ihrem *Vipaka* her, ihrer Wirkung nach der Verdauung, süß sind. Verjüngende Tonika für *Kapha* können scharf und heiß sein.

Rasayana-Substanzen haben oft besondere Kräfte und Wirkungen. Ihre Wirkung wird ebenso sehr durch *Prabhava* wie durch die normalen Regeln von Geschmack und Energie bestimmt.

Nach ayurvedischer Ansicht besitzen die Pflanzen *Soma,* die Ambrosia oder den Nektar der Unsterblichkeit. *Soma* ist auch jene subtile belebende Flüssigkeit, *Ojas,* der innerste Saft des Körpers. *Soma (Ojas)* ist die Grundlage für die Klarheit der Wahrnehmung, körperliche Kraft, Ausdauer und Langlebigkeit der Gewebe.

Soma ist die subtile Essenz-Energie des Nervensystems, die verdaute Essenz aller Nahrung, Eindrucke und Erlebnisse, und als solche unsere Fähigkeit, das Leben zu genießen. *Soma* wurde als die „Speise der Götter" bezeichnet, da diese die Fähigkeit enthält, sich an allen Dingen erfreuen zu können.

Hauptziel der uralten vedischen Wissenschaft war die Umwandlung des Gehirns. Sie strebte danach, eine körperliche Grundlage, das rechte Gefäß für die Geburt wahren Bewusstseins im Menschen zu schaffen. Indem die Konditionierungen des „alten Gehirns" mit dessen regressiven, auf den Funktionen des Ego beruhenden Mustern von Angst, Verlangen und Ehrgeiz transzendiert werden, konnte *Rasayana* „wundermäßige" Verwandlungen bewirken.

Der echte *Soma* ist die gereinigte Essenz des Empfindens und der Sensibilität. Eine solche Klarheit des Bewusstseins ist es, die die Gehirnzellen nährt und Umwandlungen schafft.

Heute wissen wir nicht mehr, welche Pflanze als ursprünglicher *Soma* verwendet wurde, wenn dieser überhaupt das Produkt einer einzelnen Pflanze war. Alle *Rasayana*-Pflanzen haben jedoch eine ähnliche Wirkung und Verwendung.

Die *Rasayana*-Behandlung umfasst besondere Heilpflanzen, greift jedoch weit über jede normale medizinische Behandlung hinaus und umfasst *Mantras* und Meditation, die die eigentlichen Katalysatoren dieses Prozesses sind.

Die höchste *Rasayana* Therapie der inneren Umwandlung wird als *Brahma Rasayana* bezeichnet. *Brahma* bedeutet Expansion und verweist auf die grenzenlose Expansion, die die schöpferische Realität des Lebens ist. Durch Meditation transzendieren wir die Begrenzung des Bekannten, die konditionierenden Funktionen des Gehirns.

Typische *Rasayanas:*

Für *Vata:*	*Ashwagandha,* Kalmus, Knoblauch, Ginseng, *Guggul, Haritaki.*
Für *Pitta:*	Aloe vera, *Amalaki,* Beinwellwurzel, Hydrocotyle asiatica *(Gotu Kola,* asiatisches Wassernabelkraut), Safran, *Shatavari.*
Für *Kapha:*	*Bibhitaki,* Alant, *Guggul, Pippali.*

Andere *Rasayanas* sind: Angelika, *Bala,* Fo-Ti (Polygonum/ Vogel-Knöteriche, *Gokshura,* Süßholz, *Manjishta,* Eibisch, Myrrhe, Haferstroh (Avena sativa), Zwiebel, Rehmannia, Sägepalme, Sesamsamen, Salomonssiegel, Amerikanische Narde, *Vamsha Rochana, Vidari Kanda,* Yamswurzel. Viele Heilpflanzen sind von verjüngender Wirkung, jedoch in geringerem Maße. Es gibt möglicherweise weitere westliche Heilpflanzen, die von starker, verjüngender Wirkung sind, doch bedarf dieses Gebiet noch weiterer Forschung.

C) Aphrodisiaka *(Vajikarana)*

Eine dritte Form von pflanzlichen Tonika, die mit den *Rasayanas* eng verwandt sind, werden im Ayurveda *Vajikarana* genannt. *Vaji* bedeutet Pferd oder Hengst. Diese Substanzen verleihen die Kraft oder Vitalität eines Pferdes, besonders die starke sexuelle Energie dieses Tieres. Im allgemeinen Sprachgebrauch würden solche Substanzen als „Aphrodisiaka" bezeichnet werden, doch sind diese nicht mit irgendwelchen, auf Aberglauben beruhenden, Liebestränken zu verwechseln. *Vajikaranas* führen dem Körper neue Kräfte zu, indem sie den Geschlechtsorganen neue Kräfte zuführen.

Der Samen oder das Fortpflanzungsgewebe (der ayurvedische Begriff umfasst sowohl männliches wie weibliches Fortpflanzungsgewebe) ist die Essenz aller *Dhatus,* der Rahm aller Gewebselemente im Körper. Er enthält die Kraft, neues Leben zu schaffen. Dies bedeutet nicht nur die Fähigkeit, neues menschliches Leben hervorzubringen, ein Kind zu zeugen, sondern auch die Erneuerung des eigenen Lebens, den Zellen des Körpers ihre jugendliche Kraft wiederzugeben. Wird jene gleiche lebensschaffende Energie nach innen gerichtet, kann sie sowohl zur Erneuerung des Körpers als auch des Geistes verhelfen.

Vajikarana-Substanzen können entweder zur Steigerung der sexuellen Energie und der Funktionen der Geschlechtsorgane verwendet werden oder aber, um das Nach-innen-richten der sexuellen Energie zum Zweck der Regeneration zu unterstützen. Viele dieser Substanzen sind nicht einfache Aphrodisiaka – Substanzen, die sexuelle Aktivität durch Reizung der Geschlechtsorgane hervorrufen. Bei vielen handelt es sich um tonisierende Mittel, die das Fortpflanzungsgewebe tatsächlich nähren und direkt Kraft verleihen. Andere fördern die kreative Umwandlung der sexuellen Energie zum Wohle von Geist und Körper.

Indem die Wirkung dieser Heilpflanzen beim Fortpflanzungssystem einsetzt, stärken diese Heilpflanzen den ganzen Organismus, genauso wie ein Baum von den Wurzeln her ernährt wird. Sie haben eine starke vitalisierende Wirkung auf die Nieren und das Knochenmark und vermehren die Energie des Geistes. Samen ist der *Soma* des Körpers, der die Erneuerung des Geistes bewirkt, wenn er in der richtigen Art und Weise durch *Rasayana*- und *Vajikarana*-Substanzen katalysiert wird. In ähnlicher Weise wird auch eine Kräftigung der Knochen, der Muskulatur und der Bänder bewirkt.

Man kann die *Vajikaranas* in Tonika und Anregungsmittel einteilen. Anregungsmittel steigern die funktionelle Tätigkeit der Fortpflanzungsorgane, während die Tonika ihre Gewebssubstanz vermehren und verbessern. Viele Aphrodisiaka vermehren *Kapha;* einige, die erhitzend und scharf sind, vermehren *Pitta.*

Typische Aphrodisiaka *(Vajikaranas)* sind: Angelika, Asa foetida (Stinkasant), *Ashwagandha,* Spargel, Nelken, Baumwollstrauchwurzel, Damiana, Falsche Einhornwurzel, Bockshornklee, Fo-Ti, Ginseng, Gokshura, Hibiskus, Lotussamen, Zwiebel (roh), *Pippali,* Rehmannia, Rose, Safran, Sägepalme,

Shatavari, Salomonssiegel, *Vidari Kanda,* Yamswurzel. Darin sind diejenigen von emmenagoger Wirkung spezifischer für Frauen.

Der Ayurveda unterscheidet auch Pflanzen, *Shukrala* genannt, die die Samenbildung steigern. Diese Substanzen sind nährende Tonika in Bezug auf die Sekretionen der Fortpflanzungsorgane, wie den Samen und die Milch. Es sind hauptsächlich diejenigen *Vajikaranas,* die von nährender Wirkung sind.

Zu den nährenden Aphrodisiaka gehören: Angelika, *Ashwagandha, Bala,* Fo-Ti, Ghee, Ginseng, Süßholz, Lotussamen, Eibisch, Zwiebel (roh), Rehmannia, Sägepalme, Sesamsamen, *Shatavari,* Salomonssiegel, Zucker (roh), *Vidari Kanda,* Yamswurzel.

Aphrodisiaka, die von sattvischer Wirkung und starker Energie sind, steigern *Ojas.* Dazu gehören Substanzen wie *Ashwagandha, Ghee,* Lotussamen und *Shatavari.*

Die ayurvedische Heilpflanzen-zubereitung

Zubereitung und Gebrauch von Heilpflanzen nach dem Ayurveda

Im Ayurveda gibt es viele Methoden und Formen der Heilpflanzenzubereitung. Diese dienen der Erzielung verschiedener therapeutischer Wirkungen oder der Erhaltung der Wirksamkeit der Heilpflanzen.

Dazu gehören unsere üblichen Methoden der Zubereitung von Abkochungen, Aufgüssen, Pulvern, warmen Umschlägen, Ölen und Einreibemitteln, jedoch in größerer Vielfalt als sie im allgemeinen in der westlichen Pflanzenheilkunde vorkommen. Des weiteren werden arzneiliche Weine, Gelees, Zubereitungen mit Harz, Pillen und Tabletten verwendet. Andere besondere Präparate werden aus Mineralen, Metallen, Aschen, Salzen, Alkalien und Zuckerformen hergestellt. Die Zubereitungen werden durch *Mantras,* Yantras, Rituale und Feueropfer ergänzt. Sie werden auch in Übereinstimmung mit bestimmten Heiligen Tagen, den Mondphasen und den astrologischen Einflüssen bestimmter Gestirnskonstellationen verabreicht. Angesichts dieser Fülle müssen wir uns in unserem Buch jedoch auf die wichtigsten Formen und Methoden beschränken.

Anmerkung: Die amerikanischen Mengenangaben im Original (Unze, Pint) wurden für die deutsche Ausgabe auf- bzw. abgerundet. Die angegebenen Mengen sind also nur als Anhaltspunkt der Teilmenge zu sehen. 1 Unze = 31,1 g, Pint = 0,473 l

Die fünf Hauptmethoden der Heilpflanzenzubereitung *(Pancha kashaya)*

Im allgemeinen werden frische Heilpflanzen nach fünf Grundmethoden der Wirkstoffgewinnung zubereitet. Diese sind der frische Pflanzensaft *(Svarasa),* das zerstoßene Mark oder die Paste der Pflanze *(Kalka),* die Abkochung *(Kvatha),* der heiße Aufguss *(Phant)* und der kalte Auszug *(Hima).* Der Saft hat die stärkste Wirkung, der kalte Auszug die schwächste. Die übrigen liegen in ihrer Wirkung dazwischen.

Der frische Saft *(Svarasa)*

Frischen Heilpflanzensaft erhält man, indem man die frische Heilpflanze zermahlt oder zerstößt und dann den Saft durch ein Tuch presst. Man kann zu diesem Zweck auch einen Entsafter benutzen. Diese Methode wird nicht allzu oft angewandt, da sie auf frisch gepflückte Heilpflanzen angewiesen ist. Leicht erhältliche Heilpflanzen wie Aloe vera, Gartenkoriander, Knoblauch, Ingwer, Zitrone, Limone, Zwiebeln und Petersilie werden auch auf diese Weise gebraucht, aber die besten Wirkungen erzielt man mit wild wachsenden oder selbst gezogenen Heilpflanzen.

Man erhält eine schwächere Saftzubereitung mit getrockneten Kräutern, indem man sie gestoßen oder in Pulverform mit der zweifachen Menge an Wasser ansetzt, sie 24 Stunden ziehen lässt und die Flüssigkeit dann abseiht.

Die Heilpflanzen-Paste *(Kalka)*

Eine Heilpflanzenpaste erhält man, indem man die frische Heilpflanze zerstößt, jedoch nur bis zu dem Punkt, an dem die Pflanze zu einer weichen Masse wird. Man kann mit getrockneten Heilpflanzen ebenso verfahren, wobei man genügend Wasser hinzufügt, um eine gebrauchsfähige Paste zu erhalten.

Solche Pasten können mit Honig, Ghee oder Öl hergestellt werden, wobei man gewöhnlich die doppelte Menge auf die

Heilpflanzenmenge nimmt. Verschiedene Arten von Rohzucker können auch mit den Heilpflanzen zu gleichen Teilen verwendet werden. Flüssige Substanzen lassen sich besser mit getrockneten Heilpflanzen, trockene Substanzen leichter mit frischen Heilpflanzen verarbeiten.

Diese Art der Zubereitung wird oft äußerlich als Pflaster oder warmer Umschlag zur Unterstützung der Heilung von Wunden und Entzündungen angewandt. (Siehe bitte den Abschnitt über die Heilpflanzen zur äußerlichen Anwendung). Sie kann auch als Grundlage für Aufgüsse und Abkochungen verwendet werden, wobei die Heilpflanzenpaste zuerst zubereitet und danach abgekocht wird. Alle Heilpflanzen können auf diese Weise verwendet werden.

Abkochung *(Kvatha)*

Im allgemeinen werden Heilpflanzen in Form einer Abkochung oder eines warmen Aufgusses verabreicht. Der Unterschied ist der, dass man die Heilpflanzen bei einer Abkochung über kleiner Flamme kocht, während sie beim heißen Aufguss unterhalb des Siedepunkts gekocht werden; oder sie werden eingeweicht, zum Kochen gebracht und von der Feuerstelle genommen.

Die allgemeine Regel für Abkochungen lautet: ein Teil getrockneter Heilpflanzen auf sechzehn Teile Wasser (1:16); ca. 15,550 g Heilpflanzen (= ½ Unze) auf 0,248 l Wasser (= 1 Tasse/Cup). Die Heilpflanzen werden über kleiner Flamme solange gekocht, bis das Wasser auf ¼ seiner ursprünglichen Menge eingekocht ist (z. B. von 4 auf 1 Tasse); die Kräuter werden dann abgeseiht und die Flüssigkeit kann dann als Abkochung verwendet werden. Dieses Verfahren beansprucht mehrere Stunden oder gar länger und ergibt eine stärkere Abkochung als diejenige, die üblicherweise in der westlichen Pflanzenheilkunde verwendet wird.

Eine Abkochung von mittlerer Stärke, deren Zubereitung weniger Zeit in Anspruch nimmt, erreicht man, indem man das Wasser nur zur Hälfte einkochen lässt. Eine schwache Abkochung kann man sogar noch schneller herstellen, indem man

¾ des Wassers übrig lässt. Die geringe Stärke dieser Zubereitungen kann man durch höhere Dosierungen ausgleichen.

Das Resultat – ein starker Heilpflanzentee – wird dann üblicherweise zusammen mit anderen Trägersubstanzen wie Honig oder heißem Wasser verabreicht (siehe Abschnitt über *Anupanas* und Abschnitt über Dosierungen).

Im Ayurveda werden die Heilpflanzen nur einmal gekocht und dann weggeworfen. Einige Kräuterheilkundige, die anderen Traditionen folgen, kochen sie zwei- oder dreimal. Dies ist möglich, besonders wenn die erste Abkochung schwach oder von mittlerer Stärke ist.

Die Abkochungsmethode ist die geeignetste für Wurzeln, Stängel, Rinde und Frucht als den härteren Bestandteilen der Pflanze, die längeres Kochen benötigen, um ihre Essenz freizusetzen.

Heißer Aufguss *(Phant)*

Bei Aufgüssen ist das Verhältnis von Heilpflanzen zu Wasser 1:8, zum Beispiel 31 g Heilpflanzen auf 0,25 l Wasser. Beim heißen Aufguss werden die Heilpflanzen siedendem Wasser zugesetzt und ziehen darin bis zu zwölf Stunden. Diese Zeitspanne ist wiederum länger als die, die in der westlichen Pflanzenheilkunde gebräuchlich ist. Normalerweise stellt dreißig Minuten ziehen für einen Aufguss das erforderliche Minimum dar. Die Heilpflanzen werden anschließend abgeseiht und die Flüssigkeit kann dann zur Anwendung gelangen.

Aufgüsse sind für die Zubereitung von empfindlicheren Pflanzenteilen wie Blätter oder Blüten oder von weicheren, nicht-holzigen Pflanzen besser geeignet als Abkochungen. Sie sind auch besser für aromatische Heilpflanzen, wie die meisten Gewürze, geeignet, da das Kochen die aromatischen Öle zerstört und zerstreut.

Viele dieser Heilpflanzen kann man jedoch über einen langen Zeitraum auf kleiner Flamme unterhalb des Siedepunkts köcheln lassen. Dies kann bei Rezepten notwendig sein, die Wurzeln sowie Blüten oder Blätter von Heilpflanzen verwenden; andernfalls können die empfindlicheren Heilpflanzen zu einem späteren Zeitpunkt des Kochvorgangs, hinzugefügt werden.

Kalter Auszug *(Hima)*

Bei kalten Auszügen lässt man die Heilpflanzen in kaltem Wasser ziehen. Hierfür benötigt man normalerweise mehr Zeit als für heiße Aufgüsse – nämlich mindestens eine Stunde. Am besten ist es auch, wenn man die Heilpflanzen über Nacht ziehen lässt. Diese Methode ist notwendig bei empfindlichen und aromatischen Heilpflanzen, besonders bei denjenigen von kühlender Energie und abkühlenden Eigenschaften. Kalte Auszüge eignen sich am besten für eine kühlende Therapie und dazu, erhöhte *Pitta*-Zustände zu vermindern. Heilpflanzen wie Hibiskus, Jasmin, Minze und Sandelholz werden auf diese Weise zubereitet.

Die Aufguss- bzw. Auszugsmethode eignet sich gewöhnlich am besten für Heilpflanzen in Pulverform, da diese ihre Wirkkräfte schneller aufschließen lassen als frische Heilpflanzen. Kalte Auszüge sind am besten für eine Anti-*Pitta*-Wirkung geeignet. In den anderen Fällen sind heiße Aufgüsse vorzuziehen.

Zusätzliche Methoden der Heilpflanzen-zubereitung

Milchabkochungen

Abkochungen kann man sowohl mit Milch als auch mit Wasser zubereiten. Bei der klassischen Methode wurde ein Mischungsverhältnis von einem Teil Heilpflanzen, acht Teilen Milch und zweiunddreißig Teilen Wasser verwendet (1:8:32). Diese Mischung wurde solange über kleiner Flamme geköchelt, bis das ganze Wasser verdampft war. Zum Beispiel wurden 31 g Heilpflanzen mit 0,25 l Milch und 1 l Wasser verwendet. Man kann bei bestimmten Heilpflanzen, die direkt in der Milch gekocht werden, eine geringere Wassermenge nehmen. Diese einfache, direktere Methode kann bei Heilpflanzenpulver angewandt werden. Die Milch verstärkt die tonisierenden und nährenden Eigenschaften der Heilpflanzen wie zum Beispiel von *Ashwagandha* und *Shatavari.* Sie besitzt einhüllende Eigenschaften und lässt sich gut mit Heilpflanzen wie zum Beispiel Beinwellwurzel oder Rotulme kombinieren, um die Schleimhäute zu beruhigen. Sie wirkt kühlend, hilft Blutungen zu stillen und Entzündungen abzubauen. Sie kann auch die Wirkung von heißen, scharfen Heilpflanzen ausgleichen oder hier als Antidot wirken. Milch kann als Sedativum eingesetzt werden und sie kann zusammen mit bestimmten Heilpflanzen wie Hydrocotyle asiatica (asiatisches Wassernabelkraut) oder Muskatnuss Schlaf fördernd wirken.

Erforderliche Gefäße

Nach dem Ayurveda ist Töpferware als Gefäß oder Topf für Heilpflanzenzubereitungen am besten geeignet. Töpferware und Heilpflanzen bilden eine natürliche Einheit, ebenso wie die Pflanzen im eigentlichen Sinn ein Teil der Erde sind.

Der Ayurveda ist jedoch nicht gegen den Gebrauch von Gefäßen aus bestimmten Metallen, vorausgesetzt, deren Eigenschaften werden richtig verstanden. Um *Kapha* zu vermindern, kann man die Heilpflanzen in einem kupfernen Topf zubereiten, da Kupfer eine reduzierende Wirkung hat. Bei *Pitta*-Zuständen kann man einen Topf aus Messing oder Silber benutzen, da diese Metalle eine kühlende Eigenschaft besitzen. Für *Vata* kann man Eisen verwenden, da es schwer und erdend ist. Aluminium sollte niemals verwendet werden, da es vom Körper als Gift aufgenommen wird.

Die Zubereitung der Heilpflanzen über offenem Feuer anstatt auf einem elektrischen Herd trägt ebenfalls dazu bei, ihre Heilkraft zu verstärken und bewirkt, dass unser *Agni* sie besser assimiliert. Holzfeuer ist am besten geeignet.

Pulver *(Churna)*

Pulver sind im Ayurveda allgemein gebräuchlich. Sie werden traditionell mit einem Mörser und Stößel hergestellt und durch ein Leinentuch gefiltert, sie können aber auch in einer mechanischen Heilpflanzenmühle gemahlen werden.

Bei Mischungen, die aus vielen Bestandteilen zusammengesetzt sind, ist es oft einfacher, Pulver herzustellen. (Ayurvedische Mischungen können aus zwanzig oder mehr Heilpflanzen zusammengesetzt sein). Viele traditionelle Mischungen werden in Pulverform hergestellt und im Handel angeboten. Pulver ist eine einfachere Zubereitungsart als Pillen und Tabletten und kann von Kräuterheilkundigen leicht hergestellt werden. Ein anderer größerer Vorteil der Pulverform ist der, dass sie eine niedrigere Dosierung als frische Heilpflanzen erfordert, da eine größere Menge direkt aufgenommen werden kann (eine viertel bis halbe Dosis). Ihr Nachteil ist, dass ihre arzneiliche Kraft schneller abbaut und sie ihre Wirkung innerhalb eines halben oder ganzen Jahres verliert. Mit Hilfe von besonderen Verfahren bleiben ayurvedische Pulver jedoch jahrelang haltbar.

Pulver werden nicht für sich allein eingenommen, sondern zusammen mit einer Trägersubstanz (siehe *Anupanas).* Wenn Ghee, Öl, Honig oder Rohzucker benutzt wird, sollte deren Menge doppelt so groß sein wie die Pulvermenge. Bei Milch oder Wasser nimmt man die vierfache Menge des Pulvers. Bittere Pulver werden meist in Kapseln oder mit Honig eingenommen.

Pulver haben im allgemeinen eine schnelle, aber kurze Wirkung. Sie wirken vor allem auf den Magen-Darm-Trakt sowie auf den *Rasa Dhatu* oder das Plasma. Einige verjüngende Heilpflanzen wie *Ashwagandha, Pippali* und *Triphala,* die auf alle *Dhatus* einwirken, können in Pulverform eingenommen werden.

Pillen und Tabletten *(Guti und Vati)*

Ayurvedische Apotheken bieten eine große Vielfalt von Pillen und Tabletten an, die oft aus Abkochungen hergestellt sind.

Gugguls

Guggul (siehe Heilpflanze gleichen Namens) ist ein Baumharz, das große Ähnlichkeit mit Myrrhe hat. Besondere ayurvedische Pillen werden mit Guggul zubereitet. Diese werden vorwiegend bei nervösen Zuständen, Arthritis und zur Gewichtsreduzierung verwendet.

Arzneiliche Weine *(Asavas* und *Arishtas)*

Der Ayurveda benutzt eine Vielzahl von arzneilichen Weinen. Eine Hefekultur wird entweder dem frischen Heilpflanzensaft *(Arishta)* oder ihrer Abkochung *(Asava)* beigegeben, und man lässt diese über einen Zeitraum von Tagen oder Monaten gären. Dieser Mischung werden oft Gewürze hinzugefügt. Die so entstandenen arzneilichen Weine sind äußerst leicht zu assimilieren und fördern *Agni.* Ihre arzneilichen Eigenschaften nehmen im Lauf der Zeit zu.

Arzneiliche Gelees *(Avalehas)*

Verschiedene Arten von arzneilichen Gelees oder Heilpflanzenkonfekt werden ebenfalls verwendet. Viele Tonika und Verjüngungsmittel können mit rohem Zucker oder Honig zubereitet werden. *Chyavan Prash,* ein gutes Allgemeintonikum, (siehe *Amalaki)* wird auf diese Weise zubereitet.

Rasa-Zubereitungen

Es gibt spezielle alchemistische Zubereitungen im Ayurveda, die durch besondere Verfahren für den menschlichen Gebrauch aufgeschlossene Formen von Quecksilber, Schwefel und anderen Metallen benutzen. Diese werden *Rasa*-Zubereitungen genannt, nehmen in der *Rasayana* oder Verjüngungstherapie eine wichtige Stellung ein und üben eine außerordentlich große Wirkung auf das Nervensystem aus.

Andere spezielle Verfahren zur Zubereitung von Mineralen und Metallen werden angewendet (oft auch in Form von Asche oder *Bhasma,* die durch ein besonderes Herstellungsverfahren für den menschlichen Organismus ungiftig gemacht worden sind). Diese Zubereitungen werden mit Heilpflanzen nach den Regeln der gleichen Wissenschaft der Energetik kombiniert.

Der Gebrauch dieser spezielleren pharmazeutischen Präparate setzt jedoch entsprechendes Wissen voraus. Wir hoffen, dass sie in Zukunft dem Ayurveda-Praktiker in diesem Lande zur Verfügung stehen werden.

Arzneiliche Öle *(Siddha Taila)*

Arzneiliche Öle werden hergestellt, indem man die Heilpflanzen in verschiedenen Ölen ansetzt. Wenn nicht anders angegeben, wird im allgemeinen Sesamöl verwendet. Andere ölhaltige Samen wie Kokosnuss, Sonnenblumen oder Rizinussamen können zuweilen ebenfalls gebraucht werden. Arzneiliche Öle werden vorwiegend zur äußerlichen Anwendung, wie z. B. zur Massage, benutzt, doch werden sie zuweilen auch zur innerlichen Einnahme verordnet.

Arzneiliche Öle wirken auf die *Dhatus* von *Rasa, Rakta* und *Mamsa* und stärken dadurch das Plasma, das Blut und das Muskelgewebe des Körpers. Sie kräftigen den *Agni*, den Stoffwechsel dieser verschiedenen Gewebe. Für die Leber sind sie zu schwer verdaulich und können daher durch sie nicht die tieferen Gewebe erreichen. Sie wirken in erster Linie auf die Haut, die Lunge und den Dickdarm. Sie können aber – über den Dickdarm – eine gewisse Wirkung auf das Nervengewebe ausüben *(Majja dhatu).*

ZUBEREITUNG: Das Hauptverfahren zur Zubereitung von arzneilichen Ölen ähnelt der Abkochung. Ein Teil Heilpflanzen wird für vier bis acht Stunden über kleiner Flamme mit vier Teilen Öl und sechzehn Teilen Wasser gekocht, bis alles Wasser verdampft ist (das ist der Fall, wenn ein Wassertropfen, den man auf das Öl geträufelt hat, ein prasselndes Geräusch erzeugt). Zum Beispiel kann man 62,206 g Heilpflanzen mit 0,248 l Öl und 1 l Wasser ansetzen (1:4:16), um 0,248 l arzneiliches Öl zu gewinnen.

Als Alternative bereitet man zuerst die Heilpflanzenabkochung. Danach werden Abkochung und Öl zu gleichen Teilen genommen und diese Mischung wird in ähnlicher Verfahrensweise so lange gekocht, bis die Abkochung verdampft ist. Diese Methode ist da nützlich, wo man nicht möchte, dass Pflanzenteile in arzneiliches Öl gelangen – in diesem Fall wird die Abkochung abgeseiht, bevor sie dem Öl zugefügt wird.

Einige Heilpflanzen können direkt in das Öl gegeben und ohne Wasserzusatz zubereitet werden. Hitzeempfindliche aromatische Heilpflanzen wie Minze, Jasmin oder Kampfer können in Pulverform direkt in das Öl gegeben werden, 1 Teil Heilpflanzen auf 4 Teile Öl. Diese Mischung lässt man 24 bis 48 Stunden ziehen, danach wird sie abgeseiht und ist gebrauchsfertig.

Andere nicht ganz so empfindliche aromatische Heilpflanzen wie Cayennepfeffer, Nelken oder Senf können direkt in das Öl gegeben werden, sie sollten aber einige Stunden über kleiner Flamme köcheln und dann abgeseiht und benutzt werden.

Frischer Heilpflanzensaft wie Knoblauch- oder Ingwersaft kann dem Öl zu gleichen Teilen zugesetzt werden (wie die Abkochungen) und in ähnlicher Verfahrensweise solange gekocht werden, bis alles Wasser verdampft ist. Es ist besonders darauf zu achten, dass man sie nicht zu lange oder zu stark kocht.

ANWENDUNG: Öle können zur Massage verwendet werden, als Salbe für Augen und Ohren, bei Verbänden für Wunden und Geschwüre benutzt werden und auch als Öleinläufe *(Basti)* und Scheidenspülungen Verwendung finden, sie können durch die Nase *(Nasya)* und manche auch oral eingenommen werden.

Äußerlich angewendet können arzneiliche Öle für jeden der drei *Doshas* von guter Wirkung sein.

Anti-*Pitta*-Heilpflanzen sind in Ölen bei entzündlichen Zuständen der Haut und des Blutes von guter Wirkung. Sie sind nützlich bei Haarausfall, vorzeitigem Ergrauen usw. und können mit Kokosöl zubereitet werden (das kühlend ist, während Sesamöl erhitzend ist).

Anti-*Vata*-Heilpflanzen sind gut wirksam in arzneilichen Ölen für Einläufe. Bei vielen Erkrankungen des Gehirns und des Nervensystems und ebenso bei Diabetes ist es gut, den Kopf in Ölen zu baden *(Siro basti, Siro dhara).* Über die Nase aufgenommene *(Nasya)* Öle haben eine ähnliche Wirkung.

Innerlich angewendet wirken sie hauptsächlich auf *Vata* und können *Pitta* und *Kapha* verschlimmern.

Typische Heilpflanzen, die vom Ayurveda in arzneilichen Ölen verwendet werden: *Amalaki,* Asa foetida (Stinkasant), *Bala Brhigaraj,* Kalmus, Kampfer, Knoblauch, Ingwer, Hydrocotyle asiatica, *Haritaki,* Jasmin, Minze, *Pippali*, Safran, Sandelholz, *Shatavari,* Gelbwurz, Wilder Indigo.

Arzneiliches Ghee *(Siddha ghrita)*

Arzneiliches Ghee ähnelt dem arzneilichen Öl. Um Ghee selbst herzustellen, erhitze man ein Pfund frische ungesalzene Butter ca. 15 Minuten auf mittlerer Hitze. Die Butter wird schmelzen und zu kochen beginnen. Während dieses Vorgangs wird Flüssigkeit an die Oberfläche treten. Entfernen Sie diesen Schaum nicht, denn er besitzt medizinische Eigenschaften. Schalten Sie auf niedrige Hitze. Die Butter wird dann eine goldgelbe Farbe annehmen und ziemlich ähnlich wie Popcorn riechen. Wenn ein oder zwei Wassertropfen auf dem Ghee ein prasselndes Geräusch erzeugen, ist das Ghee fertig. Lassen Sie es langsam abkühlen und gießen es durch ein Sieb in einen Behälter. Ghee lässt sich bei normalen Temperaturen aufbewahren.

Die Eigenschaften und Indikationen von Ghee sind anders als die der arzneilichen Öle. Ghee verstärkt *Ojas,* die subtile Essenz alle Gewebe. Es vermehrt *Agni* (und alle *Agnis)* und alle verdauungsfördernden Energien und Enzyme des Körpers. Es fördert *Jatharagni,* das Verdauungsfeuer im Dünndarm, und verstärkt sein Leistungsvermögen ohne *Pitta* zu verschlimmern. Es fördert die *Bhutagnis,* die elementaren Feuer, die in der Leber ihren Sitz haben, denen die Umwandlung der Nahrung im Körper untersteht. Es belastet die Leber nicht wie andere Öle oder Fette, sondern kräftigt sie.

Arzneiliches Ghee ist Nahrung für den *Majja dhatu,* Knochenmark und Nervengewebe und nährt das Gehirn. Indem es *Ojas* fördert, stärkt Ghee alle subtilen Gewebe des Körpers, einschließlich *Shukra dhatus,* des Fortpflanzungsgewebes. Durch *Ojas* gibt es *Tejas* Nahrung, dem geistigen Feuer, und fördert so *Medhagni,* die Flamme der Intelligenz und der Wahrnehmung. Auf diese Weise ist es ein wichtiges verjüngendes Tonikum oder *Rasayana* für den Geist, das Gehirn und das Nervensystem. Es ist gut für *Vata-* und *Pitta-Doshas.*

Für *Pitta*-Zustände wird Ghee mit bitteren Heilpflanzen zubereitet. In ähnlicher Weise wird es bei Fieber verwendet, für das es als die beste Medizin gilt.

Ghee ist ausgezeichnet bei Krankheiten der subtilen Gewebe, der Nerven und des Geistes einschließlich vieler *Vata*-Probleme.

Es wird gewöhnlich innerlich angewendet und oft als *Nasya* aufgenommen.

Typische Heilpflanzen, die in Ghee zubereitet werden: *Amalaki, Ashwagandha, Bhringaraj,* Kalmus, Knoblauch, *Gokshura,*

Hydrocotyle asiatica, Jasmin, Süßholz, *Manjishta,* Granatapfel, *Shatavari, Triphala.*

Arzneiliche Trägersubstanzen *(Anupana)*

Im Ayurveda wird die Einnahme von pflanzlichen Arzneimitteln zusammen mit verschiedenartigen Trägersubstanzen, wie heißes Wasser oder Milch, verordnet. Solche Trägersubstanzen werden „*Anupanas*" genannt.

Anupanas können die therapeutischen Wirkungen der Heilpflanzen verstärken. Zum Beispiel wird die expektorierende Wirkung von trockenem Ingwer verstärkt, wenn er zusammen mit Honig verabreicht wird. *Anupanas* können die Nebenwirkungen der Heilpflanzen mildern, wenn zum Beispiel scharfe Gewürze zusammen mit Milch verwendet werden, um die Verschlimmerung von *Pitta* gering zu halten. Sie können als Geschmackskorrigens dienen, um Arzneimittel schmackhafter zu machen. Sie werden in den Rezepten vielfach als ergänzende Heilpflanzen aufgelistet.

Sie können auch als Katalysatoren oder *Yogavahis* dienen, um die Wirkungen der Heilpflanzen auf die tieferen und subtileren Gewebe des Körpers lenken zu helfen. Dies ist der Fall, wenn Ghee als *Anupana* verwendet wird.

Anupanas können den *Dosha* verändern, auf den die Heilpflanzen wirken. Ghee ist die stärkste Substanz, die die Kräuter bei der Reduzierung von *Pitta* und Fieber unterstützt; Sesamöl reduziert *Vata,* und Honig *Kapha.* Die gleiche Medizin, mit Ghee eingenommen, kann *Pitta* vermindern, mit Honig jedoch kann sie *Kapha* vermehren.

Der einfachste *Anupana* ist heißes oder kaltes Wasser. Heißes Wasser ist am besten für Heilpflanzen geeignet, die *Vata* und *Kapha* vermindern. Kaltes Wasser eignet sich am besten, um *Pitta* zu reduzieren.

Fiebersenkende Heilpflanzen sollten jedoch immer mit heißem Wasser eingenommen werden. Kaltes Wasser und kalte Speisen sind bei Fieber kontraindiziert. Es ist die Unterdrückung des zentralen Verdauungsfeuers, die Fieber erzeugt, indem sie dessen Hitze an die Körperoberfläche treibt und dort ausbreitet.

Die Einnahme von Kaltem würde diese Unterdrückung noch verstärken. Durst und Verlangen nach kalten Getränken sollten durch kalte Abreibungen mit dem Schwamm und warme Tees gelindert werden.

Wasser führt die Wirkungen der Heilpflanzen dem *Rasa,* dem Plasma zu. Honig bringt sie dem Blut und den Muskeln. Milch lenkt sie zum Plasma und zum Blut. Alkohol führt sie zum subtilen Gewebe, zu den Nerven.

Roher Zucker kann ebenfalls als *Anupana* gebraucht werden. Er verstärkt die tonisierende Wirkung von Heilpflanzen auf ähnliche Weise wie die Milch. Er tonisiert Plasma und Blut, lindert Hitze und schützt die Gewebe, indem er den Stoffwechsel unterstützt.

Typische *Anupanas* sind: Kaltes und heißes Wasser, Honig, Ghee, Butter, roher Zucker, Kräuterabkochungen oder Aufgüsse (wie Ingwer- oder Minztee), Fruchtsäfte, Fleischbrühe.

Heilpflanzen zum äußerlichen Gebrauch

Viele Heilpflanzen sind zur äußerlichen Anwendung von Wert in Waschungen, als Pasten, warme Umschläge oder arzneiliche Öle. Man kann diese Heilpflanzen als Wundheilmittel bezeichnen, da sie die Heilung von Entzündungen oder Wunden fördern. Es ist wichtig, ihre Funktionen und den richtigen Zeitpunkt ihrer Anwendung genauer zu bestimmen.

Viele adstringierende Heilpflanzen sind als Wundheilmittel berühmt (siehe zusammenziehende, adstringierende Heilpflanzen).

Dies kommt daher, weil sie das Zusammenwachsen der Gewebe durch ihre trocknende und kontrahierende Wirkung fördern. Sie haben auch, aufgrund ihrer kühlenden Energie, entzündungshemmende Eigenschaften. Viele süße Heilpflanzen finden als Wundheilmittel Verwendung (siehe Expektoranzien und Demulcentia). Dies beruht hauptsächlich auf der beruhigenden und erweichenden Wirkung, die sie auf die Haut ausüben, und auf ihrer gewebsernährenden Wirkung. Sie haben aufgrund ihrer kühlenden Energie wiederum eine gewisse entzündungshemmende Wirkung.

Viele bittere Heilpflanzen werden äußerlich angewandt aufgrund ihrer starken entzündungshemmenden Wirkung, ihrer sehr kalten Natur, ihrer kühlenden Wirkung bei Brandwunden, ihren antiseptischen und antibakteriellen Eigenschaften und ihrer fiebervermindernden Kraft. Viele scharfe Kräuter finden äußerliche Anwendung, da sie die lokale Durchblutung vermehren und Abszesse zur Reifung bringen und die Eiterung fördern. Als Hautreizmittel können sie von schmerzstillender Wirkung sein.

Bittere Heilpflanzen sind in der ersten, akuten und oft fiebrigen Phase einer Entzündung oder Wunde am besten geeignet. Wenn das Fieber abgeklungen ist und die Eiterbildung begonnen hat, sind scharfe Heilpflanzen besser geeignet. Wenn der Heilungsprozess begonnen hat und der meiste Eiter abgeflossen ist, können zusammenziehende (und später süße) Heilpflanzen verwendet werden, um den Heilungsprozess abzuschließen. Bei chronischen Entzündungen, die nicht heilen wollen, kann zunächst die Anwendung von scharfen Heilpflanzen erforderlich sein, um die lokale Durchblutung zu fördern.

Bei diesen Zuständen sind die Heilpflanzen zur inneren Anwendung mit denen zur äußerlichen Anwendung weitgehend identisch.

Scharfe Heilpflanzen können offene, wunde Stellen und Schleimhäute reizen. Zur Linderung von Schmerzen und Kopfschmerzen sind sie oft in Form von Pasten von guter Wirkung.

Heilpflanzen zur äußerlichen Anwendung: Vogelmiere, Beinwell, Flachssamen, Irisch Moos, Süßholz, Eibisch, Breitwegerich, Kleine Braunelle, Rotulme, Schafgarbe (alle vorwiegend Süß oder Zusammenziehend), Asa foetida (Stinkasant),

Berberitze, Klette, Kalmus, Ingwer, Hydrocotyle asiatica, Wacholderbeeren, Myrrhe, Sandelholz, Sarsaparille, Gelbwurz und Krauser Ampfer.

Wege der Verabreichung

Die meisten Heilpflanzen werden oral verabreicht. Jedoch haben auch andere Wege ihren besonderen Wert.

EINLAUFTHERAPIE: Wenn ein *Dosha,* speziell *Vata,* sich im Dickdarm angesammelt hat, wird der Weg der rektalen Verabreichung mittels Einlauf *(Basti)* bevorzugt.

Scharfe Heilpflanzen können auf diese Weise eingeführt werden um im Dickdarm Kongestionen aufzulösen und Schleim sowie *Ama* auszuleiten. Öle und süße, befeuchtende Heilpflanzen können wegen ihrer Wirkung als Gleitmittel oder ihres nährenden Effekts verwendet werden. Süße, zusammenziehende und bittere Heilpflanzen können bei Entzündungen und Geschwüren des Dickdarms so verabreicht werden. Diuretische Heilpflanzen können ebenfalls auf diese Weise zur Anwendung gelangen. Weil sie als Einlauf in die Nähe der Nieren gelangen, können diuretische Heilpflanzen eine sehr direkte Wirkung entfalten.

Verabreichung durch die Nasenschleimhaut

Gesundheitliche Störungen, die in Zusammenhang zu *Prana,* dem Nervensystem und dem Atemtrakt stehen, werden oft am besten durch eine nasale Verabreichung *(Nasya)* behandelt, was auch das Einträufeln von Öl auf die Nasenschleimhäute, die Inhalation von Dämpfen bzw. Räucherwerk und das Aufnehmen flüssiger Zubereitungen durch die Nase, um die Nebenhöhlen zu reinigen, einschließt – all dies gehört zu den Verabreichungen durch die Nase.

Scharfe Heilpflanzen wie der Wachsbeerenstrauch oder Ingwer können wegen ihrer reinigenden und kongestionslösenden Wirkung auf diesem Wege eingenommen werden. Nervina (wie Hydrocotyle asiatica) können besonders als arzneiliches Ghee auf diese Art eingenommen werden, um direkt auf das Gehirn zu wirken. (Geben Sie im Liegen 5 Tropfen in jedes Nasenloch.)

Zu den Verabreichungen über die Nasenschleimhaut gehört auch das Rauchen von Heilpflanzen. Das Rauchen von Heilpflanzen ist oft Teil einer Entgiftungstherapie (nach *Pancha karma),* um verbliebene Toxine aus dem Körper auszubrennen. Heilpflanzen können auch anstelle von Tabak geraucht werden, um sich das Rauchen abzugewöhnen.

Das Rauchen von Heilpflanzen hilft, ihre kongestionslösende und hustenlindernde Wirkung zu verstärken und ist gut bei Erkältungen und Halsentzündungen. Das Rauchen lässt sie sofort auf die Nerven wirken und kann helfen, den Geist für Yoga und Meditation freizumachen.

Zum Rauchen geeignete Heilpflanzen: *Ajwan,* Wachsbeerenstrauch, Schwarzer Pfeffer, Kardamom, Zimt, Nelken, Kubebe, Ingwer (vorwiegend heiße, scharfe Expektoranzien) und solche besonderen verjüngenden Mittel für den Geist wie Kalmus und Hydrocotyle asiatica.

Verabreichungen am Auge

Gesundheitliche Störungen, die in Zusammenhang mit *Vyana* stehen, dem *Vata,* der die Muskelbewegung und das Kreislaufsystem beherrscht, können durch pflanzliche Arzneimittel behandelt werden, die am Auge verabreicht werden *(Anjana).* Heilpflanzen, die einen ohnmächtigen Patienten wieder zu Bewusstsein bringen, können so verabreicht werden, wie auch solche zur Behandlung von lokalen Augenkrankheiten. Hierin sind auch Augentropfen, Öle für die Augen und Salben einbegriffen, die man am Auge anwendet oder rund um die Augen verabreicht.

Verabreichung über die Haut

Ein weiterer Hauptweg der Verabreichung ist die Anwendung der Heilpflanzen und arzneilicher Öle über die Haut. Dies ist nicht nur bei lokalen Hautproblemen hilfreich, sondern auch bei vielen anderen Zuständen, einschließlich verschiedene *Va-*

ta-Störungen, Lungenschwäche und Schwäche des Nervensystems. Eine Massage mit Heilpflanzenölen ist eine der besten Methoden, übermäßiges *Vata* zu reduzieren.

Zu den besonderen Verabreichungsweisen zählt die Anwendung von Ghee oder Sesamöl an den Lokalisationen der sieben *Chakras* an der Vorder- und Rückseite des Körpers. So kann beispielsweise überhöhter *Pitta* vermindert werden, indem man Sandelholzöl auf die Stelle des Dritten Auges aufträgt.

Der Ayurveda erkennt ebenso wie die chinesische Medizin den Wert der Erhitzung bestimmter Meridianpunkte am Körper an. In der chinesischen Medizin wird dies als Moxibustion und im Ayurveda als *Agni karma,* Feuerbehandlung, bezeichnet.

Der Ayurveda benützt Gelbwurz, Kalmus oder Metallstäbe, gewöhnlich aus Kupfer oder Silber, die erhitzt werden und an zentralen Punkten oder *Chakras* oberflächlich angewandt werden. Dies hilft, Toxine auszubrennen und die Organfunktion anzuregen. Die Heilpflanzen können zu einer Zigarette gedreht und ca. 1,25 cm über den zu behandelnden Punkten abgebrannt werden, bis diese heiß werden.

Zeiten der Verabreichung

Im Ayurveda gilt der Zeitpunkt der Heilpflanzeneinnahme als wichtiger Faktor zur Steigerung ihrer Wirkung.

Einer guten, einfachen, allgemeinen Regel zufolge wirken Heilpflanzen, die man eine halbe bis ganze Stunde vor den Mahlzeiten einnimmt, eher auf den Dickdarm und den unteren Teil des Körpers, auf den *Apana Vayu,* die Luft oder den *Vata*, dem die Ausscheidungsvorgänge unterstehen. Heilpflanzen, die man mit den Mahlzeiten einnimmt, wirken tendenziell auf den Magen und Dünndarm, auf den mittleren Teil des Körpers und auf *Samana Vayu,* die Luft, die die Verdauungsfunktionen regelt. Und Heilpflanzen, die man nach dem Essen einnimmt, wirken mehr auf die Lungen, auf den oberen Teil des Körpers sowie auf *Prana Vayu,* die Luft, die die Atmungsfunktionen regelt.

Heilpflanzen, die tendenziell auf den unteren Teil des Körpers wirken, wie Purgativa, Diuretika und Emmenagoga sowie Heilpflanzen, die den Dickdarm, die Nieren und die Fortpflanzungsorgane anregen, sollten vor den Mahlzeiten eingenommen werden.

Heilpflanzen, die auf die Verdauungsfunktionen wirken (Anregungsmittel und Karminativa, Bittertonika oder nährende Tonika, die wie Nahrungsmittel zu sich genommen werden) und Heilpflanzen, die den Magen, die Milz, die Leber oder den Dünndarm anregen, sollten zu den Mahlzeiten eingenommen werden. Heilpflanzen, die tendenziell auf den oberen Teil des Körpers wirken – Diaphoretika, Expektoranzien, Nervina – und Heilpflanzen, die die Lungen, das Herz oder das Gehirn anregen, sollten nach den Mahlzeiten eingenommen werden.

Es werden weitere Zeiten der Verabreichung unterschieden

Verjüngungsmittel werden oft als erstes am Morgen eingenommen, ebenso wie Heilpflanzen, die *Kapha* und Schleim vermindern.

Wer früh aufsteht, sollte starke Purgativa am Morgen als erstes einnehmen, wer frühmorgens arbeiten muss, sollte sie kurz vor dem Einschlafen einnehmen.

Einige Heilpflanzen werden vor dem Zubettgehen, eine Stunde vor dem Schlafengehen eingenommen; dies trifft besonders auf Heilpflanzen gegen Schlaflosigkeit und andere Schlafstörungen zu.

Kleinere Mengen einer Heilpflanzenzubereitung können beim Essen mit jedem Happen zu sich genommen werden. Dies ist zweckmäßig bei starken Medikamenten, bei Personen, die irgendwelche Schwierigkeiten bei der Einnahme von Heilpflanzen haben und wenn Heilpflanzen (scharfe Gewürze) verabreicht werden, die *Agni* vermehren.

Zur Anregung des Stoffwechsels werden Heilpflanzen zwischen den Mahlzeiten eingenommen.

Bei akuten Zuständen von *Prana*-Störungen wie Asthma, Erbrechen oder Schluckauf können Heilpflanzen auch in regelmäßigen kurzen Abständen minütlich verabreicht oder eingenommen werden.

Allgemein gesprochen, werden starke Medikamente im Verlauf von akuten Anfällen gegeben und schwächere Medikamente zwischen den Anfällen und bei chronischen Zuständen verabreicht.

MISCHUNGEN

Im Ayurveda werden die Heilpflanzen im allgemeinen nicht für sich allein angewandt, sondern als Mischung verwendet. Der Ayurveda ist der Überzeugung, dass die richtige Mischung von Heilpflanzen deren Heilkräfte außerordentlich steigert, ihren Wirkungsbereich erweitert und ihre Nebenwirkungen kompensieren kann. Zum Verständnis der Eigenschaften der einzelnen Heilpflanzen sollte sich die Kunst gesellen, sie miteinander zu kombinieren, der ayurvedische Yoga ihrer Anwendung. Es gibt Gesetze und Prinzipien zur Zusammensetzung von Mischungen, mit deren Hilfe wir diese bilden und verstehen können.

Bei der Anfertigung einer Heilpflanzenmischung ist es zunächst erforderlich, eine einzelne Heilpflanze auszuwählen, die diejenigen Heilwirkungen am besten in sich vereint, welche am geeignetsten für das betreffende Individuum und seinen/ihren jeweiligen Zustand sind, wie zum Beispiel die Wahl des Wachsbeerenstrauches als Diaphoretikum erster Ordnung zur Behandlung einer gewöhnlichen Erkältung.

Dieser Heilpflanze sollten Pflanzen mit ähnlichen Eigenschaften hinzugefügt werden. Das zugrunde liegende Prinzip bei allen Mischungen ist dasjenige, dass Heilpflanzen mit ähnlichen Eigenschaften einander verstärken. Die gleiche Menge einer Mischung von Heilpflanzen mit ähnlichen Eigenschaften entfaltet eine größere therapeutische Wirkung als die gleiche Menge einer seiner einzelnen Bestandteile für sich. So haben beispielsweise in der Mischung *Trikatu,* die aus Ingwer, Schwarzem Pfeffer und *Pippali* (indische Pfefferart) besteht, die alle drei die Verdauung und Assimilierung fördern, 500 mg eine stärkere Wirkung als 500 mg von jedem dieser Mittel für sich.

Heilpflanzen haben oft mehr als eine Wirkung. Welche ihre Hauptwirkung sein wird, hängt von den Heilpflanzen ab mit denen sie kombiniert werden. So wird beispielsweise die diaphoretische Wirkung von Ingwer aktiviert und verstärkt, wenn er zusammen mit diaphoretischen Heilpflanzen wie dem Wachsbeerenstrauch und Meerträubel verwendet wird. Mit verdauungsfördernden Heilpflanzen wie Kardamom oder Lorbeerblättern kombiniert, wird er seine Wirkung mehr in dieser Richtung entfalten.

Man kann neben einigen wenigen Heilpflanzen, die die Hauptwirkung der Heilpflanze erster Ordnung in einem Rezept teilen, auch einige weitere, die ähnliche Wirkungen haben, zur Unterstützung heranziehen. So kann man bei einer diaphoretischen oder schweißfördernden Mischung für eine Erkältung oder Grippe einige andere Heilpflanzen hinzufügen, die verwandte Störungen wie Husten behandeln oder Schleim lösen.

Neben dieser synergistischen Wirkungsweise ähnlicher Heilpflanzen gibt es die antidotierende Wirkung von Heilpflanzen mit einander entgegengesetzten Wirkkräften. Es kommt oft vor, dass ein Rezept ein oder zwei Heilpflanzen enthält, deren Wirkung derjenigen der übrigen darin enthaltenen Heilpflanzen entgegengesetzt ist. Solche Heilpflanzen mit antidotierender Wirkung dienen dazu, das Rezept auszugleichen und zu verhindern, dass es eine zu starke oder einseitige Wirkung hat. Diese Heilpflanzen schwächen mögliche Nebenwirkungen ab und können eine schützende Wirkung auf die Gewebe entfalten.

Nach diesem Grundsatz können Rezepte, die sehr heiße Pflanzen wie Nelken oder *Pippali* vorschreiben, auch etwas rohen oder Kandiszucker enthalten. Dies hat eine kühlende Gegenwirkung zur Folge, die die Einnahme erleichtert.

Man kann um ihrer schützenden Wirkung willen einige tonisierende Heilpflanzen Rezepten hinzufügen, die reinigend wirken sollen. Bei Verschreibungen, die eine Tonisierung zum Ziel haben, kann man einige leichte verdauungsfördernde Heilpflanzen miteinbeziehen, um die Tendenz zur Schwächung der Verdauung, die den schweren tonisierenden Heilpflanzen zu eigen ist, auszugleichen.

Zusätzlich zu diesen Haupttheilpflanzen eines Rezepts können noch einige andere in kleineren Dosierungen hinzukommen, die dem Körper deren Verarbeitung erleichtern sollen. Mischungen können einige anregende Heilpflanzen enthalten, die bei der Absorption und Assimilierung der anderen Heilpflanzen eines Rezepts hilfreich sind. In der westlichen Pflanzenheilkunde werden zum Beispiel Cayennepfeffer oder manchmal trockener Ingwer allgemein in diesem Sinn verwendet. Im Ayurveda wird zu diesem Zweck meist eine Mischung namens *Trikatu* gebraucht. Solche Substanzen werden *„Prakshepa dravyas"* oder Energetisierungsmittel genannt. Komplexere Rezepte können fünf oder mehr dieser Substanzen enthalten, aber ihre Dosierung ist stets klein genug, um die richtige Verdauung und volle Wirkung der Hauptheilpflanzen zu gewährleisten.

Des weiteren kann man eine oder zwei Heilpflanzen als Ausscheidungsmittel hinzufügen, um eine Ansammlung von Toxinen oder Abfallprodukten zu verhindern. Sogar tonisierende Rezepte können solche Heilpflanzen, die meist Diuretika oder Laxantiva sind, enthalten. Dies ist der Grund, warum viele ayurvedische Rezepte die Mischung *Triphala,* ein Laxans, in kleiner Dosierung enthalten.

Schließlich können Rezepte Trägersubstanzen enthalten oder mit diesen eingenommen werden, die deren Wirkung auf die tieferen Gewebe lenken (wie Honig zum Beispiel, siehe *Anupanas).*

So werden zusammen mit unseren Hauptheilpflanzen und deren verstärkenden Mitteln, als den wichtigsten Bestandteilen, zusätzlich verschiedene andere unterstützende oder entgegenwirkende Pflanzen zweiter Ordnung eingesetzt. Danach werden bestimmte Anregungs- und Ausscheidungsmittel zur zusätzlichen Verstärkung hinzugefügt und das ganze Rezept mit bestimmten Trägersubstanzen eingenommen, um die größtmögliche Wirkung zu erzielen.

Die Herstellung von Mischungen ist eine Kunst, die Übung erfordert. Man sollte mit dem Einfachen beginnen.

Traditionelle Dosierungen für den arzneilichen Gebrauch

Abkochungen

1. Starke Abkochung: Man gebe 125 g Heilpflanzen in 2 l Wasser. Man koche es auf kleiner Flamme solange, bis die Flüssigkeit auf 0,5 l eingekocht ist.

Die Dosierung ist dreimal täglich 60 ml.

2. Mittelstarke Abkochung: Man gebe 125 g Heilpflanzen in 1 l Wasser. Man koche es auf kleiner Flamme, bis die Flüssigkeit auf 0,5 l eingekocht ist. Dosierung wie oben.

Aufguss

1. Starker Aufguss: Man gebe 125 g Heilpflanzen in 0,5 l kochendes Wasser und lasse es mindestens 3 Stunden ziehen.
Die Dosierung ist dreimal täglich 60 ml.

2. Mittelstarker Aufguss: Man gebe 62 g Heilpflanzen in 0,5 l kochendes Wasser und lasse es mindestens 3 Stunden ziehen. Dosierung wie oben.

Beim kalten Auszug verfährt man auf die gleiche Weise, nur gibt man die Heilpflanzen in kaltes Wasser.

Pulver

1. Hohe Dosierung: 3 bis 6 g dreimal täglich

2. Niedrige Dosierung: ½ bis 3 g.

Anupanas

Arzneiliche Gaben sollten mit dem passenden *Anupana* verabreicht werden (siehe *Anupanas).* Das Einfachste ist die gleiche Menge Wasser und Heilpflanzen.

Temperatur

Aufgüsse und Abkochungen sollten heiß eingenommen werden; Pulver sollten mit einem warmen *Anupana* genommen werden, außer bei *Pitta*-Zuständen ohne Fieber. Bei Fieberzuständen sollten die Heilpflanzen heiß eingenommen werden.

Achtung

Ayurveda hat keine standardisierten Dosierungen für Heilmittel. Die Dosierungen hängen von Alter des Patienten ab, seinem Körpergewicht, seiner Verdauungskraft, der Konstitution und ebenso von Schwere und Dauer der Krankheit. Standarddosierungen anzugeben wäre eine Vereinfachung, die irreführend sein könnte. Im Zweifelsfall nimmt man niedrigere Dosierungen und steigert sie allmählich, bis die richtige Wirkung erzielt ist.

Starke Dosierungen von Heilpflanzen finden sich meistens bei Mischungen und werden dort ausgeglichen, um mögliche Nebenwirkungen der Heilpflanzen zu mildern und deren richtige Assimilation zu gewährleisten.

Dosierung zum allgemeinen Gebrauch

Hohe Dosierungen sollen nur dann benutzt werden, wenn das nötige Wissen und genügend Erfahrung vorhanden sind, vorzugsweise lässt man sie sich von einem qualifizierten Behandler verschreiben.

1. Aufguss: 1 gestrichener Teelöffel (ca. 4 g) auf 0,25 l Wasser. 30 Minuten ziehen lassen.
2. Abkochung: 2 Teelöffel (ca. 8 g) auf 0,25 l Wasser. 30 Minuten auf kleiner Flamme kochen lassen. Dasselbe bei Milchabkochungen.

3. Pulver: 2 „00" Kapseln oder ca. 1 g.

Die meisten Dosierungen nimmt man dreimal täglich.

Anmerkung

Heilpflanzen, die sehr heiß und scharf sind, wie Cayennepfeffer, oder sehr kalt und bitter, wie kanadische Gelbwurz, sollten stets in niedriger Dosierung genommen werden, während die süßen und schweren, wie Beinwellwurzel, allgemein in hoher Dosierung benutzt werden sollten. Eine gute allgemeine Regel ist es auch, leichte, stark schmeckende Heilpflanzen in einer Dosierung zu verwenden, die um die Hälfte niedriger ist als die normale; schwere, mild schmeckende Heilpflanzen sollten in der doppelten Standarddosierung zur Anwendung kommen.

MANTRA, YANTRA UND MEDITATION

Im Ayurveda gibt es zwei Ebenen des Heilens: die physische und die geistige. Auf der physischen Ebene sind die Heilpflanzen das grundlegende Mittel des Heilens. Das grundlegende Mittel des Heilens auf der geistigen oder psychologischen Ebene stellen die *Mantras* dar. *Mantras* sind besondere Ur-Silben wie Om, die die schöpferische kosmische Schwingung widerspiegeln. Die Pflanze überträgt die Ur-Energie der Natur auf den Körper; das *Mantra* vermittelt die Ur-Energie des Göttlichen dem menschlichen Geiste.

Diese zwei Ebenen des Heilens sind immer aufeinander bezogen. Pflanzen haben ihre Wirkungen auf den Geist und *Mantras* verändern unsere Physiologie. Beides wirkt auf den *Prana* oder die Lebensenergie – das eine von außen, das andere von innen. Wie zu Anfang erwähnt, ist der Mensch die Essenz der Pflanze. Die Essenz des Menschen ist die Sprache, deren Essenz wiederum das *Mantra* ist. Das *Mantra* als Wort des Geistes ist mit der Pflanze als dem Wort der Natur im Einklang. Zwischen diesen steht der Mensch.

Das Bewusstsein wird durch die Pflanzen verfeinert. Durch das *Mantra* wird es vervollkommnet. Daher wirken der richtige Gebrauch der Heilpflanzen und eine vegetarische Ernährungsweise als Katalysatoren für eine *mantrische* Entwicklung des Bewusstseins. – Dies ist die wahre Schönheit des Ayurveda, dass er nicht ausschließlich auf die „normalen", gewöhnlichen Vorstellungen von körperlicher Gesundheit beschränkt ist, sondern uns zeigt, wie wir die Heilkunst in die Praxis des Yoga und in die Befreiung des Geistes integrieren können. Hierbei wird das *Mantra* zum Mittel, um die heilende Energie der Pflanzen auf den menschlichen Geist auszurichten. Das *Mantra* verleiht den Heilpflanzen die Kraft, die psychologische Heilung und spirituelle Integration zu fördern. Das *Mantra* bringt das universelle Wissen der Natur in Einklang mit dem Individuum.

Alle Pflanzen und alle Heilungsprozesse haben bestimmte *mantrische* Affinitäten. Alle Pflanzen, alles Leben ist eine Manifestation des *Mantra,* das wiederum die strukturbildende Kraft des kosmischen Bewusstseins ist. Das *Mantra* verleiht allen Dingen Kraft und Energie. Ohne den Gebrauch des *Mantra,* das heißt die richtige Energetisierung des Geistes, bleibt jeder Heilungsprozess äußerlich und oberflächlich. Durch den rechten Gebrauch des *Mantra,* das heißt durch die rechte Aufmerksamkeit, wird der Heilungsprozess ein bewusster Akt und damit ein Mittel und Weg, das Bewusstsein zu heilen.

Mantra bedeutet nicht, lediglich verschiedene machtvolle Silben mechanisch zu wiederholen. *Mantra* schließt Meditation ein. Meditation *(Dhyana)* bedeutet Empfänglichkeit, passive Wahrnehmung, in der die Einheit zwischen Betrachter und Geschautem herrscht. Es bedeutet Verständnis, die Haltung der Offenheit, die den Raum schafft, in dem sich die innere Wahrheit manifestieren kann. Diese innere Wahrheit, die in der Meditation vor allen Dingen kommt ist das *Mantra* selbst. Die wahre Kraft des *Mantra* entfaltet sich in der Meditation. Um das *Mantra* richtig zu gebrauchen, muss die heilende Dimension der Meditation verwirklicht werden.

Pflanzen meditieren. Die Erde meditiert. Auf ihrer Himmelsbahn bringt die Schwingung der Sonne das große *Mantra Om* hervor. – Die ganze Natur ist die kreative Meditation des kosmischen Geistes. Die ursprüngliche Stille und der ursprüngliche Friede der Natur ist Meditation.

Es ist viel zu kompliziert, hier spezielle *Mantras* zu besprechen, die zu speziellen Therapien in Beziehung stehen, aber es gibt ein großes *Mantra,* durch das alle Heilpflanzenzubereitungen energetisiert werden können. Es ist das große *Mantra* der Göttin. Die Göttin *(Devi)* ist *Shakti,* die göttliche Energie, die in der Natur wirkt, durch die alles Heilen, alle Integration und die gesamte Evolution sich vollzieht. Sie, die Göttliche Mutter, bereitet die rechte Nahrung und das rechte Heilmittel für alle Lebensformen. Nur durch sie besitzt unsere Nahrung und Medizin nährende und heilende Kraft. Daher können wir alle Dinge energetisieren, wenn wir ihr durch das *Mantra* Kraft verleihen.

Dieses *Mantra* lautet OM OIM HRIM KLIM CHAMUNDAYAI VIJAYA (dt. Aussprache: om aim hriim kliim tschamundayai widzaya). Es ist das *Mantra* an die Göttin *Chamundra,* die die drei Göttinnen *Saraswati, Durga* und *Kali* in sich schließt, zusammen mit deren drei Elementen Luft, Feuer und Wasser *(Vata, Pitta* und *Kapha)* und den ihnen zugeordneten (Körper) Zentren Kopf, Nabel und Wirbelsäulenbasis.

Spricht man dieses *Mantra* 108 Mal, während man Heilpflanzen zubereitet oder sie einnimmt, so wird ihre Heilkraft dadurch erheblich gesteigert. Ursprünglich wurden ayurvedische Heilmittel immer mit einem *Mantra* zubereitet. Genauso, wie Speisen mit Liebe zubereitet werden sollten, um wirklich nährend zu sein, sollten Heilpflanzen mit einem *Mantra* zubereitet werden. Nicht was wir zubereiten ist ausschlaggebend, sondern wie wir es tun. Alle Heilverfahren sollten aus der Liebe und Bewusstheit eines *Mantra* hervorgehen.

Mit dem *Mantra* ist *Yantra* verbunden. *Mantra* ist die Ur-Silbe der kosmischen schöpferischen Schwingungen; *Yantra* ist das Muster, das sie bildet, ihr Energiefeld. *Mantra* ist der Name Gottheit; *Yantra* ist die subtile Form. *Yantras* sind mystische

Shri Yantra

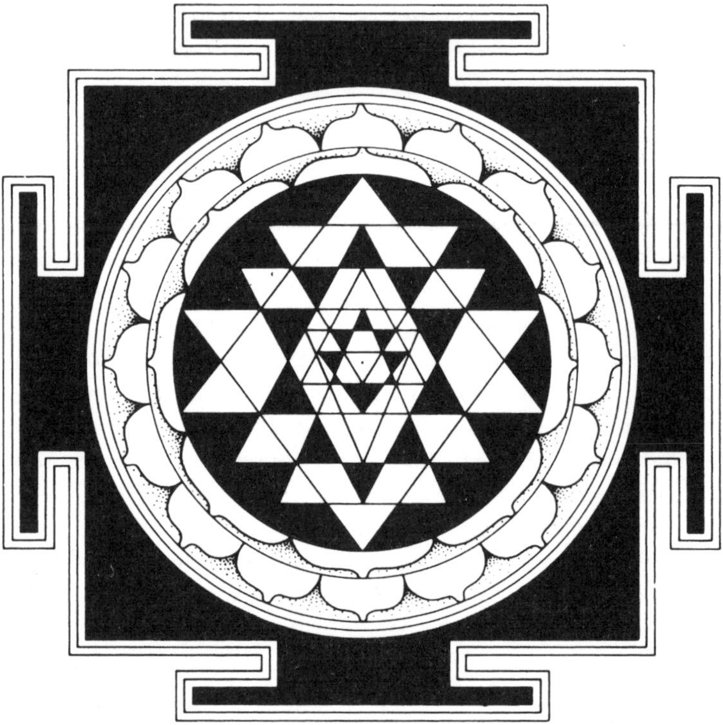

Diagramme, geometrische Muster, die kosmisches Gesetz manifestieren (und die, in komplizierteren Mustern, zu Mandalas werden). *Yantras* werden auf Seide, auf die Rinde bestimmter Bäume, auf Kupfer oder Gold gezeichnet (Kupfer ist im allgemeinen für die meisten Zwecke das beste). Ayurvedische Heilmittel werden oft mit einem *Yantra* oder in Gegenwart eines *Yantra* zubereitet. *Yantras,* die meistens aus dreieckigen oder pyramidenförmigen Figuren bestehen, helfen dabei, die kosmische Lebenskraft anzuziehen und einen Raum zu schaffen, in dem der Heilungsprozess stattfinden kann. Zusammen mit dem *Mantra* reinigen sie die astrale Aura und das psychische Umfeld, das, im Fall von Krankheit stets unrein oder stagnierend ist.

Yantras können auch gebraucht werden, um Nahrung und Wasser zu reinigen, die Heilmittel zu potenzieren (d.h., die Kraft und Tiefe der Durchdringung zu steigern) und den Behandlungsraum zu reinigen. Sie können auf bestimmte Körperstellen, wie die *Chakras* z.B., aufgelegt werden, um Blockaden zu lösen. In diesem Zusammenhang können sie in Verbindung mit Kristallen und Edelsteinen gebraucht werden.

Wir haben den Shri *Yantra* abgebildet, den König der *Yantras,* den großen *Yantra* der Göttin, der in sich das ganze Universum trägt und darstellt. Dieser *Yantra* richtet sich zusammen mit dem *Mantra* an die Göttin und kann allgemein für alle Formen des Heilens und der Zubereitung von Heilpflanzen benutzt werden.

Heilpflanzen zum ayurvedischen Gebrauch

Der erste Abschnitt unserer Heilpflanzenliste umfasst typische westliche Heilpflanzen und ihre ayurvedische Anwendung. Dabei haben wir den Schwerpunkt auf Heilpflanzen gelegt, die sowohl in Indien als auch im Westen gebräuchlich sind, und so wurde eine Anzahl gemeinsamer Gewürze ausgewählt. Im Großen und Ganzen waren wir bestrebt, eine Vielfalt von Heilpflanzen aus unterschiedlichen Kategorien aufzunehmen. Aus Platzmangel konnten jedoch andere, wertvolle Heilpflanzen nicht so ausführlich erläutert werden. Einige orientalische Heilpflanzen und ihre einfacheren, wichtigsten Indikationen sind im Anhang aufgeführt.

Als erstes wird der deutsche bzw. der gebräuchlichste Name angegeben. Als zweites wird der lateinische Name und der Name der Pflanzenfamilie aufgeführt. Als drittes folgt die Sanskrit Bezeichnung (S) und der chinesische Name (C), soweit verfügbar.

Die Angaben zur Energetik beziehen sich auf Geschmack *(Rasa)*, Energie *(Virya)* und Wirkung nach der Verdauung *(Vipaka)*. V ist *Vata*, P ist *Pitta*, K ist *Kapha*; + oder - bedeutet Vermehrung oder Verminderung des jeweiligen *Doshas*. Mit *Ama* werden die Toxine bezeichnet.

Gewebe sind die ayurvedischen *Dhatus;* Systeme beziehen sich auf die ayurvedischen *Srotas* (Kanäle).

Abschnitt B umfasst einige der wichtigsten östlichen Heilpflanzen. Er enthält wichtige indische Heilpflanzen, die hier noch wenig bekannt sind (einige sind über indische Firmen erhältlich). Dazu gehören auch einige chinesische Heilpflanzen, wie Ginseng, die hier immer bekannter werden und wie ayurvedische Tonika gebraucht werden können, besonders wenn Letztere nicht erhältlich sind. Einige der Heilpflanzen dieses Abschnitts werden sowohl in der indischen als auch in der chinesischen Medizin verwendet. Der Schwerpunkt wurde hierbei auf die tonisierenden und verjüngenden Heilpflanzen gelegt, für die es bei den westlichen Heilpflanzen nicht immer einen Ersatz gibt. Es gäbe noch viele wichtige indische Heilpflanzen, doch können nur einige wenige der wichtigeren hier als Beispiel angegeben werden.

Falls es mehrfache Geschmacksrichtungen und verschiedene Wirkungsweisen gibt, so sind sie nach ihrem Wirkungsgrad in absteigender Folge aufgeführt.

Dosierung und Zubereitung der Heilpflanzen folgen im allgemeinen dem Abschnitt über Dosierungen auf Seite 151–153. Die spezielleren Dosierungen, die für einzelne Heilpflanzen angegeben sind, orientieren sich am allgemeinen Gebrauch.

Alle Heilpflanzenpulver können als Aufguss zubereitet werden. Abkochungen werden von härteren und schwereren rohen Heilpflanzen gemacht, wie z. B. von den meisten Wurzeln.

Die Heilpflanzenindikationen haben Hinweischarakter und sind keineswegs erschöpfend. Die Angaben bei „Vorsicht“ sind nicht notwendigerweise Kontraindikationen. Dieselbe Krankheit kann in verschiedenen Formen auftreten und so verschiedene Behandlungsformen erfordern, wodurch sich auch verschiedene Kontraindikationen ergeben. Ziel der ayurvedischen Behandlung ist es, den Körper von *Ama* zu reinigen, die Konstitution zu harmonisieren und die Verjüngung zu fördern. Ayurveda behandelt Krankheiten nicht als spezifische Entitäten, sondern als Nebenprodukte von gestörten *Doshas.*

A.
Allgemein erhältliche Heilpflanzen

Alant

Inula spp.; Compositae

(S) *Pushkaramula* · (C) Xuan Fu

VERWENDETE PFLANZENTEILE: Wurzel und Blüten

ENERGETIK:	scharf, bitter/erhitzend/scharf KV- P+
GEWEBE:	alle, mit Ausnahme des Fortpflanzungsgewebes
SYSTEME:	Atmung, Nerven- und Verdauungssystem
WIRKUNG:	Expektorans, Antispasmodikum, Karminativum, Analgetikum, Verjüngungsmittel
INDIKATIONEN:	Erkältungen, Asthma, Herzasthma, Pleuritis, Verdauungsstörungen, Husten, nervöse Schwäche
VORSICHT:	ist im allgemeinen bei Zuständen mit übermäßigem *Pitta* geboten
ZUBEREITUNG:	Abkochung, Pulver (250 mg bis 1 g), Paste

Der ALANT ist eines der besten verjüngenden Tonika für die Lunge und ist ein wirksames Mittel, um überschüssigen *Kapha* zu reduzieren, die Muskulatur der Lunge zu kräftigen und die Langlebigkeit des Lungengewebes zu fördern. Dieses Mittel hilft Wasser in den Lungen zu absorbieren und Schwellungen abzubauen. Der Alant ist eine der besten auswurffördernden und hustenlindernden Heilpflanzen und hat eine beruhigende Wirkung auf das Verdauungssystem, auf den Geist und die weiblichen Geschlechtsorgane.

Als Diaphoretikum und Expektorans kann der Alant zusammen mit Heilpflanzen wie Ingwer, *Pippali,* Zimt und Kardamom verwendet werden. Als Tonikum und Verjüngungsmittel wird der Alant zusammen mit Pflanzen wie *Ashwagandha,* Beinwellwurzel oder Eibisch verordnet. Dieses Kraut kann äußerlich, als Paste, bei Muskelschmerzen angewandt werden; zur Verwendung als Lungentonikum werden 16 g in 0,5 l Wasser 20 Minuten lang leicht gekocht und dreimal täglich nach den Mahlzeiten, mit Honig gesüßt, eingenommen.

Alfalfa

Medicago sativa; Fabaceae

VERWENDETE PFLANZENTEILE:	Kraut
ENERGETIK:	zusammenziehend, süß/kühlend/scharf PK- V+
GEWEBE:	Plasma, Blut
SYSTEME:	Kreislauf, Harnwege
WIRKUNG:	Umstimmungsmittel, Diuretikum, Antipyretikum, Hämostatikum
INDIKATIONEN:	Geschwüre, Ödeme, Arthritis, Vitamin- oder Mineralstoffmangelzustände
VORSICHT:	übermäßiger Vata-Zustand
ZUBEREITUNG:	Aufguss, Pulver (250 mg bis 1 g)

ALFALFA ist ein natürliches Mineralstoff- und Vitaminergänzungspräparat und enthält organische Minerale wie Kalzium, Magnesium, Phosphor und Kalium sowie fast alle Vitamine. Alfalfa enthält ebenfalls sehr viel Chlorophyll und lässt sich gut mit anderen natürlichen Ergänzungsmitteln wie Löwenzahn, Zinnkraut, Brennnessel und Schnittlauch kombinieren.

Alfalfa ist jedoch kein Tonikum oder nährendes Mittel im vollen ayurvedischen Sinne des Wortes, denn für sich bietet es keine Substanz für den Gewebsaufbau. Die Wirkung ist reinigend und entgiftend. Alfalfa ist von trocknender Wirkung, was *Vata* verschlimmern und Abmagerung vermehren kann. Solche Personen sollten nur gelegentlichen Gebrauch davon machen oder die Wirkung durch den gleichzeitigen Gebrauch von mehr nährenden Tonika ausgleichen.

Alfalfa ist ein mildes Blutreinigungsmittel und ein gutes allgemeines Getränk bei *Pitta* und auch, wenngleich in geringerem Maße, bei *Kapha*-Konstitutionen.

Aloe vera

Aloe spp.; Xanthorrhoeaceae

(S) *Kumari,* bedeutet ein junges Mädchen oder eine Jungfrau; Aloe wird so genannt, da sie den Frauen die Energie der Jugend verleiht und von erneuernder Wirkung für die weibliche Natur ist.
(C) Lu Hui

VERWENDETE PFLANZENTEILE: Gel

ENERGETIK:	bitter, zusammenziehend, scharf/süß/kühlend/süß VPK = (Gel) außer in sehr niedrigen Dosen wird das Pulver *Vata* verschlimmern.
GEWEBE:	Wirkt auf alle Körpergewebe
SYSTEME:	Kreislauf, Verdauungstrakt, weibliches Fortpflanzungssystem, Ausscheidungsorgane
WIRKUNG:	Umstimmungsmittel, Bittertonikum, Verjüngungsmittel, Emmenagogum, Purgativum
INDIKATIONEN:	Fieber, Verstopfung, Fettleibigkeit, entzündliche Hautzustände, Drüsenschwellungen, Konjunktivitis, Schleimbeutelentzündung, Gelbsucht, Vergrößerung der Leber oder der Milz, Herpes, Geschlechtskrankheiten, Amenorrhoe, Dysmenorrhoe, Beschwerden der Wechseljahre, Vaginitis, Geschwulste, Würmer
VORSICHT:	bei bestehender Schwangerschaft, Gebärmutterblutungen
ZUBEREITUNG:	Frisches Gel, Pulver (100 bis 500 mg)

Aloe-Gel ist ein wunderbares Tonikum für Leber und Milz, das Blut und das weibliche Genitalsystem. Aloe reguliert den Zucker- und Fettstoffwechsel und tonisiert alle *Agnis,* die Verdauungsenzyme des Körpers, und vermindert *Pitta* gleichzeitig. Aloe ist ein Verjüngungsmittel für *Pitta* und für die Gebärmutter. Als allgemeines Tonikum werden zwei Teelöffel davon mit einer Prise Gelbwurz dreimal täglich eingenommen. Mit Wasser oder Apfelsaft vermischt, wird Aloe schmackhafter zum Einnehmen. Eine andere Möglichkeit besteht darin, 90 g Gel von der frischen Pflanze zusammen mit 90 ml Wasser und drei Teelöffeln Salz zum Kochen zu bringen, 31 g rohen Zucker hinzuzufügen und diese Mischung teelöffelweise einzunehmen. Im Handel erhältlicher Aloe-Saft ist häufig verdünnt und enthält andere Zusätze, die die Wirkung verändern.

Als nährendes Tonikum kann Aloe zusammen mit *Shatavari* eingenommen werden, als Bittertonikum in Verbindung mit Enzian, und als Umstimmungsmittel und Emmenagogum mit *Manjishta.*

Der frische Saft kann äußerlich bei Verbrennungen, Abszessen und Furunkeln, Herpes usw. angewandt werden.

Aloepulver ist ein starkes Abführmittel, das in kleinen Mengen verwendet werden muss. Der Geschmack des Pulvers bewirkt Brechreiz und sollte daher in Kapselform eingenommen werden. Dieses Pulver kann schwere Bauchschmerzen hervorrufen und sollte zusammen mit einem Karminativum wie Gelbwurz oder Rosenblüten verordnet werden.

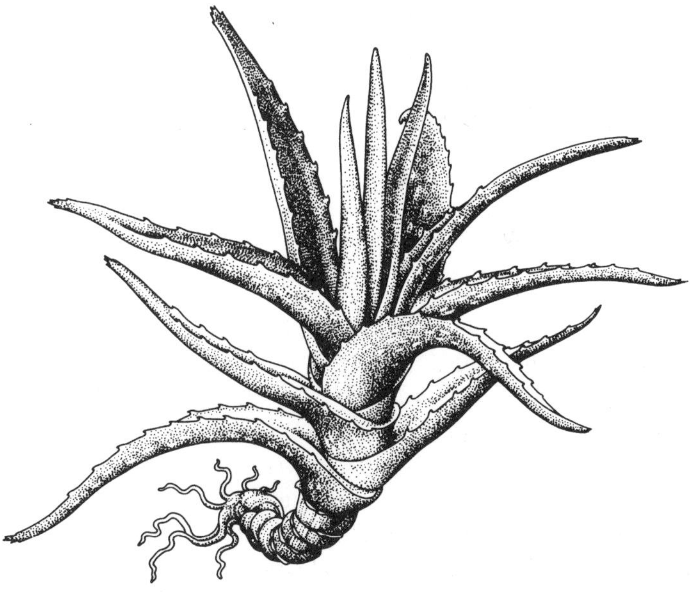

Aloe-Pflanze

Baldrian

Valeriana spp.; Valerianaceae

(S) *Tagara*

VERWENDETE PFLANZENTEILE:	Rhizom
ENERGETIK:	bitter, scharf, süß zusammenziehend/erhitzend/scharf VK- P+ (bei übermäßigem Gebrauch)
GEWEBE:	Plasma, Muskulatur, Knochenmark und Nerven
SYSTEME:	Nerven, Verdauung, Atmung
WIRKUNG:	Nervinum, Antispasmodikum, Sedativum, Karminativum
INDIKATIONEN:	Schlaflosigkeit, Hysterie, Delirium, Neuralgie, Konvulsionen, Epilepsie, Schwindel, nervöser Husten, Dysmenorrhoe, Herzklopfen, Migräne, chronische Hauterkrankungen, Blähungen, Kolik
VORSICHT:	große Dosen können Lähmungen verursachen (übermäßige Zusammenziehung von *Vata)*
ZUBEREITUNG:	Abkochung (bei niedriger Hitze), Pulver (250 mg bis 1 g)

BALDRIAN ist eines der besten Mittel für *vatagene* Nervenstörungen und befreit Darm, Blut, Gelenke und Nerven von *Vata.* Baldrian reinigt die Nervenkanäle von angesammeltem *Vata*. Aufgrund des im Baldrian enthaltenen großen Anteils des Erdelementes wirkt dieses Mittel erdend und hilft Schwindel, Ohnmachten und Hysterie zu vertreiben. Baldrian löst Muskelkrämpfe, lindert Menstruationskrämpfe, ist ein sehr nützliches Mittel, um Gärungsprozesse im Magen-Darm-Trakt zu unterbinden und hat eine besonders beruhigende Wirkung auf das weibliche Genitalsystem. Da dieses Mittel von *tamasischer* Natur ist, kann ein übermäßiger Gebrauch eine abstumpfende Wirkung auf den Geist haben.

Eine Mischung mit Kalmus ist günstig, da dieser die schweren Eigenschaften des Baldrians ausgleicht. Als Schlafmittel nimmt man 1 bis 2 Teelöffel Pulver in warmem Wasser.

In Ayurveda wird ein anderer naher Verwandter verwendet – JATAMAMSI (Nardostachys oder Valeriana jatamamsi) – auch indische Narde genannt. Dieser ist süß, bitter und zusammenziehend, von kühlender Energie und scharfer Wirkung nach der Verdauung und hilft, alle drei *Doshas* auszugleichen.

Jatamamsi hat die gleichen beruhigenden Eigenschaften wie Baldrian, ist aber zur Förderung der Bewusstheit und Stärkung des Geistes von überlegener Wirkung. Die indische Narde wird gern mit Hydrocotyle asiatica (asiatisches Wassernabelkraut) gemischt oder mit etwas Zimt oder Kampfer genommen.

Basilikum

Ocimum spp.; Labiatae

(S) *Tulsi*

VERWENDETE PFLANZENTEILE:	Kraut
ENERGETIK:	scharf/erhitzend/scharf VK- P+ (bei übermäßigem Gebrauch)
GEWEBE:	Plasma, Blut, Knochenmark und Nerven, Fortpflanzungsgewebe
SYSTEME:	Atemtrakt, Nerven, Verdauung
WIRKUNG:	Diaphoretikum, Fiebermittel, Nervinum, Antispasmodikum, Antiseptikum, Bakterizid
INDIKATIONEN:	Erkältungen, Husten, Kongestionen der Nebenhöhlen, Kopfschmerzen, Arthritis, Rheumatismus, Fieber (allgemein), abdominelle Auftreibung
VORSICHT:	bei einem Übermaß an *Pitta*
ZUBEREITUNG:	Aufguss, Pulver (250 mg bis 1 g), Saft, medizinisches *Ghee*

Neben dem Lotus ist BASILIKUM vielleicht die heiligste Pflanze Indiens. Seine Eigenschaft ist rein *sattvisch.* Basilikum öffnet Herz und Geist und spendet die Energie der Liebe und Hingabe *(Bhakti).* Basilikum ist *Vishnu* und *Krishna* geweiht, stärkt Glauben, Mitleid und Klarheit. Tulsi-Stängel werden als Rosenkränze getragen und stärken die Energie der Bindung. Basilikum verleiht den Schutz des Göttlichen, indem es die Aura reinigt und das Immunsystem kräftigt. Es enthält natürliches Quecksilber, welches, als Samen des *Shiva,* die Keimkraft reinen Bewusstseins verleiht.

Eine Basilikumpflanze sollte wegen ihrer reinigenden Wirkung in keinem Hause fehlen. Basilikum absorbiert positive Ionen, energetisiert negative Ionen und setzt das in den Sonnenstrahlen befindliche Ozon frei.

Basilikum ist ein wirkungsvolles Diuretikum und Fiebermittel bei den meisten Erkältungen, Grippeerkrankungen und Lungenbeschwerden. Es beseitigt überschüssigen *Kapha* aus den Lungen und der Nasenschleimhaut, vermehrt *Prana* und fördert die Sinnesschärfe. Basilikum schafft übermäßigen *Vata* aus dem Darm, verbessert die Absorption, kräftigt das Nervengewebe und steigert die Gedächtnisleistung. Um die geistige Klarheit zu fördern, kann Basilikum als Tee, mit Honig gesüßt, eingenommen werden.

Bei Pilzinfektionen der Haut wird der frisch gepresste Blattsaft äußerlich angewandt.

Beinwell

Symphytum officinale; Boraginaceae

VERWENDETE PFLANZENTEILE: Wurzel und Blätter

ENERGETIK:	süß, zusammenziehend/kühlend/süß PV- K+
GEWEBE:	Plasma, Blut, Muskulatur, Knochen, Knochenmark und Nerven
SYSTEME:	Atmung, Verdauung, Kreislauf, Nerven
WIRKUNG:	nährendes Tonikum, Demulcens, Expektorans, Emolliens, Wundheilmittel, Adstringens, Hämostatikum
INDIKATIONEN:	Husten, Infektionen der Lunge, Bluthusten, Lungenblutungen, Geschwüre des Magen-Darm-Traktes, Blut im Urin, Durchfall, Dysenterie, Verstauchungen, Frakturen, Wunden, Abszesse, Furunkel
VORSICHT:	bei Ödemen, Malabsorption, Fettleibigkeit, größere Ansammlungen von *Ama*

ZUBEREITUNG: Abkochung, Abkochung in Milch, Pulver (250 mg bis 1 g), Paste

BEINWELL ist ein starkes Tonikum und Wundheilmittel; die Wurzel hat stärkere tonisierende Eigenschaften, während die Blätter von stärkerer adstringierender und entzündungswidriger Eigenschaft sind. Die Beinwellwurzel ist ein nährendes und verjüngendes Tonikum für die Lungen und Schleimhäute und kann in fast allen Fällen verwendet werden, wo Schleimhäute entzündet sind, degenerative Prozesse oder Blutungen aufweisen. Beinwell ist eines der besten Mittel, innerlich wie auch äußerlich, zur Förderung der Gewebsneubildung und entfaltet seine heilende Wirkung im ganzen Körper, wenn dieser durch Krankheiten, Verletzungen oder Gewalteinwirkung in Mitleidenschaft gezogen worden ist.

Als Tonikum und Hämostatikum können zwei Teelöffel des Pulvers mit einer Tasse Milch gekocht werden. Will man sich die auswurffördernde Eigenschaft des Beinwells zunutze machen, sollte er zusammen mit heißen Gewürzen wie Ingwer, Nelken und Kardamom verwendet werden, da Beinwell für sich verwendet, Kongestionen hervorrufen kann. Als Lungentonikum wirkt Beinwell zusammen mit *Rasayana* für *Vata* und *Pitta,* für die Lunge, das Plasma *(Rasa Dhatu)* und die Knochen. Beinwell ist eines der stärksten Mittel – ein wahres Tonikum – zur Förderung der Gewebsneubildung.

Berberitze

Berberis spp.; Berberidaceae

(S) *Darunharidra,* „Holz-Gelbwurz“, aufgrund der gelbwurzähnlichen Eigenschaften der Berberitze.

VERWENDETE PFLANZENTEILE: Wurzel

ENERGETIK: bitter, zusammenziehend/erhitzend/scharf
PK- V+

GEWEBE: Plasma, Blut, Fettgewebe

SYSTEME: Kreislauf, Verdauung

WIRKUNG: Bittertonikum, Umstimmungsmittel, Antipyretikum, Abführmittel, Anthelminthikum, Bakterizid, Amöbizid

INDIKATIONEN: Fieber (remittierend oder intermittierend), Leber- und Milzvergrößerungen, Konjunktivitis, Akne, Abszesse, chronische Dysenterie (von Bazillen oder Amöben herrührend), Gelbsucht, Hepatitis, Diabetes.

VORSICHT: bei Übermaß an *Vata,* Mangelzuständen des Gewebes.

ZUBEREITUNG: Abkochung, Pulver (250 mg bis 1 g), arzneiliches *Ghee,* Paste.

BERBERITZE ist eine bittere Heilpflanze mit einer besonderen, erhitzenden Kraft *(Prabhava), Ama* oder Toxine im Körper zu zerstören.

Allgemein gesprochen, kann die Berberitze mit ihren *Pitta*-vermindernden und *Vata*-vermehrenden Eigenschaften zu den bitteren Heilpflanzen eingestuft werden. Hinsichtlich dieser Wirkung wirkt Berberitze weniger *Vata*-verschlimmernd – besonders in Verbindung mit Gelbwurz – als andere ähnliche Mittel.

Berberitze ist ein Spezifikum zur Reinigung der Leber und zur Regulierung ihrer Funktion. Zur Reduzierung von *Ama* oder von Fettgewebe im Körper wird Berberitze mit Gelbwurz kombiniert. Zusammen mit der doppelten Menge Gelbwurz wird sie bei Diabetes eingesetzt. Um *Pitta* zu kontrollieren kann Berberitze mit anderen Bittertonika wie kanadischer Gelbwurz oder Nimb-Blättern angewandt werden.

Bockshornklee

Trigonella foenumgraeceum; Fabaceae

(S) *Methi* · (C) Hu Lu Ba

VERWENDETE PFLANZENTEILE: Samen

ENERGETIK: bitter, scharf, süß/erhitzend/scharf
VK- P+

GEWEBE:	Plasma, Blut, Knochenmark-, Nerven- und Fortpflanzungsgewebe
SYSTEME:	Verdauung, Atmung, Harnwege, Genitalsystem
INDIKATIONEN:	Dysenterie, Verdauungsstörungen, chronischer Husten, Allergien, Bronchitis, Grippe, Rekonvaleszenz, Wassersucht, Zahnschmerzen, Nervasthenie, Ischias, Arthritis
VORSICHT:	bei bestehender Schwangerschaft (kann abtreibend wirken, fördert Scheidenblutungen), und bei Zuständen mit übermäßigem *Pitta*
ZUBEREITUNG:	Abkochung, Pulver (250 mg bis 1 g), Paste, Brei

BOCKSHORNKLEE ist ein gutes Heilnahrungsmittel bei Rekonvaleszenz und Schwächezuständen, besonders wenn das Nervensystem, die Atemwege oder das Genitalsystem betroffen sind. Als Brei steigert das Mittel die Milchbildung und fördert das Wachstum der Haare. Die aus den Samen hergestellte Paste kann äußerlich, bei Abszessen, Furunkeln, Geschwüren und schlecht heilenden Hautpartien angewandt werden. Zusammen mit Baldrian ergeben Bockshornkleesamen ein gutes Nerventonikum. Als verdauungsförderndes Gewürz können sie Curries zugesetzt werden. Die Sprossen sind ein wirksames diätetisches Mittel bei Verdauungsstörungen, Unterfunktion der Leber und Schwächezuständen nach Samenverlusten. Als Tonikum wird ein Esslöffel Pulver in einer Tasse Milch erwärmt täglich eingenommen.

Cayennepfeffer

Capsicum anuum; Solanaceae

(S) Wird als *Marichi-phalam,* Frucht der Sonne, bezeichnet und enthält wie der schwarze Pfeffer große Mengen solarer Energie

VERWENDETE PFLANZENTEILE: Frucht

ENERGETIK:	scharf/erhitzend/scharf KV- P+
GEWEBE:	Plasma, Blut, und eine gewisse Wirkung auf Knochenmark und Nerven und auf das Fortpflanzungsgewebe

SYSTEME:	Verdauung, Kreislauf, Atmung
WIRKUNG:	Anregungsmittel, Diaphoretikum, Expektorans, Karminativum, Umstimmungsmittel, Hämostatikum, Anthelminthikum
INDIKATIONEN:	Verdauungsstörungen, *Ama,* schlechte Absorption abdominelle Auftreibung, Würmer, Kongestion der Nebenhöhlen, chronische Kältegefühle, Kreislaufschwäche
VORSICHT:	bei Geschwüren, Gastritis, Enteritis, allgemein bei entzündlichen Zuständen des Magen-Darm-Traktes, Cayennepfeffer ist ein schleimhautreizendes Mittel
ZUBEREITUNG:	Aufguss, Pulver (niedrige Dosierung, 100 bis 500 mg)

Obwohl CAYENNEPFEFFER eine sehr wertvolle Arzneipflanze ist, wird sie im Ayurveda keineswegs als Allheilmittel angesehen. Er regt Verdauung und Kreislauf stark an, und ist ein starkes Mittel, um innere und äußere Kälte zu vertreiben. Cayenne ist Nahrung für *Agni* – kann jedoch entzündliche Prozesse im Körper verschlimmern. Dieses Mittel steigert zwar die Wirkung vieler anderer Heilpflanzen, sollte jedoch nicht wahllos angewandt werden.

Cayennepfeffer besitzt eine starke hämostatische Wirkung und kann in akuten Fällen zur Blutstillung verwendet werden. Bei einem Langzeitgebrauch kann das Mittel jedoch aufgrund seiner erhitzenden Wirkung die Blutungsneigung fördern.

Als Wiederbelebungsmittel ist es nützlich bei Fällen von Herzschwäche oder bei einem Herzanfall, kann aber auch übermäßigen *Pitta* verschlimmern, der manche Herzanfälle verursacht. Wann immer eine anregende Wirkung erzielt werden sollte, kann Cayennepfeffer zusammen mit anderen Heilpflanzen verwendet werden. Dieses ist ein besonders nützliches Mittel, um Toxine im Darm zu verbrennen. Cayenne besitzt ähnliche Eigenschaften wie schwarzer Pfeffer, ist aber von stärkerer Kurzzeitwirkung und von schwächerer Langzeitwirkung. Diese Pflanze ist von *rajasischer* Eigenschaft und kann, im Übermaß genommen, zur geistigen Beunruhigung beitragen.

Echter Beifuß

Artemisia vulgaris; Asteraceae

(S) *Nagadamani* · (C) Ai Ye

VERWENDETE PFLANZENTEILE: Kraut

ENERGETIK:	bitter, scharf/erhitzend/scharf VK- P+ (bei übermäßigem Gebrauch)
GEWEBE:	Haut, Blut, Muskulatur, Knochenmark und Nerven
SYSTEME:	Kreislauf, weibliches Genitalsystem, Nerven, Verdauung, Atmung
WIRKUNG:	Emmenagogum, Antispasmodikum, Hämostatikum, Diaphoretikum, Anthelminthikum, Antiseptikum
INDIKATIONEN:	Dysmenorrhoe, Menorrhagie, Unfruchtbarkeit, Vorbeugungsmittel gegen Fehlgeburten, Ischias, Konvulsionen, Hysterie, Epilepsie, Depressionen, geistige Erschöpfung, Schlaflosigkeit, Gicht, Rheumatismus, Pilzerkrankungen
VORSICHT:	bei übermäßigem *Pitta,* Infektionen oder Entzündungen der Gebärmutter
ZUBEREITUNG:	Aufguss (nicht kochen), Pulver (250 bis 500 mg)

Es gibt verschiedene Artemisia-Arten, die in verschiedenen Teilen der Welt medizinische Anwendung finden. Dazu gehören der Echte Beifuß, der Wermut, die Eberraute (Artemisia abrotanum) und der nordamerikanische Beifuß (engl: Sagebrush), in der Great Basin Region im westlichen Teil der Vereinigten Staaten. Alle diese Pflanzen haben ähnliche Eigenschaften als bittere Aromatika. Der Echte Beifuß besitzt die beste emmenagoge Wirkung; der Wermut ist von stärkerer wurmtötender Wirkung und am stärksten verdauungskräftigend; während der nordamerikanische Beifuß, Sagebrush, das bessere Diaphoretikum unter den Artemisia-Arten zu sein scheint. Sie eignen sich alle besonders gut für *Sama-Vata*-Zustände, wie Arthritis oder nervöse Zustände, die durch aufgestauten *Vata* entstanden sind.

Echter BEIFUSS wärmt den Unterleib, kräftigt die Gebärmutter, reguliert die Menstruation, bessert menstruationsbedingte Krämpfe und Kopfschmerzen und kräftigt den Fötus. Echter Beifuß öffnet und reinigt die Kanäle (Kreislauf und Nervensystem) und lindert Schmerzen. Durch nervliche Spannung unterdrückte Menstruation wird durch eine Mischung aus Echtem Beifuß, Ingwer und Poleiminze gefördert. Äußerlich dient ein Aufguss zu Waschungen bei Pilzerkrankungen und anderen Hautinfektionen, oder als Scheidenspülung bei einer Infektion mit Hefepilzen.

Echter Eibisch

Althaea officinalis; Malvaceae

VERWENDETE PFLANZENTEILE: Wurzel

ENERGETIK:	süß/kühlend/süß VPK = (kann bei übermäßigem Gebrauch *Kapha* oder *Ama* vermehren)
GEWEBE:	Plasma, Blut, Muskulatur, Knochenmark und Nerven, Fortpflanzungsgewebe
SYSTEME:	Atmung, Harnwege, Verdauung, Nerven
WIRKUNG:	nährendes Tonikum, Verjüngungsmittel, Demulcens, Expektorans, Emolliens, Diuretikum, Wundheilmittel, Laxans
INDIKATIONEN:	Husten, Keuchhusten, Laryngitis, Bronchitis, Infektionen und Blutungen von Nieren und Blase, Hautausschläge, Mastitis, Mangelernährung, Verbrennungen, Rheumatismus
VORSICHT:	bei Malabsorption
ZUBEREITUNG:	Abkochung, Abkochung in Milch, Pulver (250 mg bis 1 g), Paste

EIBISCH enthält große Mengen hochwertigen Pflanzenschleimes und ist vielleicht das beste nährende Tonikum (innerlich) und erweichendes Emolliens (äußerlich) in der westlichen Pflanzenheilkunde. Der Eibisch ist ein Verjüngungsmittel für *Pitta*, Lungen und Nieren, und tonisiert *Vata.* Diese Heilpflanze wirkt entzündungswidrig, beruhigt die Haut und die Schleimhäute und reinigt gleichzeitig das Wasserelement im Körper und baut es wieder auf. Die Heilung von chronischen Geschwüren, wunden Hautarealen und nekrotischem Gewebe wird ebenfalls gefördert.

Aufgrund seiner starken ziehenden Kraft kann Eibisch äußerlich als Umschlag bei Entzündungen und Infektionen angewandt werden. Als Verjüngungsmittel wird eine Abkochung in Milch, mit einer kleinen Menge Ingwer, verwendet. In Verbindung mit Süßholz und Alantwurzel ist Eibisch ein gutes Lungentonikum. Als reizlindernde, harmonisierende Komponente ist Eibisch ein geeigneter Zusatz für alle diuretischen Mischungen; zur Linderung von Hustenreiz empfiehlt sich die Mischung mit Thymian.

Die wild wachsenden Eibischarten können in ähnlicher Weise verwendet werden, obwohl man hier große Wurzeln benötigt, um die stärkste tonisierende Wirkung zu erzielen. Indische Eibischarten und verwandte Heilpflanzen sind unter *Bala* angegeben.

Enzian

Gentiana spp.; Gentianaceae

(S) *Kirata, Katuki, Trayamana* (es werden einige bittere Heilpflanzen verwendet, die untereinander praktisch austauschbar sind, weswegen die Nomenklatur nicht ganz spezifisch ist.)
(C) Long Dan Cao

VERWENDETE PFLANZENTEILE: Wurzel

ENERGETIK: bitter/kühlend/scharf
PK- V+

GEWEBE: Plasma, Blut, Muskulatur, Fettgewebe SYSTEME: Kreislauf, Verdauung

WIRKUNG: Bittertonikum, Antipyretikum, Umstimmungsmittel, Bakterizid, Anthelminthikum, Laxans

INDIKATIONEN: Fieber, Schwächezustände nach Fieber, Gelbsucht, Hepatitis, Leber- und Milzvergrößerung, Herpes genitalis, Akne, Hautausschläge, Fettleibigkeit, Geschwüre, Geschwürbildungen im Genitalbereich, Diabetes, Krebs

VORSICHT: bei allgemeiner Schwäche, Nervosität, Muskelkrämpfe, Zustände mit übermäßigem *Vata*

ZUBEREITUNG: Abkochung, Pulver (250 bis 500 mg)

ENZIAN ist eine klassische bittere Heilpflanze, ein typisches Bittertonikum, und findet weltweite Anwendung. Wie die meisten bitteren Heilpflanzen zerstört Enzian *Ama* bei Fieber und entzündlichen Prozessen. Es ist ein starkes Mittel, um die Überaktivität von Milz und Leber zu reduzieren, und heilt Geschwürbildungen, wunde Stellen und Infektionen im Genitalbereich.

Enzian ist ein gutes Mittel bei Magen- und Dünndarmgeschwüren und eine der besten Anti-*Pitta*-Heilpflanzen.

Zur Fiebersenkung wird Enzian mit gleichen Teilen trockenem Ingwer oder schwarzem Pfeffer verordnet. Zur Regulierung der Leber-Milzfunktion ist es in Verbindung mit Aloe vera von guter Wirkung und kann zusammen mit Aloe als *Anupana* genommen werden.

Wenn weder Fieber noch Entzündung gegeben ist, oder ein Übermaß an *Pitta* oder Fettgewebe, sollte Enzian nicht verwendet werden. Nervöse Verdauungsbeschwerden und Hypoglykämie von *Vata*-Art sprechen auf dieses Mittel nicht gut an.

Enzian ist ein wertvolles Mittel bei Erkrankungen unserer Zeit, wie Herpes genitalis und Krebs, besonders Erkrankungen von einer *Pitta*-Natur oder solche, die vom Blut oder der Leber ausgehen.

Fenchelsamen

Foeniculum vulgare; Umbelliferae

(S) *Shatapushpa,* der „Hundertblütige“ · (C) Xiao Hue Xiang

VERWENDETE PFLANZENTEILE: Frucht (Samen)

ENERGETIK:	süß, scharf/kühlend (leicht)/süß VPK =
GEWEBE:	Plasma, Blut, Muskulatur, Knochenmark
SYSTEME:	Verdauung, Nervensystem, Harnwege
WIRKUNG:	Karminativum, Stomachikum, Anregungsmittel, Diuretikum, Antispasmodikum
INDIKATIONEN:	Verdauungsstörungen, Mangel an *Agni,* abdominelle Schmerzen, Krämpfe oder Blähungen, erschwertes oder brennendes Harnlassen, Kolik bei Kindern

KEINE VORSICHTSREGELN zu beachten, da es sich um eine gute allgemeine Heilpflanze und Gewürz für alle Konstitutionen handelt
ZUBEREITUNG: Aufguss, Pulver (250 bis 500 mg)

FENCHELSAMEN sind eines der besten Mittel für die Verdauung, welche *Agni* stärken ohne *Pitta* zu verschlimmern, Krämpfe lösen und Blähungen vertreiben. Man kann einen Esslöffel geröstete Fenchelsamen nach der Mahlzeit einnehmen, für sich oder zusammen mit Steinsalz. Als die drei kühlenden Gewürze sind Kreuzkümmel, Koriander und Fenchelsamen zusammen von guter Wirkung. Bei der Verdauungsschwäche der Kinder oder der Älteren sind Fenchelsamen von ausgezeichneter Wirkung. Sie beruhigen die Nerven und ihr Duft wirkt auf den Geist und fördert die Aufmerksamkeit. Bei Harnwegsbeschwerden werden sie mit Koriander gemischt. In den Fällen von Verdauungsschwäche, in denen heiße Gewürze, Chilis und Pfefferarten von zu erhitzender und erregender Wirkung sein könnten, ist Fenchel zu empfehlen.

Fenchelsamen helfen durch Purgativa hervorgerufene Bauchschmerzen zu lindern und fördern zudem die Menstruation und die Milchbildung bei Stillenden.

Flachssamen

Linum usitatissimum; Linaceae

(S) *Uma*

VERWENDETE PFLANZENTEILE: Samen
ENERGETIK: süß, zusammenziehend/erhitzend/scharf
V- PK+
GEWEBE: Plasma; Blut, Muskulatur, Knochen
SYSTEME: Ausscheidung, Atmung
WIRKUNG: Laxans, Demuliens, Emolliens, Expektorans, nährendes Tonikum
INDIKATIONEN: Asthma, chronische Bronchitis, Pneumonie, chronische Verstopfung, Durchfall, Rekonvaleszenz
VORSICHT: ist bei starker Verstopfung möglicherweise nicht stark genug und kann die Kongestion im Darm vermehren

ZUBEREITUNG: Aufguss, Abkochung, Abkochung in Milch, Paste, Pulver (250 mg bis 1 g)

FLACHSSAMEN sind ein gutes Tonikum für *Vata,* Darm und Lunge. Sie stärken das Lungengewebe und fördern die Heilung der Lungenschleimhäute. Flachssamen sind ein hervorragendes Mittel bei chronischen, degenerativen Lungenleiden. Sie enthalten natürliche Proteine und Kalzium. Als Expektorans und Emolliens sind sie von guter Wirkung in Verbindung mit Honig. Als Lungentonikum werden sie vorteilhaft mit Süßholz verordnet. Flachssamen haben ähnliche Eigenschaften wie Sesamsamen, besonders hinsichtlich der Kräftigung der Knochen und der Geschlechtsorgane. Als Laxans sind sie leichter und heißer als Psyllium und, allgemein gesprochen, besser für *Vata,* können aber *Pitta* eher verschlechtern. Bei Verstopfung nimmt man einen heißen Aufguss, einen Teelöffel bis zwei Teelöffel pro Tasse (je nach erforderlicher Stärke) vor dem Einschlafen.

Zur äußerlichen Anwendung sind sie als Umschlag bei geschwürigen und entzündeten Hautpartien von guter Wirkung, da sie örtliche Durchblutung fördern und das Gewebe entspannen.

Gelbholzbaum

Zanthoxylum spp.; Rutaceae

(S) *Tumburu* · (C) Hua Jiao

VERWENDETE PFLANZENTEILE: Samen, Rinde

ENERGETIK: scharf, bitter/erhitzend/scharf
VK- P+

GEWEBE: Plasma, Blut, Muskulatur

SYSTEME: Verdauung, Kreislauf

WIRKUNG: Anregungsmittel, Karminativum, Umstimmungsmittel, Antiseptikum, Anthelminthikum, Analgetikum

INDIKATIONEN: Verdauungsschwäche, abdominelle Schmerzen, die mit Kältegefühl verbunden sind, chronische Verkühlung, Lumbago, chronische Arthritis und Rheumatismus, Hautkrankheiten, Würmer, Hefepilzinfektionen

VORSICHT: bei übermäßigem *Pitta*, akuten entzündlichen Zuständen des Magen-Darm-Traktes, bei bestehender Schwangerschaft (kann einen Abort verursachen)
ZUBEREITUNG: Aufguss, Abkochung, arzneiliches Öl, Pulver (250 bis 500 mg), Kapseln

Der GELBHOLZBAUM ist eine Toxine vernichtende Heilpflanze *(Ama pachana)* von starker Wirkung. Diese Heilpflanze vernichtet Toxine im Magen-Darm-Trakt, einschließlich Würmer, und eignet sich gut zur Behandlung von Candida-albicans-Infektionen, sowohl des Magen-Darm-Traktes als auch des Blutes, und ist bei *Sama Vata* und arthritischen Zuständen von besonders guter Wirkung. Der Gelbholzbaum hat eine wärmende, anregende und reinigende Wirkung auf das Blut, steigert die periphere Durchblutung und lindert abdominelle Schmerzen, Koliken und Krämpfe.

Als Antirheumatikum ist die Verbindung mit Wacholderbeeren oder Eukalyptus bewährt, zur Förderung der Verdauung empfiehlt sich die Verordnung zusammen mit getrocknetem Ingwer. Bei Candidainfektionen, die mit Entzündungen einhergehen, ist die Verbindung mit bitteren Heilpflanzen, wie der Kanadischen Gelbwurz, zweckmäßig. Bei hartnäckigen Geschwüren, wunden Stellen und chronischen Hautprozessen wird die Myrrhe noch hinzugezogen. Aus Gelbholzbaum und Sesamöl wird ein arzneiliches Öl bereitet, das als antiarthritische Massageeinreibung dient.

Gelbwurz

Curcuma longa; Zingiberaceae

(S) *Haridra* · (C) Jiang Huang

VERWENDETE PFLANZENTEILE: Rhizom
ENERGETIK: bitter, zusammenziehend, scharf/erhitzend/scharf
K- PV+ (bei übermäßigem Gebrauch)
GEWEBE: wirkt auf alle Gewebselemente des Körpers
SYSTEME: Verdauung, Kreislauf, Atmung

WIRKUNG:	Anregungsmittel, Karminativum, Umstimmungsmittel, Wundmittel, Bakterizid
INDIKATIONEN:	Verdauungsstörungen, schlechte Durchblutung, Husten, Amenorrhoe, Pharyngitis, Hautleiden, Diabetes, Arthritis, Anämie, Wunden, Prellungen
VORSICHT:	bei akuter Gelbsucht und Hepatitis, bei übermäßigem *Pitta*, bei bestehender Schwangerschaft
ZUBEREITUNG:	Aufguss, Abkochung, Abkochung in Milch, Pulver (250 mg bis 1 g)

GELBWURZ ist ein hervorragendes, natürliches Antibiotikum, welches gleichzeitig die Verdauung stärkt und die Darmflora verbessern hilft, weswegen es ein gutes bakterizides Mittel ist für Patienten, die an chronischen Schwächezuständen oder an chronischen Krankheiten leiden. Curcuma ist nicht nur von blutreinigender Wirkung, sondern erwärmt das Blut auch und regt die Bildung neuen „Blutgewebes" an.

Die Gelbwurz spendet die Energie der Göttlichen Mutter und verleiht Wohlstand. Sie ist ein wirksames Mittel, um die Chakras *(Nadi-Shodhana)* zu reinigen, und reinigt auch die Kanäle des subtilen Körpers. Gelbwurz fördert die Elastizität der Bänder und ist daher ein gutes Mittel für diejenigen, die *Hatha Yoga* üben.

Curcuma wirkt stoffwechselfördernd und regulierend, behebt sowohl Über- wie auch Unterfunktionen und unterstützt die Eiweißverdauung.

Äußerlich wird die Gelbwurz zusammen mit Honig bei Verstauchungen, Zerrungen, Prellungen und auch bei Juckreiz angewandt. Die Gelbwurz ist ein Hauttonikum und wird zu diesem Zweck innerlich als Milchabkochung angewandt.

Granatapfel

Punica granatum; Lythraceae

(S) *Dadima*

VERWENDETE PFLANZENTEILE: Fruchtschale, Wurzelrinde, Frucht

ENERGETIK: adstringierend, bitter (Frucht- und Wurzelrinde); süß, sauer (Frucht)/kühlend/süß
die süße Art soll bei allen drei *Doshas* von guter Wirkung sein, die saure kann *Pitta* verschlimmern; der gewöhnliche Granatapfel ist die süße Art, die *Ama* verschlimmern kann

GEWEBE: Plasma, Blut, Muskulatur, Knochenmark und Nerven

SYSTEME: Verdauung, Kreislauf

WIRKUNG: adstringierendes Tonikum, Umstimmungsmittel, Hämostatikum, Anthelminthikum, Refrigerans, Stomachikum

INDIKATIONEN: Würmer (Spul-, Maden- und besonders Bandwürmer), Halsschmerzen, Geschwüre, Kolitis, Durchfall, Dysenterie, Vorfall des Rektums oder der Scheide, Weißfluss, Konjunktivitis, Anämie, chronische Bronchitis, Tuberkulose

VORSICHT: bei Verstopfung

ZUBEREITUNG: Abkochung, Pulver (250 bis 500 mg), Frischsaft, Paste

Der GRANATAPFELBAUM ist eine ganze Apotheke für sich. Die Wurzelrinde ist ein starkes Anthelminthikum. Zur Abtreibung der Würmer nimmt man eine Abkochung mit etwas Nelken, von einem Purgativum jeden zweiten oder dritten Tag gefolgt (eine solche Behandlung kann man nach Bedarf zehn Tage oder länger fortsetzen). Die Fruchtschale ist ein adstringierendes und entzündungswidriges Mittel für die Schleimhäute. Der frische Saft ist von stärkerer tonisierender Wirkung, besonders auf das Blut und *Pitta.*

Die pulverisierte Fruchtschale kann zu Spülungen bei Weißfluss verwendet werden; die Paste wird äußerlich bei wunden Hautarealen, Geschwüren und Hämorrhoiden angewandt. Der

Saft ist ein gutes verdauungsförderndes Mittel, während alle Teile der Pflanze als Stomachikum wirken. Zu diesem Zweck fügt man kleine Mengen Zimt und Nelken hinzu.

Helmkraut

Scutellaria spp.; Labiatae

VERWENDETE PFLANZENTEILE: Kraut

ENERGETIK:	bitter/kühlend/scharf PK- V+ (im Übermaß verwendet)
GEWEBE:	Plasma, Muskulatur, Knochenmark und Nerven
SYSTEME:	Nerven und Kreislaufsystem
WIRKUNG:	Nervinum, Antispasmodikum, Sedativum, Umstimmungsmittel
INDIKATIONEN:	Schlaflosigkeit, Konvulsionen, Tremor, Spasmen der Muskulatur, Neuralgie, Epilepsie, Neurosen, nervöse Kopfschmerzen, hoher Blutdruck, unfreiwilliger Abgang von Urin und Samen, Kopfschmerzen, Arthritis
VORSICHT:	bei übermäßigem *Vata,* Mangelzustände bei *Vata*, schwere Mangelzustände der Nerven
ZUBEREITUNG:	Aufguss (heiß oder kalt), Pulver (250 mg bis 1 g)

HELMKRAUT ist ein gutes pflanzliches Beruhigungsmittel mit besonderen Eigenschaften zur Reduzierung von übermäßigem *Pitta* und auch zur Reduzierung von feurigen Gefühlen wie Zorn, Eifersucht und Hass. Helmkraut beruhigt das Herz und zerstreut übermäßiges Verlangen. Diese Pflanze ist von *sattvischer* Natur und fördert Bewusstsein, Klarheit und inneren Abstand von den Dingen; des weiteren dämpft sie Erregbarkeit, und stellt die Kontrolle über gestörte sensorische und motorische Funktionen wieder her.

Zur Steigerung der Bewusstheit und Förderung der Wahrnehmung empfiehlt sich die Mischung mit Hydrocotyle asiatica (von jedem 1 Teelöffel pro Tasse heißen Wassers). Als Nerventonikum wird Helmkraut mit *Ashwagandha* im Verhältnis 1:4 gemischt. Zur Reduzierung von *Pitta* nimmt man bittere Heilpflanzen wie Enzian hinzu.

Hibiskusblüten

Hibiscus rosa-sinensis; Malvaceae

(S) *Japa,* stärkt die Andacht bei Japa, der Wiederholung des Mantras

VERWENDETE PFLANZENTEILE:	Blüten
ENERGETIK:	zusammenziehend, süß/kühlend/süß PK- V+ (im Übermaß verwendet)
GEWEBE:	Blut, Plasma, Muskulatur, Knochenmark-, Nerven- und Fortpflanzungsgewebe
SYSTEME:	Kreislauf, weibliches Genitalsystem, Nervensystem
WIRKUNG:	Umstimmungsmittel, Hämostatikum, Refrigerans, Emmenagogum, Demulcens, Antispasmodikum
INDIKATIONEN:	Dysmenorrhoe, zu starke Menstruationsblutung, schmerzhaftes Wasserlassen, Zystitis, Husten, Geschlechtskrankheiten, Fieber, Toxine im Blut
VORSICHT:	bei starker Verkühlung, bei übermäßigem *Vata*
ZUBEREITUNG:	Aufguss (kalt oder heiß), Pulver (250 mg bis 1 g)

HIBISKUSBLÜTEN sind ein gutes Mittel bei Störungen des ersten und zweiten *Chakras,* wie Erkrankungen der Nieren und des Genitalsystems, die auf Hitze, Kongestion und Kontraktion beruhen. Zur Herstellung eines guten, Hitze und Fieber reduzierenden Sommergetränks werden 8 g Blüten in 0,5 l Wasser kalt angesetzt.

Hibiskusblüten sind dem *Ganesh,* dem Elefantengott geweiht, dem Gott der Weisheit, der alle Hindernisse vernichtet und das Erlangen aller Ziele gewährt, und dem ersten, dem Wurzel-*Chakra* innewohnt. Hibiskusblüten fördern die Wirkung von *Mantras,* verleihen Siddhis (okkulte Kräfte) und fördern die Konzentration während der Meditation. Sie sind ein wichtiger Bestandteil aller *Pujas* (Andachtszeremonien) und haben eine ähnliche Energie wie Lotus und Rosenblüten. Mit letzteren können sie zu den meisten Zwecken vermischt werden.

Hibiskusblüten helfen das Blut und das Herz zu reinigen, sowohl in körperlicher wie auch in spiritueller Hinsicht, und sie verbessern den Teint der Haut und fördern den Haarwuchs.

Himbeere

Rubus spp.; Rosaceae

VERWENDETE PFLANZENTEILE:	Blätter
ENERGETIK:	adstringierend, süß/kühlend/süß PK- V+ (bei übermäßigem Gebrauch)
GEWEBE:	Blut, Plasma, Muskulatur, Fortpflanzungsgewebe
SYSTEME:	Kreislauf, weibliches Genitalsystem, Verdauung
WIRKUNG:	Adstringens, Umstimmungsmittel, Tonikum, Hämostatikum, Antiemetikum
INDIKATIONEN:	Durchfall, Dysenterie, Darmgrippe, Erbrechen, Dysmenorrhoe, Menorrhagie, Gebärmutterblutungen, Vorfall der Gebärmutter oder des Anus, Hämorrhoiden, Schleimhautentzündungen, Geschwüre, wunde Hautareale, Wunden
VORSICHT:	die amerikanische rote Himbeere hat einen guten Ruf als gutes Mittel, um Fehlgeburten vorzubeugen, doch gibt es andere Arten, die diese fördern; bei übermäßigem *Vata* und bei chronischer Verstopfung ist ebenfalls Vorsicht bei der Anwendung geboten
ZUBEREITUNG:	Aufguss (kalt oder heiß), Pulver (250 mg bis 1 g), Paste

Die HIMBEERE ist eine wirkungsvolle Anti-*Pitta*-Heilpflanze mit einer Affinität zum weiblichen Genitalsystem, wo sie von einer starken adstringierenden und mild tonisierenden (nährenden) Wirkung ist. Himbeerblätter helfen, verschiedene Prolapsformen zu beheben, stillen Blutungen, tonisieren die Beckenmuskulatur, beruhigen die Schleimhäute und sind von entzündungshemmender Wirkung. Sie sind ein gut verträgliches, mildes adstringierendes Mittel bei Halsschmerzen, Durchfall (bei Kindern von guter Wirkung), Übelkeit, Sodbrennen und Geschwüren.

Als Gebärmuttertonikum können Himbeerblätter mit stärkeren Tonika wie *Shatavari* im Verhältnis 1:3 vermischt werden. Bei Menstruationsbeschwerden ist eine Mischung mit Rosen- und Hibiskusblüten von guter Wirkung. Himbeerblätteraufguss mit einer kleinen Menge Myrrhe ergeben eine gute adstringierende Spülung bei Gebärmutterentzündungen, Weißfluss und Gebärmuttervorfall.

Ingwer

Zingiber officinale; Zingiberaceae

(S) *Sunthi, Nagara* (trocken), *Ardraka* (frisch)
(C) Gan Jiang (trocken), Shen Jiang (frisch)

VERWENDETE PFLANZENTEILE: Rhizom

ENERGETIK:	scharf , süß/erhitzend/süß VK- P+
GEWEBE:	wirkt auf alle Gewebselemente
SYSTEME:	Verdauung, Atmung
WIRKUNG:	Anregungsmittel, Diaphoretikum, Expektorans, Karminativum, Antiemetikum, Analgetikum
INDIKATIONEN:	Erkältungen, Grippe, Verdauungsstörungen, Erbrechen, Aufstoßen, abdominelle Schmerzen, Laryngitis, Arthritis, Hämorrhoiden, Kopfschmerzen, Herzerkrankungen
VORSICHT:	bei entzündlichen Hauterkrankungen, hohem Fieber, Blutungen, Geschwüren
ZUBEREITUNG:	Aufguss, Abkochung, Pulver (250 bis 500 mg), frischer Saft

Von allen Gewürzen ist INGWER vielleicht das beste und am meisten *sattvische.* Ingwer wurde als *Vishwabhesaj,* als „universelle Arznei" bezeichnet. Dazu wurde Ingwerpulver mit Hilfe von Mörserkeule und Reibschale mit frischem Ingwer vermengt, bis daraus eine dicke, marmeladenartige Flüssigkeit wurde, aus der dann Pillen gedreht wurden. Das Verhältnis zwischen Saft und Pulver betrug 4:1. Davon wurden zwei erbsengroße Pillen dreimal täglich genommen. In Verbindung mit Honig bessert Ingwer *Kapha;* mit Kandis lindert er *Pitta;* und zusammen mit Steinsalz bessert Ingwer *Vata.*

Trockener Ingwer ist heißer und trockener als frischer, und ist ein besseres Anregungsmittel um *Kapha* zu reduzieren und

Agni zu vermehren. Frischer Ingwer ist ein besseres Diaphoretikum, besser bei Erkältungen, Husten, Erbrechen und gestörtem *Vata.*

Die Verwendungsmöglichkeiten des Ingwers bei Verdauungs- und Atemwegserkrankungen sind wohl bekannt. Ingwer ist auch bei arthritischen Zuständen von guter Wirkung, und ist ebenfalls ein Herztonikum. Blähungen und Krämpfe im Abdomen, einschließlich durch Kälte verursachte Regelkrämpfe können mit diesem Mittel behandelt werden. Zur äußerlichen Anwendung ist die Paste bei Schmerzen und Kopfschmerzen von guter Wirkung.

Irländisches Moos

Chondrus crispus; Algae

VERWENDETE PFLANZENTEILE: Kraut

ENERGETIK:	salzig, süß zusammenziehend/erhitzend (schwach)/ süß VP- K oder *Ama*+ (bei übermäßigem Gebrauch)
GEWEBE:	Plasma, Muskulatur, Fettgewebe
SYSTEME:	Atmung, Harnwege
WIRKUNG:	nährendes Tonikum, Demulcens, Expektorans, Emolliens
INDIKATIONEN:	Husten, Bronchitis, Tuberkulose, vergrößerte Drüsen (Schilddrüse, Lymphdrüsen, Prostata), Rekonvaleszenz, Schwäche, Altersmittel, trockene oder welke Haut
VORSICHT:	bei übermäßigem *Ama,* bei Kongestionen
ZUBEREITUNG:	Aufguss, Abkochung, Abkochung in Milch, Pulver (250 mg bis 1 g), Paste

IRLÄNDISCHES MOOS und andere Formen von Seetang wie der Riementang oder Rhodymenia palmata sind gute Heilnahrungsmittel bei Mangelzuständen, Rekonvaleszenz, Alterserkrankungen, Zuständen mit übermäßigem *Vata* und bei Hormoninsuffizienz, besonders von Seiten der Schilddrüse. Diese Pflanzen haben eine regenerierende und verjüngende Wirkung auf *Rasa,* dem grundlegenden Plasma – Gewebselement des Körpers, vermehren die Grundflüssigkeiten des Körpers und reichern sie mit Mineralstoffen an. Ansammlungen von ausgetrocknetem *Kapha* und *Ama* in den Lungen werden erweicht und entfernt. Durch ihre beruhigende und nährende Wirkung auf die Drüsen wirken sie auch abschwellend.

Diese Pflanzen sind, sowohl innerlich, wie äußerlich angewandt, ein wirksames Mittel, um ausgetrocknete und entzündete Hautareale oder Schleimhäute zu beruhigen und zur Abheilung zu bringen.

Während der Rekonvaleszenz von schweren Lungenkrankheiten empfiehlt sich eine Abkochung von 16 g Irländisches Moos auf 0,5 l Wasser.

Kalmuswurzel

Acorus calamus; Araceae

(S) *Vacha* bedeutet wörtlich „Sprechen", und bezeichnet die Kraft des Wortes, der Intelligenz oder des Selbstausdruckes, die von dieser Heilpflanze angeregt wird.

(C) Shi Chang Pu

VERWENDETE PFLANZENTEILE: Wurzel

ENERGETIK: scharf, bitter, zusammenziehend/erhitzend/scharf VK- P+

GEWEBE: Plasma, Muskel und Fettgewebe, Knochenmark und Fettgewebe, Fortpflanzungsgewebe.

SYSTEME: Nerven, Atmung, Verdauung, Kreislauf, Genitalsystem

WIRKUNG: Anregungsmittel, Verjüngungsmittel, Expektorans, Dekongestionsmittel, Nervinum, Antispasmodikum, Emetikum

INDIKATIONEN: Erkältung, Husten, Asthma, Nebenhöhlen, Kopfschmerzen, Sinusitis, Arthritis, Epilepsie, Schock, Koma, Gedächtnisverlust, Taubheit, Hysterie, Blutungen, Neuralgie

VORSICHT: bei Störungen mit Blutungen, einschließlich Nasenbluten und blutende Hämorrhoiden

ZUBEREITUNG: Abkochung, Abkochen mit Milch, Pulver (250 bis 500 mg) Paste

KALMUS unterliegt derzeit in den Vereinigten Staaten der FDA, der Überwachungsstelle für Lebens- und Arzneimittel. Die Pflanze wird als giftig eingestuft und vom inneren Gebrauch wird abgeraten.

Kalmus ist eine der geschätztesten Heilpflanzen der alten *vedischen* Seher. Der Gebrauch dieser Pflanze im *Ayurveda* ist seit mehreren tausend Jahren belegt. Diese Pflanze ist ein Verjüngungsmittel für das Gehirn und das Nervensystem, auf die sie

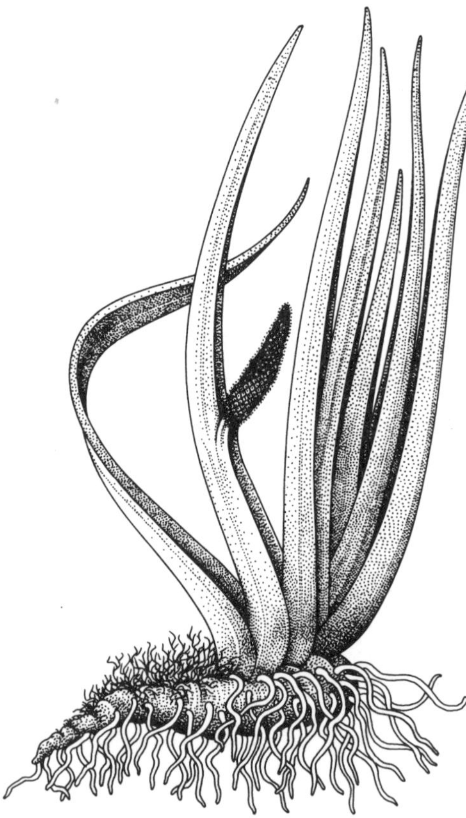

Kalmus

eine reinigende und revitalisierende Wirkung ausübt. Dadurch ist Kalmus ein Verjüngungsmittel für *Vata* und in zweiter Linie auch für *Kapha.* Kalmus macht die subtilen Kanäle frei und reinigt sie von Toxinen. Die zerebrale Durchblutung wird gefördert, die Sensibilität vermehrt, das Gedächtnis verbessert und die Bewusstheit gesteigert. Kalmus ist sattvischer Natur und ist gemeinsam mit Hydrocotyle asiatica, mit dem es zu diesen Zwecken kombiniert werden kann, eine der besten Heilpflanzen für den Geist. Kalmus hilft auch die sexuelle Energie umzuwandeln und nährt Kundalini.

Bei Kopfschmerzen oder schmerzhaften arthritischen Gelenken kann eine Paste äußerlich angewandt werden. Kalmus ist vielleicht die beste Heilpflanze zur Anwendung an der Nasenschleimhaut, bei Kongestionen und bei Nasenpolypen, und bewirkt eine direkte Revitalisierung von *Prana.* In starken Dosen wirkt die Pflanze als Emetikum. Um den emetischen Eigenschaften beim allgemeinen Gebrauch entgegenzuwirken, werden je zwei Gramm frischer Ingwer und Kalmus auf eine Tasse Wasser mit etwas Honig genommen.

Kleine Mengen Pulver über die Nasenschleimhaut verabreicht, sind ein einfaches und wirksames Wiederbelebungsmittel bei Schock und Koma.

Kamille

Chamaemelum nobile (Römische Kamille);
Matricaria chamomilla; Compositae

VERWENDETE PFLANZENTEILE: Blüte, Kraut

ENERGETIK:	bitter, scharf/kühlend/scharf KP- V+ (bei übermäßigem Gebrauch)
GEWEBE:	Plasma, Blut, Muskel-, Knochenmark- und Nervengewebe
SYSTEME:	Atmung, Verdauung, Nervensystem
WIRKUNG:	Diaphoretikum, Karminativum, Nervinum, Antispasmodikum, Analgetikum, Emmenagogum, Emetikum

INDIKATIONEN: Kopfschmerzen, Verdauungsstörungen, nervöse Störungen und Verdauungsstörungen bei Kindern, Kolik, Augenentzündungen, Gelbsucht, Dysmenorrhoe, Amenorrhoe

VORSICHT: starke Gaben bewirken Brechreiz und können *Vata* verschlimmern

ZUBEREITUNG: Aufguss (heiß oder kalt), Pulver (250 mg bis 1 g), Paste

KAMILLE ist ein beliebter Heilpflanzentee mit vielen therapeutischen Eigenschaften. In Maßen genommen, ist sie bei allen Konstitutionen von guter Wirkung, wobei sie ein besonders gutes Getränk bei *Pitta* ist. Dieses Kraut hilft biliäre und verdauungsbedingte Kopfschmerzen lindern, löst Kongestionen des Blutes und fördert die Regel. Kamille ist *sattvisch* und wirkt sehr ausgleichend auf die Gefühle. Sie vermag Nervenschmerzen zu beruhigen und die Augen zu kräftigen.

Fügt man dem Kamillenaufguss ein wenig frischen Ingwer zu, so wirkt dies den emetischen Eigenschaften entgegen und man erhält so ein völlig ausgleichendes Getränk. Äußerlich findet diese Pflanze als Augenspülung oder Umschlag bei Nervenschmerzen Verwendung. Bei den meisten medizinischen Indikationen entfaltet die Kamille eine milde Wirkung und dient als ein harmonisierendes Adjuvans.

Kampfer

Cinnamomum camphora; Lauraceae

(S) *Karpura* · (C) Jand

VERWENDETE PFLANZENTEILE: Das kristallisierte destillierte Öl

ENERGETIK: scharf, bitter/erhitzend (schwach) scharf
KV- P+ (bei übermäßigem Gebrauch)

GEWEBE: Plasma, Blut, Fettgewebe, Knochenmark und Nervengewebe

SYSTEME: Atmung, Nervensystem

WIRKUNG:	Expektorans, Dekongestionsmittel, Anregungsmittel, Antispasmodikum, Bronchodilatator, Nervinum, Analgetikum, Antiseptikum.
INDIKATIONEN:	Bronchitis, Asthma, Keuchhusten, Kongestionen der Lungen, Hysterie, Epilepsie, Delirium, Schlaflosigkeit, Gicht, Rheumatismus, Dysmenorrhoe, Sekretstörungen der Nasenschleimhaut, Schmerzen in den Nebenhöhlen, Augenstörungen, Zahnverfall
VORSICHT:	im Übermaß genommen wirkt Kampfer als narkotisches Gift und verschlimmert *Pitta* und *Vata.* Man halte sich streng an die vorgeschriebenen niedrigen Dosen
ZUBEREITUNG:	Aufguss (kalt, 15 g der Kristalle auf 3,75 l, eine Gabe beträgt 60 ml), Pulver (100 bis 250 mg), arzneiliches Öl

KAMPFER vermehrt *Prana,* öffnet die Sinne, verleiht dem Geist Klarheit. In der westlichen Pflanzenheilkunde wird Kampfer nur äußerlich in Ölform angewandt, im Ayurveda werden jedoch kleine Gaben in Form von aufgegossenen oder pulverisierten Kampferkristallen innerlich eingenommen. Dieser wird auch in kleinen Mengen an den Augen angewandt; obwohl dies zunächst ein Gefühl von Brennen und Tränenfluss verursacht, werden die Augen dadurch gereinigt und gekühlt. Eine Prise Kampferpulver wird geschnupft, wenn die Nase verstopft ist, bei Kopfschmerzen und um die Wahrnehmung zu steigern. Während einer *Puja,* einer religiösen Andacht, wird Kampfer als Rauchmittel verbrannt, um die Atmosphäre zu reinigen (Kampfer besitzt sattvische Qualitäten) und die Meditation zu fördern.

Kampfer ist vielleicht die Heilpflanze, die überall auf der ganzen Welt Hauptbestandteil von arzneilichen Ölen ist. Kampfer wirkt gut in Verbindung mit Sesamöl: 31 g Pulver je 0,5 l Öl. Es ist ein gutes Anregungsmittel und Hautreizmittel bei Gelenk- und Muskelschmerzen. Zur Behandlung der Atemwege kann er auch gekocht und die Dämpfe eingeatmet werden. Zum inneren Gebrauch sollte nur roher Kampfer verwendet werden, und nicht der im Handel häufig angebotene synthetische Kampfer.

Kanadische Gelbwurz

Hydrastis canadensis; Ranunculaceae

VERWENDETE PFLANZENTEILE: Rhizom

ENERGETIK:	bitter, zusammenziehend/kühlend/scharf PK- V+
GEWEBE:	Plasma, Blut
SYSTEME:	Verdauung, Kreislauf, Lymphsystem
WIRKUNG:	Bittertonikum, Antipyretikum, Umstimmungsmittel, Antibiotikum, Bakterizid, Antiseptikum, Laxans
INDIKATIONEN:	Gelbsucht, Hepatitis, Diabetes, Fettleibigkeit, Geschwüre, Fieber bei Infektionskrankheiten, Malaria, Schwellungen der Lymphdrüsen, Hämorrhoiden, Ekzem, Pyorrhoe übermäßig starke Menstruationsblutung, Weißfluss
VORSICHT:	bei Abmagerung, Neurasthenie, Schwindel, chronischen Schwächezuständen (bei einer Langzeitanwendung sollten 3 g täglich stets unterschritten werden)
ZUBEREITUNG:	Abkochung, Pulver (100 bis 500 mg), Paste äußerlich

Die KANADISCHE GELBWURZ ist ein gutes pflanzliches Antibiotikum, Bakterizid und Antiseptikum, tötet Hefen und Bakterien im Magen-Darm-Trakt und reinigt die Flora. Die starke entgiftende Wirkung erstreckt sich auch auf das Blut. Hydrastis canadensis beruhigt und regelt die Leber- und Milzfunktion, wie auch den Zucker- und Fettstoffwechsel, und reduziert Toxine und überschüssiges Gewebe im Körper. Die kanadische Gelbwurz reinigt die Schleimhäute und ist bei allen katarrhalischen Zuständen von guter Wirkung.

Diese Heilpflanze ist jedoch kein Allheilmittel. Sie hat eine negative Wirkung auf die intakte Darmflora und hat viele der Kontraindikationen von Antibiotika, die sie gut zu ersetzen vermag. Diese Pflanze ist bei den meisten Mangelzuständen kontraindiziert und auch bei den meisten Fällen, in denen eine nährende Therapie angezeigt ist.

Bei tiefsitzenden Fieberformen kann die kanadische Gelbwurz mit heißen Pflanzen wie Ingwer oder schwarzer Pfeffer kombiniert werden. Zusammen mit Myrrhe erhält man ein gutes adstringierendes Mittel für Mundspülungen.

Die kanadische Gelbwurz ist wahrscheinlich die stärkste Anti-*Pitta*-Arzneipflanze des nordamerikanischen Kontinents.

Kardamom

Elettaria cardamomum; Zingiberaceae

(S) *Ela* · (C) Sha Ren

VERWENDETE PFLANZENTEILE: Samen

ENERGETIK:	scharf, süß/erhitzend/scharf VK- P+ (bei übermäßigem Gebrauch)
GEWEBE:	Plasma, Blut, Knochenmark und Nervengewebe
SYSTEME:	Anregungsmittel, Expektorans, Karminativum, Stomatikum, Diaphoretikum
INDIKATIONEN:	Erkältungen, Husten, Bronchitis, Asthma, Heiserkeit, Verlust des Geschmacksinnes, Schwäche der Absorption, Verdauungsstörungen
VORSICHT:	bei Geschwüren, bei einem Übermaß an *Pitta*
ZUBEREITUNG:	Aufguss (nicht kochen), Pulver (100 bis 500 mg), Abkochung in Milch

KARDAMOM ist eines der besten und verträglichsten verdauungsfördernden Mittel. Kardamom regt die Milz und *Samana Vayu* an, entfacht *Agni* und vertreibt *Kapha* aus Magen und Lungen. Diese Pflanze regt Geist und Herz an und verleiht Klarheit und Freude. Der Milch zugesetzt neutralisiert Kardamom deren Schleim bildende Wirkung und entgiftet außerdem das Koffein im Kaffee. Diese Pflanze ist von sattvischer Natur und ist besonders geeignet, um den Fluss der *Pranas* im Körper zu öffnen und zu beruhigen.

Kardamom ist ein gutes Mittel bei den nervösen Verdauungsstörungen der Kinder, oder solche, die bei übermäßigem *Vata* auftreten und wird dazu zweckmäßig mit Fenchel gemischt. Dieses Mittel hilft Erbrechen, Aufstoßen oder saures Aufstoßen zu beseitigen.

Klette

Arctium lappa; Compositae

(C) Niu Bang

VERWENDETE PFLANZENTEILE:	Wurzel und Samen
ENERGETIK:	bitter, scharf und zusammenziehend (die Wurzel ist auch süß)/erhitzend/scharf PK- V+ (bei übermäßigem Gebrauch)
GEWEBE:	Plasma, Blut
SYSTEME:	Atmung, Harnwege, Kreislauf, Lymphsystem
WIRKUNG:	Umstimmungsmittel, Diaphoretikum, Diuretikum, Antipyretikum
INDIKATIONEN:	Entzündliche Hauterkrankungen, Hautausschläge, Erkältungen mit Fieber und Halsschmerzen, Nierenentzündungen, hoher Blutdruck
VORSICHT:	bei Anämie, bei Patienten, die an chronischen Kältegefühlen leiden, hohem Blutdruck, und einem Übermaß an *Vata*
ZUBEREITUNG:	Aufguss (heiß oder kalt), Abkochung (Wurzel), Pulver (250 mg bis 1 g) Paste

Die KLETTE hat eine starke reinigende Wirkung auf das Blut und auf die Lymphe. Sie ist ein Dekongestionsmittel, wirkt abschwellend und scheidet Toxine aus, (entweder über die Haut oder durch den Harn). Klettensamen haben eine stark diuretische und entgiftende Wirkung und lindern Husten. Die Klettenwurzel besitzt mehr ernährende Eigenschaften und ist weniger *Vata*-vermehrend. Zum regelmäßigen Gebrauch kann die Klette als Tonikum und Verjüngungsmittel für *Pitta* angesehen werden, und hilft auch, *pittogene* Gefühle wie Zorn, Aggression und Ehrgeiz zu zügeln.

Klette kann bei den meisten *Ama*-Zuständen verwendet werden, einschließlich toxischem Fieber *(Ama Jvara)* und Arthritis *(Ama Vata).* Klette wirkt gut in Verbindung mit dem krausen Ampfer. Klettensamen können auch zusammen mit Koriandersamen verwendet werden. Als Tonikum für *Pitta* kann Klette im Verhältnis 2:1 mit *Bhringaraj* vermischt werden.

Königskerze

Verbascum thapsus; Scrophulariaceae

VERWENDETE PFLANZENTEILE: Kraut und Blüten

ENERGETIK:	bitter, zusammenziehend, süß/kühlend/scharf PK- V+
GEWEBE:	Plasma, Blut, Knochenmark, Nerven
SYSTEME:	Atmung, Nerven, Kreislauf, Lymphsystem
WIRKUNG:	Expektorans, Adstringens, Wundheilmittel, Antispasmodikum, Analgetikum, Sedativum
INDIKATIONEN:	Bronchitis, Asthma, Heuschnupfen, Dyspnoe, Nebenhöhlenentzündung, Husten, Lungenblutungen, Drüsenschwellungen, Ohrenschmerzen, Mumps, Nervenschmerzen, Schlaflosigkeit, Durchfall, Dysenterie
VORSICHT:	bei übermäßigem *Vata*
ZUBEREITUNG:	Aufguss (heiß oder kalt – gut abseihen), Pulver (250 bis 500 mg), Öl (Blüten)

Die KÖNIGSKERZE ist eine sehr wirksame Heilpflanze, um Lungen und die oberen Luftwege von Hitze und Kongestionen zu befreien. Diese Heilpflanze beseitigt angesammelten *Kapha* und reinigt die Bronchien und die Lymphdrüsen. Königskerze ist ein Spezifikum bei Mumps, Ohrenschmerzen und Drüsenschwellungen. Die Blüten haben größere Wirkung als Nervinum und Analgetikum, wobei das Blütenöl ein sehr wirksames entzündungswidriges Schmerzmittel ist. Königskerzenblüten bessern Nervenentzündungen und lindern Reizzustände.

31 g Königskerzenblätter in 0,5 l Milch abgekocht und eine Tasse davon vor dem Schlafengehen eingenommen lindern den Husten und fördern den durch Husten und Kongestion gestörten Schlaf.

Knoblauch

Allium sativum; Liliaceae

(S) *Rashona,* „ein Geschmack fehlend“, da alle sechs Geschmacksrichtungen außer Sauer darin enthalten sind. (Scharf ist in der Wurzel, Bitter im Blatt, Zusammenziehend im Stängel, Salzig im oberen Teil des Stängels und Süß im Samen.)
(C) Da Suan

VERWENDETE PFLANZENTEILE: Rhizom

ENERGETIK:	alle außer Sauer, hauptsächlich scharf/erhitzend/scharf VK- P+
GEWEBE:	wirkt auf alle Gewebselemente
SYSTEME:	Verdauung, Atmung, Nerven-, Genital- und Kreislaufsystem
WIRKUNG:	Anregungsmittel, Umstimmungsmittel, Antispasmodikum, Karminativum, Expektorans, Aphrodisiakum, Desinfektionsmittel, Anthelminthikum, Verjüngungsmittel
INDIKATIONEN:	Erkältung , Husten, Asthma, Herzerkrankungen, hoher Blutdruck, erhöhter Cholesterinspiegel, Arteriosklerose, Herzklopfen, Hautleiden, Parasitenbefall, Rheumatismus, Hämorrhoiden, Ödeme, Impotenz, Hysterie
VORSICHT:	bei Übersäuerung des Magens, toxischer Hitze des Blutes, Zustände mit übermäßigem *Pitta*
ZUBEREITUNG:	Aufguss (nicht kochen), Pulver (100 bis 500 mg), Saft, arzneiliches Öl.

KNOBLAUCH ist eine starke verjüngende Heilpflanze, ein *Rasayana* für *Vata* und, in geringem Maße, für *Kapha,* für Knochenmark und Nervengewebe. Knoblauch ist auch ein starkes entgiftendes Mittel und bei chronischen oder periodischen *(Vata)* Fieberformen von guter Wirkung. Diese Pflanze reinigt das Blut und Lymphsystem von *Ama* und *Kapha*, doch ihre erhitzende Eigenschaft kann dem Blut abträglich sein und Blutungen verursachen oder verschlimmern.

Knoblauch ist *tamasisch* und kann einerseits eine dämpfende, abstumpfende Wirkung auf den Geist haben, andererseits das „Geerdetsein“ fördern.

Knoblauch vermehrt den Samen, hat aber auch eine Reizwirkung auf die Geschlechtsorgane, weswegen Knoblauch, der eine hervorragende Heilpflanze ist, sich für Personen, die Yoga üben, zum täglichen Gebrauch weniger eignet.

Koriander

Coriandrum sativum; Umbelliferae

(S) *Dhanyaka* · (C) Yan shi

VERWENDETE PFLANZENTEILE: Frucht, frische Pflanze (Koriander, chinesische Petersilie)

ENERGETIK:	bitter, scharf/kühlend/scharf PKV =
GEWEBE:	Plasma, Blut, Muskulatur
SYSTEME:	Verdauung, Atmung, Harnwege
WIRKUNG:	Umstimmungsmittel, Diaphoretikum, Diuretikum, Karminativum, Anregungsmittel
INDIKATIONEN:	Brennen in der Harnröhre, Blasenentzündungen, Infektionen der Harnwege, Urtikaria, Hautausschläge, Verbrennungen, Halsschmerzen, Erbrechen, Verdauungsstörungen, Allergien, Heufieber
VORSICHT:	kann im großen und ganzen unbedenklich verwendet werden, außer bei Zuständen von hohem *Vata* mit Mangelzuständen des Nervengewebes
ZUBEREITUNG:	Aufguss (kalt oder heiß), Pulver (250 bis 500 mg), frischer Saft

KORIANDER-Samen sind ein gutes Haushaltsmittel bei vielen *Pitta*-Störungen, besonders solche von Seiten des Verdauungstraktes oder der Harnwege. Koriander ist ein wirksames verdauungsförderndes Mittel bei *Pitta*-Zuständen, in denen die meisten Gewürze kontraindiziert sind oder nur mit Vorsicht verwendet werden können.

Der frische Saft der Pflanze, innerlich verabreicht, ist ein wirksames Mittel bei Allergien, Heuschnupfen und Hautausschlägen: man nehme davon einen Teelöffel dreimal täglich. Dieser frisch gepresste Saft kann jedoch auch äußerlich bei Juckreiz und Entzündungen angewandt werden.

Ähnliche Eigenschaften besitzt der Kreuzkümmel, der ein Gegenmittel bei heißen, scharfen Speisen (Tomaten, Chilis usw.) ist. Koriander, Kreuzkümmel und Fenchelsamen werden häufig zusammen bei Verdauungsstörungen angewandt, hauptsächlich bei solchen, die auf übermäßigen *Pitta* beruhen, und werden auch zusammen in verschiedenen Mischungen gebraucht, um die Assimilation der übrigen Heilpflanzen zu fördern.

Krauser Ampfer

Rumex crispus; Polygonaceae

(S) *Amla vetasa*

VERWENDETE PFLANZENTEILE: Wurzel

ENERGETIK:	bitter, adstringierend/kühlend/scharf Pk- V+
GEWEBE:	Plasma, Blut
SYSTEME:	Kreislauf, Harnwege, Lymphsystem
WIRKUNG:	Umstimmungsmittel, Adstringens, Laxans, Antipyretikum
INDIKATIONEN:	toxische Zustände des Blutes, Hautausschläge, Drüsenschwellungen, Geschwulstbildungen der Drüsen, Geschlechtskrankheiten, Hämorrhoiden, Übersäuerung des Magens
VORSICHT:	bei Abmagerung und übermäßigem *Vata*
ZUBEREITUNG:	Abkochung, Pulver (250 bis 500 mg)

KRAUSER AMPFER ist ein gutes allgemeines Blut und Lymphe *(Rasa* und *Rakta Dhatus)* reinigendes Mittel und ebenfalls bei den meisten toxischen Zuständen des Kreislaufsystems von guter Wirkung. Der Ampfer ist eine der wichtigsten Heilpflanzen zur Reduzierung von übermäßigem *Pitta*, lindert toxische Hitze und beseitigt Infektionen und vermindert dadurch Schmerzen und Entzündungen. Diese Heilpflanze enthält große Mengen Eisen und hilft, das Blut aufzubauen, jedoch hauptsächlich bei *Pitta*-Anämien (bei denen die Galle das Blut verdünnt). Bei *vata*-artigen Anämien mit Kühle und Trockenheit des Blutes wird Ampfer nur weitere Schwäche verursachen. Zur Förderung der zerebralen Durchblutungen ist diese Pflanze ebenfalls von Wert.

Ampfer ist mit der Rhabarberwurzel (die ebenfalls im Sanskrit *Amla Vetasa* genannt wird), welche ähnliche Eigenschaften besitzt, verwandt, ist jedoch ein stärkeres Purgativum. Zusammen und mit anderen Heilpflanzen sind dies wirksame Mittel für die purgierende Therapie *(Virechana)* – die radikale Beseitigung angesammelten *Pittas* von der Wurzel her.

Löwenzahn

Taraxacum officinale; Compositae

(C) Pu Gong Ying

VERWENDETE PFLANZENTEILE: Wurzel, Kraut

ENERGETIK:	bitter, süß/kühlend/scharf PK- V+
GEWEBE:	Plasma, Blut
SYSTEME:	Kreislauf, Verdauung, Harnwege, Lymphsystem
WIRKUNG:	Umstimmungsmittel, Diuretikum, steinlösendes Mittel, Laxans, Bittertonikum
INDIKATIONEN:	Leberstörungen, Gelbsucht, Gallensteine, Lymphstauungen, Abszesse, Eiterungen und wunde Stellen der Brüste, Brustkrebs, Hepatitis, Diabetes, Ödeme, Geschwüre
VORSICHT:	bei Zuständen von übermäßigem *Vata*
ZUBEREITUNG:	Abkochung (Wurzel), Pulver (250 mg bis 1 g), Paste

LÖWENZAHN ist hauptsächlich eine entgiftende Heilpflanze bei *Pitta*- und *Ama*-Zuständen. Diese Pflanze ist ein Spezifikum bei Erkrankungen der Brust und der Milchdrüsen, Abszessen, Eiterungen und wunden Stellen, Geschwulstbildungen, Zysten“ fehlender Milchbildung und geschwollenen Lymphknoten. Löwenzahn reinigt Leber und Galle und scheidet Ansammlungen und Anstauungen von *Pitta* und Galle aus.

Löwenzahnwurzel ergibt in Verbindung mit Wegwartenwurzel oder Klettenwurzel ein gutes Anti-*Pitta*-Getränk (von jeder Pflanze 8 g in 0,5 l Wasser zwanzig Minuten lang leicht kochen und dreimal täglich mit den Mahlzeiten trinken). Löwenzahn ist von ähnlicher Wirkung wie die indische Heilpflanze *Bhringaraj,* ein stärkeres Tonikum und Nervinum, und kann als Ersatz für letztere dienen. Bei fleischhaltiger Ernährungsweise und bei übermäßigem Genuss von fetten und gebratenen Nahrungsmitteln ist Löwenzahn ein gutes Entgiftungsmittel.

Minze

Mentha spp.; Labiatae

(S) *Phudina* · (C) Ba He

VERWENDETE PFLANZENTEILE: Kraut

ENERGETIK:	scharf/kühlend (leicht)/scharf PK- V+ (bei übermäßigem Gebrauch)
GEWEBE:	Plasma, Blut, Knochenmark und Nerven
SYSTEME:	Atmung, Verdauung, Nerven, Kreislauf
INDIKATIONEN:	Erkältungen, Fieber, Halsschmerzen, Laryngitis, Ohrenschmerzen, Verdauungsstörungen, nervöse Unruhe, Kopfschmerzen, Dysmenorrhoe
VORSICHT:	bei starker Verkühlung, Neurasthenie
ZUBEREITUNG:	Aufguss, (nicht kochen), Pulver (250 bis 500 mg)

Die drei wichtigsten Minzearten, PFEFFERMINZE, GRÜNE MINZE (Mentha viridis) und die WALD- oder PFERDEMINZE (Mentha arvensis, die in Indien häufiger ist und auch als wild wachsende Minzeart im westlichen Teil der Vereinigten Staaten vorkommt) haben eine leichte beruhigende Wirkung auf die Nerven und auf die Verdauung, die den Körper entspannen hilft, Geist und Sinne erfrischt, weswegen die Anwendung dieser Pflanze sich einer so großen Beliebtheit erfreut. Diese

Minzearten sind milde, kühlende Diaphoretika, die bei den gewöhnlichen Erkältungskrankheiten und Grippeerkrankungen und ihren Komplikationen angezeigt sind. Von diesen besitzt die Pfefferminze, Mentha piperita, die stärkste anregende Wirkung und ist zur Verbesserung der Verdauung am besten geeignet. Die Grüne Minze (Mentha viridis) besitzt ausgeprägtere entspannende und diuretische Wirkung (bei Entzündungen der Harnwege). Bei der Wald- oder Pferdeminze (Mentha arvense) tritt die antispasmodische Wirkung, die man sich zum Beispiel bei schmerzhafter Menstruation zunutze macht, mehr in den Vordergrund. Andere Minzearten wie die Echte Katzenminze (Cataria nepeta) sind von ähnlicher Wirkung, doch sind nicht alle Minzearten kühlend. Einige, wie Thymian, sind erhitzend, doch sind die meisten weder übermäßig erhitzend noch stark kühlend.

Diese Pflanzen enthalten große Mengen des Äther-Elements, das von beruhigender, kühlender, klärender und erweiternder Wirkung ist. Aufgrund ihrer ätherischen Natur helfen sie psychische und emotionelle Verspannungen lösen. Die Minzearten sind von *sattvischer* Natur. Ihre Wirkung auf den Körper ist mild und nicht stark genug, um akute oder schwere Erkrankungen zu heilen. Die verschiedenen Minzen werden häufig zusammen mit anderen Heilpflanzen als unterstützende Mittel oder als harmonisierende Komponente oder als *Anupanas* verwendet.

Mohnsamen

Papaver spp.; Papaveraceae

(S) *Ahiphena,* „Gift der Schlange“ aufgrund ihrer narkotischen Eigenschaften · (C) Ying Su Qiao

VERWENDETE PFLANZENTEILE: Samen (ungiftig)

ENERGETIK: scharf, zusammenziehend, süß/erhitzend süß
K- P+

GEWEBE: Plasma, Blut, Muskulatur, Knochen, Knochenmark und Nerven

SYSTEME:	Nerven, Verdauung, Atmung, Kreislauf
WIRKUNG:	Adstringens, Karminativum, Antispasmodikum, Sedativum, Analgetikum
INDIKATIONEN:	Durchfall, Dysenterie, Durchfall bei Kindern, abdominelle Schmerzen, schlechte Absorption, Husten, Schlaflosigkeit, Nervenschmerzen
VORSICHT:	bei Gastritis, Kolitis, übermäßigem *Pitta*
ZUBEREITUNG:	Aufguss, Pulver (250 mg bis 1 g)

MOHNSAMEN sind von ähnlicher Wirkung wie Muskatnuss und werden oft zusammen mit dieser verordnet. Sie sind ein gutes Adstringens für den Darm, von karminativer, verdauungsfördernder Wirkung und vermehren *Agni* während sie die Absorption fördern.

Mohnsamen sind ein wirkungsvolles Mittel bei nervösen Verdauungsbeschwerden der Kinder oder bei Menschen mit übermäßigem *Vata.* Durch den Gebrauch dieses Mittels werden die Dünndarmzotten gekräftigt. Als Gewürz heben sie die blähende Wirkung der Hülsenfrüchte auf.

Mohnsamen sind von *tamasischer* Natur. Sie sind ein Schlafmittel. Bei längerem Gebrauch können sie von abstumpfender Wirkung sein und die Aufmerksamkeit herabsetzen, sind aber bei psychischer Labilität, die auf übermäßigem *Vata* beruht, von guter Wirkung. Als Nervinum können sie zusammen mit Baldrian gebraucht werden.

Bei nervösen Verdauungsbeschwerden werden 8 g Mohnsamen zusammen mit je einem Teelöffel Muskatnuss und Ingwerpulver in 0,5 l Wasser leicht gekocht. Von dieser Abkochung nimmt man dreimal täglich vor den Mahlzeiten.

Muskatnuss

Myristica fragrans; Myristicaceae

(S) *Jatiphala* · (C) Rou Dou Kou

VERWENDETE PFLANZENTEILE:	Frucht (Samen)
ENERGETIK:	scharf/erhitzend/scharf VK- P+
GEWEBE:	Plasma, Muskulatur, Knochenmark und Nerven, Fortpflanzungsgewebe
SYSTEME:	Verdauung, Nerven, Genitalsystem
WIRKUNG:	Adstringens, Karminativum, Sedativum, Nervinum, Aphrodisiakum, Anregungsmittel
INDIKATIONEN:	schlechte Absorption, Schmerzen und Auftreibung des Abdomens, Durchfall, Blähungen, Schlaflosigkeit, nervöse Störungen, Impotenz
VORSICHT:	bei Schwangerschaft, bei übermäßigem *Pitta*
ZUBEREITUNG:	Aufguss (nicht kochen), Abkochung in Milch, Pulver (250 bis 500 mg)

MUSKATNUSS ist eines der besten Gewürze um die Absorption zu verbessern, besonders im Dünndarm. In dieser Hinsicht wirkt Muskatnuss gut in Verbindung mit Gewürzen wie Kardamom und Ingwer. In Buttermilch genommen, verbessert sie die Assimilation und stoppt Durchfall. Muskatnuss hilft übermäßigen *Vata* im Darm und im Nervensystem zu reduzieren und gehört zu den besten Arzneien, um den Geist zu beruhigen. Zu diesem Zweck und zur Schlafförderung nimmt man 500 mg in warmer Milch vor dem Schlafengehen. Muskatnuss ist von *tamasischer* Natur, etwas ähnlich wie Mohnsamen, und ist von abstumpfender Wirkung, wenn sie im Übermaß verwendet wird.

Muskatnuss ist ein gutes Mittel bei unfreiwilligem Urinabgang und bei vorzeitigem Samenerguss. Dieses Gewürz wird auch zur Lösung von Muskelkrämpfen, besonders solcher im Bereich des Abdomens eingesetzt.

Myrrhe

Commiphora myrrha; Burseraceae

(S) *Bola* · (C) Mu Yao

VERWENDETE PFLANZENTEILE:	Harz
ENERGETIK:	bitter, zusammenziehend, scharf, süß/erhitzend/scharf KV- P+ (bei übermäßigem Gebrauch)
GEWEBE:	wirkt auf alle Gewebselemente
SYSTEME:	Kreislauf, Genitalsystem, Atmung, Lymphsystem, Nerven
WIRKUNG:	Umstimmungsmittel, Emmenagogum, Adstringens, Expektorans, Antispasmodikum, Verjüngungsmittel, Analgetikum, Antiseptikum
INDIKATIONEN:	Amenorrhoe, Dysmenorrhoe, Wechseljahre, Husten, Asthma, Bronchitis, Arthritis, Rheumatismus, Verletzungen nach Trauma, geschwürige Hautareale, Anämie, Pyorrhoe
VORSICHT:	bei übermäßigem *Pitta*
ZUBEREITUNG:	Aufguss, Pulver (250 mg bis 1 g), Pillen, Paste

MYRRHE ist eines der berühmtesten seit alters her verwendeten Substanzen, um dem körperlichen Verfall entgegenzuwirken, den Alterungsprozessen Einhalt zu gebieten und Körper und Geist zu verjüngen. Myrrhe ist mit dem Guggul der ayurvedischen Medizin eng verwandt, ein wichtiger ayurvedischer *Rasayana.*

Myrrhe ist in ähnlicher Weise ein Verjüngungsmittel für *Vata* und *Kapha,* hat aber eine noch spezifischere Wirkung auf das Blut und das weibliche Genitalsystem, während *Guggul* stärker auf die Nerven wirkt. Durch die Wirkung von Myrrhe wird altes, gestautes Blut aus der Gebärmutter ausgestoßen und die Bildung neuen Gewebes angeregt. Dieses Mittel katalysiert die Heilung von Geschwüren und Wunden und wirkt gleichzeitig schmerzstillend. Myrrhe hilft auch unterdrückte Gefühle zu zerstreuen, da ihre Wirkung sich auf den subtilen Körper erstreckt.

Myrrhe verbindet eine echte tonisierende, anregende und verjüngende Wirkung mit einer starken entgiftenden Wirkung. In dieser Hinsicht handelt es sich um eine stärkere und ausgeglichenere Heilpflanze als die Kanadische Gelbwurz und andere bittere, entgiftende Heilpflanzen, die den Körper bei längerem Gebrauch schwächen. Myrrhe ist jedoch bei akuten Zuständen nicht so wirksam wie diese.

Weihrauch oder Olibanum (Boswellia carterii) hat ganz ähnliche Eigenschaften, wirkt aber etwas stärker auf die Lungen und auf das Nervensystem.

Als allgemeines Tonikum bei *Vata* oder *Kapha,* oder für das weibliche Genitalsystem werden zwei „00“ Kapseln Myrrhe dreimal täglich eingenommen.

Nelken

Caryophyllus aromaticus; Myrtaceae

(S) *Lavanga* · (C) Ding xiang

VERWENDETE PFLANZENTEILE:	getrocknete Blütenknospen
ENERGETIK:	scharf/erhitzend/scharf KV- P+
GEWEBE:	Plasma, Muskel-, Knochenmark- und Nerven-, Fortpflanzungsgewebe
WIRKUNG:	Anregungsmittel, Expektorans, Karminativum, Analgetikum, Aphrodisiakum
INDIKATIONEN:	Erkältungen, Husten, Asthma, Verdauungsstörungen, Zahnschmerzen, Erbrechen, Schluckauf, Laryngitis, Pharyngitis, niedriger Blutdruck, Impotenz
VORSICHT:	bei entzündlichen Zuständen, hohem Blutdruck, übermäßigem *Pitta*
ZUBEREITUNG:	Aufguss (nicht kochen), als Pulver (250 bis 500 mg), Abkochung in Milch

NELKEN sind ein wirkungsvolles Anregungsmittel und Aromatikum für Lungen und Magen. Nelken vertreiben Kältegefühle und reinigen das Lymphsystem. Zusammen mit Kandis sind sie bei Erkältungen und Husten von guter Wirkung. Das flüchtige Nelkenöl ist ein starkes Analgetikum. Nelken sind ein mildes Aphrodisiakum. Sie sind stark erhitzend und ihre energetisierende Wirkung kann aufgrund ihrer *rajasischen* Eigenschaft etwas reizend sein.

Petersilie

Petroselinum spp.; Umbelliferae

VERWENDETE PFLANZENTEILE:	Kraut, Wurzel, Samen
ENERGETIK:	scharf, bitter (das Kraut); süß, bitter (Wurzel), erhitzend (schwach)/scharf KV- P+ (im Übermaß gebraucht)
GEWEBE:	Plasma, Blut, Muskulatur
SYSTEME:	Harnwege, Verdauung, weibliches Genitalsystem
WIRKUNG:	Diuretikum, steinlösendes Mittel, Emmenagogum, Laxans, Karminativum, Antispasmodikum
INDIKATIONEN:	Wassersucht, Ödeme, Drüsenschwellungen, Schwellungen der Brüste, Amenorrhoe, Dysmenorrhoe, Gallensteine, Nierensteine, Lumbago, Ischias
VORSICHT:	akute entzündliche Prozesse der Nieren oder des weiblichen Genitalsystems, bei übermäßigem *Pitta*
ZUBEREITUNG:	Aufguss (Kraut und Samen), Abkochung (Wurzel), Saft (des Krautes), Pulver (250 bis 500 mg)

Aufgrund ihres Reichtums an Mineralen, Vitaminen und Eisen ist die PETERSILIE eine gute Ergänzung der täglichen Nahrung. Als gutes, mild erwärmendes Diuretikum kann sie in vielen Fällen von Verkühlung und Schwäche, in denen andere Diuretika kontraindiziert wären, angewandt werden. Die Petersilie ist ein wirksames Emmenagogum, fördert die Regel, lindert Krämpfe und Kopfschmerzen, die vor der Regel auftreten und beseitigt Flüssigkeitsretention des Abdomens, der Beine und der Brüste, die sich vor der Menstruation einstellen. Dieses Mittel unterstützt auch die Austreibung von Nieren- und Gallensteinen. Aufgrund ihrer erhitzenden Energie muss die Petersilie bei Entzündungen oder Reizzuständen der Nieren mit

Vorsicht angewandt werden. Bei solchen Zuständen empfiehlt sich die gleichzeitige Anwendung von Eibisch, um diese erhitzende Wirkung auszugleichen. Petersilie ist ein gutes Mittel bei übermäßigem *Kapha* und angestautem *Vata*.

Zur Stärkung der Nieren und der Gebärmutter kann der frisch gepresste Saft, zwei Teelöffel täglich, eingenommen werden. Petersilie ist von ähnlicher, jedoch milderer Wirkung als Wacholderbeeren.

Poleiminze

Mentha pulegium; Labiatae

VERWENDETE PFLANZENTEILE:	Kraut
ENERGETIK:	scharf/erhitzend/scharf VK- P+ (bei übermäßigem Gebrauch)
GEWEBE:	Plasma, Blut, Knochenmark und Nerven
SYSTEME:	weibliches Genitalsystem, Kreislauf, Nerven, Atmung
WIRKUNG:	Emmenagogum, Anregungsmittel, Karminativum, Antispasmodikum, Anthelminthikum, Antivenenum
INDIKATIONEN:	Amenorrhoe, Menstruationskrämpfe, Hysterie Nervosität, Kopfschmerzen, Erkältungen, Fieber
VORSICHT:	bei Schwangerschaft, Gebärmutterblutungen
ZUBEREITUNG:	Aufguss, Pulver (250 bis 500 mg), arzneiliches Öl

POLEIMINZE reinigt die Kanäle des Nervensystems und des weiblichen Fortpflanzungssystems, wodurch die Menstruation gefördert, Krämpfe gelöst werden und angestauter *Vata* beseitigt wird. Die Poleiminze wärmt die Gebärmutter und entspannt die Gebärmuttermuskulatur.

Bei verzögerter Menstruation aufgrund von Kälte, Witterungsunbilden oder Schock ist diese Pflanze von guter Wirkung und wird dazu zweckmäßig mit Heilpflanzen wie Echter Beifuß und Ingwer vermischt; zur Förderung der Menstruation werden zum Beispiel 8 g Poleiminze zusammen mit einem Teelöffel Ingwerpulver zwanzig Minuten lang leicht gekocht und vor den Mahlzeiten eingenommen. Die Poleiminze ist von *sattvischer* Natur und hilft die weibliche sexuelle Energie umzuwandeln.

Äußerlich angewandt ist das Öl ein gutes Insektenvertreibungsmittel und auch ein Antivenenum.

Flohsamen

Plantago psyllium; Plantaginaceae

(S) *Snigdhajira*

VERWENDETE PFLANZENTEILE:	Samen, Samenhülsen
ENERGETIK:	süß, zusammenziehend/kühlend/süß PV- K und *Ama*+
GEWEBE:	Plasma, Blut
SYSTEME:	Ausscheidung, Verdauung
WIRKUNG:	Laxans, Demulcens, Emolliens, Adstringens, Expektorans
INDIKATIONEN:	chronische Verstopfung, chronischer Durchfall und Dysenterie, Kolitis, Katarrh, Urethritis, Zystitis, Gastritis, Geschwüre
VORSICHT:	kann Kongestionen und Stockungen der Passage des Speisebreis im Magen-Darm-Trakt hervorrufen
ZUBEREITUNG:	Aufguss, Pulver (500 mg bis 2 g), Paste

FLOHSAMEN sind eines der besten befeuchtenden, abführenden Ballaststoffmittel. (1 Teelöffel bis 16 g Samen, je nach Schwere des Falles. Nicht kochen.) Im Darm gehen die Samen auf und der so freigesetzte Pflanzenschleim absorbiert Bakterien und Toxine, beruhigt entzündete Schleimhäute und befeuchtet trockene Stellen. Flohsamen können jedoch Schmerzen im Abdomen hervorrufen. In diesen Fällen können die Flohsamen durch die Samenhülsen, ein ausgezeichnetes pflanzliches Arzneimittel, ersetzt werden oder durch Hinzufügung von Aromatika wie Ingwer oder Fenchel ausgeglichen werden. Die schwere Eigenschaft der Flohsamen neigt dazu, *Agni* zu reduzieren, weswegen diese Wirkung bei einem Langzeitgebrauch ohnehin durch ein verdauungsanregendes Mittel ausgeglichen werden müsste.

Bei Durchfall können Flohsamen in Buttermilch eingenommen werden und bei Verstopfung in warmer Milch. Das

Pulver findet Anwendung mit Umschlägen bei Hautreizungen und Rheumatismus aufgrund seiner beruhigenden, lindernden Wirkung.

Rhabarber

Rheum spp.; Polygonaceae

(S) *Amla-vetasa* · (C) Da Huang

VERWENDETE PFLANZENTEILE: Wurzel

ENERGETIK:	bitter/kühlend/scharf PK- V+
GEWEBE:	Plasma, Blut, Fettgewebe
SYSTEME:	Ausscheidung, Verdauung
WIRKUNG:	Purgativum, Umstimmungsmittel, Hämostatikum, Antipyretikum, Anthelminthikum
INDIKATIONEN:	Verstopfung (besonders in Verbindung mit Fieber, Geschwüren oder Infektionen), Durchfall und Dysenterie (vor *Pitta*-Art), Gelbsucht, Leberstörungen, Hautentzündungen
VORSICHT:	bei bestehender Schwangerschaft, chronischem Durchfall, Verkühlung, wie auch bei Hämorrhoiden mit Vorsicht anzuwenden (bei solchen von einer *Vata*-Art nicht geeignet)
ZUBEREITUNG:	Aufguss, Pulver (1 g als Laxans, 3 g als Purgativum)

RHABARBER ist eine der besten purgierenden Heilpflanzen; ist stärker als Flachssamen oder Triphala, jedoch von milderer Wirkung als Senna. Rhabarber hat eine adstringierende Nachwirkung, die den Tonus des Darms schützt. Diese Heilpflanze eignet sich sowohl zur Behandlung von allen Arten von Verstopfung, als auch bei Durchfall, der durch feuchte Hitze entstanden ist und solchem, der in Zusammenhang mit Fieber aufgetreten ist. Bei schwächeren oder älteren Patienten mit ausgeprägter Trockenheit im Darm ist eine Mischung mit Süßholz und mit süßen, ballaststoffreichen Abführmitteln wie Flohsamen oder Flachssamen zu empfehlen. Da Rhabarber nicht selten Schmerzen im Abdomen verursacht, ist eine Mischung mit einer karminativen Heilpflanze wie Ingwer oder Fenchelsamen zu empfehlen, im Verhältnis von 4 Teilen Rhabarber zu einem Teil Ingwer zum Beispiel.

Rhabarber ist ein Purgativum und reinigt den Körper von *Pitta*, Galle, *Ama,* Ansammlungen unverdauter Nahrungsmittel und beseitigt Stagnationen des Blutes. Dieses Mittel ist auch von gewichtsreduzierender und entfettender Wirkung. Der Geschmack der Rhabarberwurzel ist leicht brechreizerregend, weswegen die Einnahme in Kapselform zu empfehlen ist. Wird Rhabarber richtig dosiert, wird eine reizarme Wirkung in den meisten Fällen erzielt, daher ist Rhabarber auch ein gut verträgliches, wirksames Mittel für Kinder. Durch die Verbindung mit Epsomsalz (Magnesiumsulfat) lässt sich die Wirkung verstärken.

Rosenblüten

Rosa spp.; Rosaceae

(S) *Shatapatri* · (C) Yeu Ji Hua

VERWENDETE PFLANZENTEILE: Blüten

ENERGETIK:	bitter, scharf, zusammenziehend, süß/kühlend/süß VPK= (im Übermaß gebraucht, können *Kapha* oder *Ama* vermehrt werden)
GEWEBE:	Plasma, Blut, Knochenmark und Nerven, Fortpflanzungsgewebe
SYSTEME:	Kreislauf, weibliches Genitalsystem, Nerven
WIRKUNG:	Umstimmungsmittel, Emmenagogum, Refrigerans, Nervinum, Karminativum, Laxans, Adstringens
INDIKATIONEN:	Amenorrhoe, Dysmenorrhoe, Gebärmutterblutungen, Augenentzündungen, Schwindel, Kopfschmerzen, Halsschmerzen, vergrößerte Mandeln
VORSICHT:	bei übermäßigem *Kapha*
ZUBEREITUNG:	Aufguss (heiß oder kalt), Pulver (250 mg bis 1 g), Rosenwasser

ROSENBLÜTEN sind besonders gut, um *Pitta* zu reduzieren. Sie lindern Hitze, Kongestionen des Blutes und beruhigen entzündete Areale. Frische Rosenblüten kann man in Honig oder rohem Zucker mazerieren und bei Halsschmerzen oder wunden Stellen und Geschwürbildungen im Mund verwenden; in warmer Milch eingenommen sind sie ein mildes Laxans für *Pitta*-Menschen.

Durch Abkochen der frischen Blütenblätter und Kondensation des Dampfes in einem zweiten Gefäß erhält man ein Rosenwasser. Dieses öffnet Geist und Herz und kühlt und erfrischt die Augen. Die Rose gilt als Blume der Liebe und ist auch den religiösen Andachtsübungen des *Bhakti* und *Puja* geweiht, der Verehrung der Gottheit durch Hingabe und Liebe. Der Lotus des Herzens ist eine Rose.

Als Tonikum werden Rosenblüten mit *Shatavari* vermischt. Zur Regulierung der Menstruation empfiehlt sich die Anwendung zusammen mit Färberdistel (Saflor) oder Hibiskus.

Rotklee

Trifolium pratense; Leguminosae

(S) *Vana-methika*

VERWENDETE PFLANZENTEILE: Blüten

ENERGETIK:	bitter, süß/kühlend/scharf PK- V+
GEWEBE:	Plasma, Blut
SYSTEME:	Kreislauf, Atmung, Lymphsystem
WIRKUNG:	Umstimmungsmittel, Diuretikum, Expektorans, Antispasmodikum
INDIKATIONEN:	Husten, Bronchitis, Hautausschläge, Infektionen, Krebs
VORSICHT:	ist im allgemeinen nicht geboten, außer bei übermäßigem *Vata;* Mangelzustände des Gewebes
ZUBEREITUNG:	Aufguss (heiß oder kalt), Abkochung, Pulver (250 mg bis 1 g)

ROTKLEE ist ein mildes blutreinigendes Mittel, welches für einen allgemeinen und Langzeitgebrauch gut geeignet ist. Rotklee ist von angenehmem Geschmack und von leicht kräftigender Wirkung. Diese Heilpflanze findet bei Kindern, älteren Menschen oder bei geschwächten Personen Verwendung und zwar dann, wenn eine blutreinigende Therapie angezeigt wäre, aber der Patient geschwächt ist, so dass stärkere umstimmende Heilpflanzen das Blut schwächen könnten. Die Wirkung dieses Mittels bei Krebs wurde meist mit hohen Dosen oder in der Verbindung mit anderen Krebsmitteln erzielt.

Äußerlich, als Waschung, ist Rotklee gut zur Behandlung von trockener und schuppiger Haut und als Paste oder Umschlag bei Geschwüren und wunden Hautarealen, die eine schlechte Heilungstendenz aufweisen, von besonders guter Wirkung.

Bei akuteren und infektiösen Zuständen sind andere Umstimmungsmittel, wie Echinacea oder der Wachsbeerenstrauch von besserer Wirkung.

Rotulme

Ulmus fulva; Urticacaea

VERWENDETE PFLANZENTEILE: innere Rinde

ENERGETIK:	süß/kühlend/süß VP- K und *Ama*+
GEWEBE:	hauptsächlich Plasma
SYSTEME:	Atmung, Verdauung
WIRKUNG:	nährendes Tonikum, Demulcens, Expektorans, Emolliens, mildes Adstringens
INDIKATIONEN:	Schwächezustände, Rekonvaleszenz, Geschwüre, Hyperazidität, Hautausschläge, Verbrennungen, Lungenblutungen, Schwäche der Lungen
VORSICHT:	bei schweren Lungenkongestionen, Ödeme, übermäßigem *Kapha*, übermäßigem *Ama*
ZUBEREITUNG:	Abkochung, Pulver (500 mg bis 2 g), Pulver, Brei, Paste, Abkochung in Milch

ROTULME ist ein außerordentlich nahrhaftes, tonisierendes Heilnahrungsmittel bei Mangelzuständen des Gewebes. Dieses hilft das Plasmaelement des Körpers wieder aufzubauen und wirkt heilend und aufbauend auf die Schleimhäute, besonders auf diejenigen der Lunge und des Magens. Deswegen ist die Rotulme ein gutes Mittel während der Rekonvaleszenz von schweren Lungenleiden, bei ausgetrocknetem Lungengewebe, Trockenheit in den Lungen und zur Beruhigung und Abheilung von geschwürigen Schleimhäuten und Hautarealen.

Die Rotulme ist von schwerer Natur, kann schwer verdaulich sein und auch Kongestionen fördern, weswegen es sich empfiehlt, kleine Mengen von Gewürzen wie Zimt, Nelken oder Ingwer hinzuzufügen oder mit Honig zu süßen. Als Tonikum wird sie in Milch abgekocht oder zusammen mit Beinwellwurzel oder kleinen Mengen Süßholz. Bei Geschwürbildungen und Hyperazidität wird die Rotulme zusammen mit kleinen Mengen von bitteren Stomachika wie Enzian verwendet. Die Paste wird äußerlich bei Verbrennungen, zur Linderung von Entzündungen und zur Abheilung von Gewebsschäden angewandt.

Safran

Crocus sativus; Iridaceae

(S) *Nagakeshara*

VERWENDETE PFLANZENZEILE: Blüte (Narben)

ENERGETIK: scharf, bitter, süß/kühlend/süß
VPK=

GEWEBE: wirkt auf alle Gewebselemente, aber besonders auf das Blut

SYSTEME: Kreislauf, Verdauung, weibliches Genitalsystem und Nervensystem

WIRKUNG: Umstimmungsmittel, Emmenagogum, Aphrodisiakum, Verjüngungsmittel, Anregungsmittel, Karminativum, Antispasmodikum

INDIKATIONEN: Menstruationsschmerzen und Unregelmäßigkeiten, Beschwerden der Wechseljahre, Impotenz, Unfruchtbarkeit, Anämie, Vergrößerung der Leber, Hysterie, Depression, Neuralgie, Lumbago, Rheumatismus, Husten, Asthma, chronischer Durchfall

VORSICHT: bei bestehender Schwangerschaft (kann Fehlgeburten verursachen) in größeren Dosen von narkotischer Wirkung

ZUBEREITUNG: Aufguss, Abkochung in Milch, Pulver (100 bis 250 mg); wird in kleinen Gaben, eine Messerspitze, mit anderen Heilpflanzen verwendet, des weiteren auch als medizinisches Öl und arzneiliches *Ghee.*

SAFRAN ist ein stark wirksames, aber teueres Mittel, welches das Blut, den Kreislauf und das weibliche Genitalsystem, wie auch den Stoffwechsel im allgemeinen revitalisiert. Safran ist eine der besten Anti-*Pitta*-Heilpflanzen und eine der besten, um die Tätigkeit der Leber und der Milz zu regulieren. Safran wird als das beste Anregungsmittel und Aphrodisiakum, *Vajikarana,* angesehen, besonders für Frauen. Obwohl Safran kein Tonikum an sich ist, katalysiert er auch in kleinen Mengen die Wirkung anderer Heilpflanzen und fördert den Gewebsaufbau im Genitalsystem wie auch im ganzen Körper. Man kann dieses Mittel der Milch oder anderen tonisierenden Heilpflanzen, wie *Shatavari* oder Angelika, hinzufügen, um ihre Wirkung zu unterstützen.

Als Gewürz verwendet, fördert Safran die Assimilation der Nahrung in die tieferen Gewebe. Diese Pflanze ist von sattvischer Natur und verleiht der Liebe, Hingabe und dem Mitgefühl, dem *Bhakti Yoga,* Energie.

Färberdistel (Saflor) wird manchmal irrtümlicherweise als Safran bezeichnet und kann als Ersatz für letzteren verwendet werden. Saflor ist wesentlich billiger und wird in normalen Dosen angewandt.

Salbei

Salvia officinalis; Labiatae

VERWENDETE PFLANZENTEILE: Kraut

ENERGETIK: scharf, bitter, zusammenziehend/erhitzend (leicht)/ scharf
KV- P+ (im Übermaß verwendet)

GEWEBE:	Plasma, Blut, Nerven
SYSTEME:	Atmung, Verdauung, Nerven, Kreislauf
WIRKUNG:	Diaphoretikum, Expektorans, Nervinum, Adstringens, Umstimmungsmittel, Diuretikum, Karminativum, Antispasmodikum
INDIKATIONEN:	Erkältungen, Grippeerkrankungen, Halsschmerzen, Laryngitis, vergrößerte Lymphdrüsen, Nachtschweiße, Spermatorrhoe, Haarausfall, nervöse Störungen
VORSICHT:	bei übermäßigem *Vata* (bei ausgeprägter Trockenheit), bei Stillenden
ZUBEREITUNG:	Aufguss (heiß oder kalt), Pulver (250 bis 500 mg)

SALBEI besitzt eine starke sekrethemmende Wirkung. Salbei hemmt die Schweißabsonderung und ist ein Spezifikum für Nachtschweiße. Des weiteren beseitigt diese Pflanze überschüssigen Schleim in der Nase und in der Lunge wie auch übermäßigen Speichelfluss. Salbei hemmt die Milchabsonderung und die Absonderung des Samens, wirkt blutstillend und bringt wunde Hautareale und Geschwüre zur Austrocknung. Aufgrund dieser Wirkungen ist es auch ein gutes Mittel, um übermäßigen *Kapha* zu reduzieren. Heiß verabreicht, ist Salbei ein Diaphoretikum und Expektorans und bei *Kapha* und *Vata* von guter Wirkung. Kalt eingenommen, ist Salbei ein Adstringens und Diuretikum und besser bei *Pitta* geeignet.

Um auf das Gehirn und Nervensystem zu wirken und den Haarwuchs zu fördern, ist eine Mischung mit Hydrocatyle asiatica (asiatisches Wassernabelkraut) oder *Bhringaraj* von guter Wirkung. Salbei hat eine besondere Kraft, den Geist von störenden Emotionen zu befreien und Ruhe und Klarheit zu fördern. Der Gebrauch dieser Pflanze hilft, übermäßiges Verlangen und Leidenschaften zu reduzieren. Salbei ist ein Spezifikum, um das Herz zu beruhigen.

Zum Gurgeln bei Halsschmerzen und als Waschung bei blutenden Hautschäden ist Salbei von guter Wirkung.

Salomonssiegel

Polygonatum spp.; Liliaceae

(S) *Meda, Mahmeda* · (C) Yu Zhu

VERWENDETE PFLANZENTEILE: Rhizom

ENERGETIK: süß/kühlend/süß
VKP= K oder *Ama*+ (bei übermäßigem Gebrauch)

GEWEBE: wirkt auf alle Gewebselemente, besonders auf das Blut, auf Knochen und auf das Fortpflanzungsgewebe

SYSTEME: Genitalsystem, Atmung, Verdauung

WIRKUNG: nährendes Tonikum, Verjüngungsmittel, Aphrodisiakum, Demulcens, Expektorans, Hämostatikum

INDIKATIONEN: Schwäche, Unfruchtbarkeit, Impotenz, chronische Störungen, die mit Blutungen einhergehen, Diabetes, Tuberkulose, trockener Husten, Dehydration, schlechte Ernährung, Empfindungen von Brennen, Knochenbrüche, Schleimhautentzündungen

VORSICHT: bei schweren Kongestionen, bei übermäßigem *Ama.*

ZUBEREITUNG: Abkochung, Abkochung in Milch, Pulver (250 mg bis 1 g), Paste

Es gibt eine Anzahl von Polygonatum-Arten, die in verschiedenen Teilen der Welt medizinische Anwendung finden, hauptsächlich als Demulcens und aufgrund ihrer, nährenden Eigenschaften. Es gibt europäische und amerikanische Arten wie auch indische und chinesische, wobei sie alle von ungefähr gleicher Wirkung sind. Sie gehören zu den vielen tonisierenden und verjüngenden Heilpflanzen der Familie der Liliengewächse, zu der sowohl die Zwiebel als auch die Lilie selbst gehört. Es gibt eine besondere Gruppe von acht Wurzelarten, *Ashtavarga* genannt, von denen die meisten zur Lilienfamilie gehören, die in der ayurvedischen Medizin berühmt sind aufgrund ihrer fördernden Wirkung auf die Fruchtbarkeit, Spermatogenese und Laktation, und ihrer Kraft, chronische zehrende Krankheiten wie Tuberkulose und Schwäche des Blutes zu heilen.

SALOMONSSIEGEL ist von einhüllender und nährender Wirkung, ähnlich der Rotulme oder dem Beinwell und wird in ähnlicher Weise verwendet. Als Verjüngungsmittel und Aphrodisiakum ist er diesen überlegen. Innerlich eingenommen, fördert diese Pflanze die Heilung von Knochenbrüchen. Der Salomonssiegel ist ein echtes Tonikum für *Pitta* und *Vata* und den *Shukra Dhatu* (Samen und Fortpflanzungsgewebe).

Als nährendes Tonikum nimmt man 3 g des Pulvers zweimal täglich mit warmer Milch und einem Teelöffel *Ghee* (geklärter Butter).

Sandelholz

Santalum album; Santalaceae

(S) *Chandana*

VERWENDETE PFLANZENTEILE: das Holz und das flüchtige Öl

ENERGETIK: bitter, süß, zusammenziehend/kühlend/süß
PV- K oder *Ama*+ (bei übermäßigem Gebrauch)

GEWEBE: Plasma, Blut, Muskulatur, Knochenmark und Nerven, Fortpflanzungsgewebe

SYSTEME: Kreislauf, Nerven, Verdauung

WIRKUNG: Umstimmungsmittel, Hämostatikum, Antiseptikum, Bakterizid, Karminativum, Sedativum, Refrigerans

INDIKATIONEN: Augenerkrankungen, Zystitis, Urethritis, Vaginitis, akute Dermatitis, Herpes zoster, Bronchitis, Herzklopfen, Gonorrhoe, Sonnenstich

VORSICHT: bei übermäßigem *Kapha,* bei schweren Lungenkongestionen

ZUBEREITUNG: Aufguss (heiß oder kalt), Abkochung, Pulver (250 mg bis 1 g), arzneiliches Öl

SANDELHOLZ hat eine kühlende und beruhigende Wirkung auf Körper und Geist, die sich besonders auf das Kreislauf- und Verdauungssystem, auf den Atemtrakt und das Nervensystem erstreckt. Sandelholz lindert Fieber, Durst, Empfindungen von Brennen und hemmt die Schweißabsonderung. Ein Tropfen Sandelholz auf das dritte Auge eingerieben, lindert Hitze und Durst und ist gut bei Fieber und Sonnenstich.

Sandelholz fördert das Erwachen der Intelligenz. *Prabhava* dieses Mittels ist es, das dritte Auge zu öffnen, religiöse Andacht und Hingabe zu steigern und die Meditation zu fördern. Sandelholz hilft auch bei der Umwandlung der sexuellen Energie.

Sandelholz ist ein guter Zusatz zu anderen Mischungen, ist fiebersenkend und des weiteren bei fast allen entzündlichen Zuständen und zur Blutreinigung von günstiger Wirkung. Das Öl oder die Paste kann bei den meisten infizierten Hautschäden oder Geschwüren äußerlich angewandt werden. Kurz gesagt ist Sandelholz ein sehr gutes Anti-*Pitta*-Mittel.

Ein starkes Sandelholzöl erhält man, indem man 125 g Sandelholzpulver in 0,5 l Wasser einweichen lässt und danach 0,5 l Kokosnussöl hinzufügt und solange erhitzt (nicht kochen) bis das ganze Wasser verdampft ist.

Sarsaparilla

Smilax spp.; Liliaceae

(S) *Dwipautra* · (C) Tu Fu Ling

VERWENDETE PFLANZENTEILE: Rhizom

ENERGETIK:	bitter, süß/kühlend (schwach)/süß PV-; keine Vermehrung von K
GEWEBE:	Plasma, Blut, Knochenmark und Nerven, Fortpflanzungsgewebe
SYSTEME:	Kreislauf, Harnwege, Genitalsystem, Nervensystem
WIRKUNG:	Umstimmungsmittel, Diuretikum, Diaphoretikum, Antispasmodikum, Antisyphilitikum, Antirheumatikum
INDIKATIONEN:	Geschlechtskrankheiten, Herpes, Hautkrankheiten, Arthritis, Rheumatismus, Gicht, Epilepsie, Geisteskrankheit, chronische Nervenkrankheiten, abdominelle Auftreibung, Blähungen, Schwäche, Impotenz, trüber Urin
ZUBEREITUNG:	Abkochung, Pulver (250 mg bis 1 g), Paste, Abkochung in Milch

SARSAPARILLA reinigt den Urogenitaltrakt und beseitigt alle Arten von Infektionen und Entzündungen. Ihre Wirkung ist blutreinigend und gleichzeitig auch *Agni* verbessernd und hilft angesammelten *Vata* aus dem Darm auszuscheiden. Die reinigende Wirkung erstreckt sich auch auf das Nervensystem und hilft, den Geist von negativen Emotionen zu reinigen, weswegen dies auch ein nützliches Nüttel bei vielen nervösen Störungen ist. Bei rheumatischen Entzündungen ist die diaphoretische und blutreinigende Wirkung der Sarsaparilla ebenfalls von Nutzen.

Bei Herpes und bei Erkrankungen der Geschlechtsorgane wird Sarsaparilla zusammen mit Enzian angewandt. Diese Heilpflanze regt die Produktion der Hormone an, die einen Bezug zum Genitalsystem haben, und hat eine tonisierende Wirkung auf die Geschlechtsorgane. Als blutreinigendes Mittel ist die Verbindung mit Klettenwurzel günstig. Äußerlich wird Sarsaparilla zu Waschungen bei Hautschäden, Geschwüren der Geschlechtsorgane oder Herpes angewandt und auch als heißer Umschlag bei schmerzhaften, arthritischen Gelenken.

Sennesblätter

Cassia acutifolia; Leguminosae

(S) *Rajavriksha* (König der Bäume) · (C) Fan Xia Ye

VERWENDETE PFLANZENTEILE: Blätter, Schoten (von milderer Wirkung)

ENERGETIK: bitter/kühlend/scharf
PK- V+

GEWEBE: Plasma, Blut, Fett

SYSTEME: Ausscheidung, Verdauung, Kreislauf

WIRKUNG: Purgativum, Anthelminthikum, Antipyretikum, Umstimmungsmittel

INDIKATIONEN: Verstopfung, entzündliche Hauterkrankungen, hoher Blutdruck, Fettleibigkeit

VORSICHT: bei Hämorrhoiden, entzündlichen Prozessen im Magen-Darm-Trakt, Durchfall, bei bestehender Schwangerschaft

ZUBEREITUNG: Aufguss (heiß oder kalt), Pulver (1 bis 2 g), als Purgativum

SENNESBLÄTTER sind ein stark wirksames Purgativum und müssen mit Vorsicht und in der richtigen Dosierung angewandt werden. Sie haben eine reizende Wirkung auf die Darmschleimhaut und können Bauchschmerzen, kolikartige Schmerzen oder Übelkeit hervorrufen, zusammen mit flüssigen Stühlen oder Durchfall. Um diese Wirkung aufzuheben werden Stomachika, wie Ingwer oder Fenchelsamen, etwa ¼ der jeweiligen *Senna*-Gabe, hinzugefügt.

Sennesblätter werden hauptsächlich bei schwerer Verstopfung und bei Verstopfung nach Fieber verwendet oder um *Pitta* aus dem Dünndarm auszuräumen (wie bei *Virechana,* der purigierenden Therapie). Bei entzündlichen Prozessen im Magen-Darm-Trakt selbst darf dieses Mittel aufgrund seiner Reizwirkung nicht angewandt werden. Mit Ausnahme der Fälle, in denen Rhabarber entweder nicht erhältlich ist oder nicht wirkt, ist dieser im allgemeinen aufgrund der besseren Verträglichkeit vorzuziehen.

Wiederholter Gebrauch von starken Purgativa, auch von pflanzlichen, können eine bestehende Verstopfung verschlimmern und den Darmtonus schwächen. In vielen Fällen wird eine chronische Verstopfung besser durch eine befeuchtende Therapie und laxierende Öle angegangen.

Sesamsamen

Sesamum indicum; Pedaliaceae

(S) *Tila* · (C) Hei Chih Ma

VERWENDETE PFLANZENTEILE: Samen

ENERGETIK: süß/erhitzend/süß
V- PK oder *Ama*+ (bei übermäßigem Gebrauch)

GEWEBE: wirkt auf alle Gewebselemente, besonders auf das Knochengewebe

SYSTEME:	Atmung, Verdauung, Ausscheidung, weibliches Genitalsystem
WIRKUNG:	nährendes Tonikum, Verjüngungsmittel, Demulcens, Emolliens, Laxans
INDIKATIONEN:	chronischer Husten, Lungenschwäche, chronische Verstopfung, Hämorrhoiden, Dysenterie, Amenorrhoe, Dysmenorrhoe, Zahnfleischschwund, Zahnverfall, Haarausfall, Knochenschwäche, Osteoporose, Abmagerung, Rekonvalesze
VORSICHT:	bei Fettleibigkeit und bei übermäßigem *Pitta*
ZUBEREITUNG:	Abkochung, Pulver (500 mg bis 2 g), Paste, arzneiliches Öl

SESAMSAMEN sind ein verjüngendes Tonikum für die *Vata*-Konstitution und für Knochen und Zähne. Die schwarzen Samen sind die besten, da sie größere Mengen solare Energie enthalten. Ein Latwerge (stark eingekochtes Fruchtmus) wird mit den Samen hergestellt, indem man einen Teil Sesamsamen mit der halben Menge *Shatavari* (wenn erhältlich) vermischt und Ingwer und rohen Zucker nach Geschmack hinzufügt. Von dieser Mischung nimmt man 31 g täglich.

Das Sesamöl kann in der gleichen Weise wie die Samen verwendet werden und hat ähnliche Eigenschaften wie Olivenöl. Mit gleichen Teilen Limonenwasser vermischt, ergibt es ein Mittel zur äußerlichen Anwendung bei Verbrennungen, Furunkeln und Geschwüren.

Mit kleinen Mengen Kampfer, Kardamom und Zimt vermengt wird dieses Öl bei Migräne oder Schwindel angewandt. Die pulverisierten Samen werden ebenfalls äußerlich als Paste angewandt.

Sesamsamen sind von *sattvischer* Natur und bilden *sattvisches* Gewebe im Körper, weswegen sie ein gutes Nahrungsmittel für Yoga-Übende sind, 31 g täglich.

Sonnenhut

Echinacea angustifolia; Compositae

VERWENDETE PFLANZENTEILE: Wurzel

ENERGETIK:	bitter, scharf/kühlend/scharf PK- V+
GEWEBE:	Plasma, Blut
SYSTEME:	Kreislauf, Lymphsystem, Atmung
WIRKUNG:	Umstimmungsmittel, Diaphoretikum, Bakterizid, antivirales Mittel, Antiseptikum, Analgetikum
INDIKATIONEN:	Toxische Zustände des Blutes, Blutvergiftung, Gangrän, Ekzem, giftige Bisse und und Stiche, Geschlechtskrankheiten, Prostatitis, Infektionen, Wunden, Abszesse
VORSICHT:	bei Anämie, Schwindel, Zuständen mit übermäßigem *Vata*
ZUBEREITUNG:	Aufguss (heiß oder kalt), Pulver (250 mg bis 1 g), Tinktur.

ECHINACEA, der Sonnenhut, ist wahrscheinlich das beste Entgiftungsmittel in der westlichen Pflanzenheilkunde. Diese Pflanze ist ein natürliches Antibiotikum und wirkt den Auswirkungen der meisten Gifte im Körper entgegen. Der Sonnenhut reinigt das Blut und das Lymphsystem, katalysiert die Wirkung der weißen Blutkörperchen, hilft Eiterbildung, Fäulnis und Verwesung verhindern. Im ayurvedischen Sinne wird Echinacea zur Vernichtung von *Ama* eingesetzt.

Diese Pflanze ist von ähnlicher Wirkung wie die kanadische Gelbwurz, während Hydrastis canadensis jedoch mehr Affinität zum Magen-Darm-Trakt hat, wirkt Echinacea mehr auf das Blut, bei Erkältungen, Grippe usw. Der Sonnenhut schwächt den Körper weniger als die kanadische Gelbwurz und ist daher für die Langzeittherapie besser geeignet.

Bei Infektionen der Lunge wird der Sonnenhut zusammen mit seinem Verwandten, dem Alant angewandt. In den Fällen, in denen Echinacea Schwindel oder ein Gefühl des Nicht-Geerdetseins erzeugt, können Süßholz oder Eibisch hinzugefügt werden.

Im Gegensatz zur kanadischen Gelbwurz, kann der Sonnenhut in normaler Dosierung verwendet werden, doch muss man auf die Frische der verwendeten Pflanzen achten (die getrocknete Pflanze verliert ihre Wirkung innerhalb von sechs Monaten), weshalb die Tinktur oft vorzuziehen ist.

Der Sonnenhut kann äußerlich zu Umschlägen oder als Waschung bei giftigen Bissen, infizierten Geschwüren oder wunden Stellen verwendet werden.

Süßholz

Glycyrrhiza glabra; Leguminosae

(S) *Yashti Madhu,* Honigstock · (C) Gan Cao

VERWENDETE PFLANZENTEILE: Wurzel

ENERGETIK:	süß, bitter/kühlend/süß VP- K+ (bei Langzeitanwendung)
GEWEBE:	wirkt auf alle Gewebselemente
SYSTEME:	Verdauung, Atmung, Nerven, Fortpflanzung, Ausscheidung
WIRKUNG:	Demulcens, Expektorans, Tonikum, Verjüngungsmittel, Laxans, Sedativum, Emetikum
INDIKATIONEN:	Husten, Erkältungen, Bronchitis, Halsschmerzen, Laryngitis, Geschwüre, Hyperazidität, schmerzhaftes Harnlassen, abdominelle Schmerzen, allgemeine Schwäche
VORSICHT:	bei übermäßigem *Kapha,* bei Ödemen; Süßholz hemmt die Kalzium- und Kaliumaufnahme, daher bei Osteoporose kontraindiziert; Vorsicht ist bei hohem Blutdruck geboten (vermehrt die Flüssigkeitsmenge in der Herzgegend)
ZUBEREITUNG:	Abkochung, Abkochung in Milch, Pulver (250 bis 500 mg), arzneiliches *Ghee*

SÜSSHOLZ ist ein Expektorans, welches von guter Schleim verflüssigender und auswurffördernder Wirkung ist. In großen Dosen ist Süßholz ein gutes Emetikum, um Lungen und Magen von *Kapha* zu reinigen. Diese Pflanze ist ein mildes Laxans, das die Schleimhäute beruhigt und tonisiert, Spasmen der Muskulatur löst und entzündungswidrig wirkt. Süßholz wird gern als Geschmackskorrigens verwendet und hilft, die Eigenschaften anderer Heilpflanzen zu harmonisieren, wirkt Hitze und Trockenheit entgegen und vermindert toxische Eigenschaften.

Bei Erkältungen und Erkrankungen der Atemwege ist Süßholz zusammen mit frischem Ingwer von guter Wirkung. Süßholz, Ingwer und Kardamom ergeben ein Tonikum für die Zähne. Als „Nahrungsmittel" ist diese Pflanze von regenerierender, verjüngender Wirkung. Dieses Mittel ist von *sattvischer* Natur, beruhigt den Verstand und nährt den Geist. Süßholz nährt das Gehirn, vermehrt die kraniale und zerebrospinale Flüssigkeit und fördert Zufriedenheit und Harmonie. Des weiteren verbessert Süßholz die Stimme, Sehkraft, den Haarwuchs und Teint und verleiht Kraft.

Schafgarbe

Achillea millefolium; Compositae

(S) *Gandana* · (C) I Chi Kao

VERWENDETE PFLANZENTEILE: Blätter und Blüten

ENERGETIK:	bitter, zusammenziehend, scharf/kühlend/scharf PK- V+ (bei übermäßigem Gebrauch)
GEWEBE:	Plasma, Blut, Muskulatur
SYSTEME:	Kreislauf, Atmung, Verdauung
WIRKUNG:	Diaphoretikum, Adstringens, Hämostatikum, Wundheilmittel, Antispasmodikum
INDIKATIONEN:	Erkältungen, Fieber, Gastritis, Enteritis, Masern, Menorrhagie, Nasenbluten, Magengeschwüre, Abszesse, Bluthusten
VORSICHT:	bei übermäßigem *Vata*
ZUBEREITUNG:	Aufguss (heiß oder kalt), Pulver (250 bis 500 mg), Paste

SCHAFGARBE ist ein gutes kühlendes Diaphoretikum und Fiebermittel mit adstringierenden und antispasmodischen Eigenschaften. Bei Erkältungen, Grippeerkrankungen und Infektionskrankheiten, besonders solche, die mit hohem Fieber und starken Entzündungsreaktionen einhergehen, ist die Schafgarbe ein gutes Heilmittel.

Schafgarbe stillt Blutungen, sowohl innerlich, wie auch äußerlich. Bei übermäßig starken Menstruationsblutungen und Menstruationskrämpfen ist die Pflanze auch von guter Wirkung. Die Schafgarbe ist eine gute allgemeine Heilpflanze bei *Pitta*-Zuständen, obwohl sie von milder Wirkung und hauptsächlich bei der Behandlung von oberflächlichen Störungen angezeigt ist.

Schafgarbe vermindert übermäßigen *Pitta,* Galle und Entzündungen im Magen-Darm-Trakt und hilft dadurch, die Schleimhäute zu stärken. Sie hat auch gewisse beruhigende, nervenstärkende Eigenschaften und fördert Klarheit und Wahrnehmung.

Als Diaphoretikum fügt man der Schafgarbe Pfefferminze zu; als Adstringens und Nervinum Salbei, und als Stomachikum hat sich eine Mischung mit Kamille (eine Verwandte der Schafgarbe) bewährt.

Der Saft oder die Abkochung dient als äußerliche Waschung bei Wunden, Hautschäden und wunden Hautarealen – hauptsächlich als blutstillendes und entzündungswidriges Mittel.

Schwarzer Pfeffer

Piper nigrum; Piperaceae

(S) *Marich,* nach einer der Namen für die Sonne genannt, aufgrund seiner großen Mengen von solarer Energie.
(C) Hu Jiao

VERWENDETE PFLANZENTEILE: Frucht

ENERGETIK: scharf/erhitzend/scharf
KV- P+

GEWEBE: Plasma, Blut, Fettgewebe, Knochenmark und Nervengewebe

SYSTEME: Verdauung, Kreislauf, Atmung

WIRKUNG: Anregungsmittel, Expektorans, Karminativum, Fiebermittel, Anthelminthikum

INDIKATIONEN: Chronische Verdauungsstörungen, Toxine im Darm, ausgeprägte Stoffwechselschwäche, Fettleibigkeit, Kongestionen der Nebenhöhlen, Fieber, intermittierendes Fieber, Kälte der Extremitäten

VORSICHT: bei entzündlichen Erkrankungen der Verdauungsorgane und bei übermäßigem *Pitta*

ZUBEREITUNG: Aufguss, Pulver (100 bis 500 mg), Abkochung in Milch, arzneiliches Ghee

SCHWARZER PFEFFER ist eines der stärksten verdauungsanregenden Mittel. Dieses Mittel verbrennt *Ama* und reinigt den Magen-Darm-Trakt. (Durch die Energetisierung von *Agni* werden Toxine vernichtet und die Nahrungsmittel besser verdaut.) In Form von arzneilichem Ghee kann Schwarzer Pfeffer an der Nasenschleimhaut zur Linderung von Nebenhöhlenkongestionen, Kopfschmerzen und sogar bei epileptischen Krisen angewandt werden. Schwarzer Pfeffer ist ein gutes Gegenmittel zu kalten Nahrungsmitteln, wie Gurken, und auch bei einer Ernährungsweise, die übermäßig viel Rohkost und Salate enthält. Äußerlich wird Schwarzer Pfeffer zur Reifung von Furunkeln und zur Förderung der Eiterung angewandt. Als Ghee-Präparat fördert er die Heilung entzündeter Hautareale, wie bei Urtikaria und Erysipel. Mit Honig vermischt ist Schwarzer Pfeffer ein starkes, auswurfförderndes Mittel, das entschleimt und Sekretionen austrocknet. Aufgrund seiner rajasischen Qualität kann Schwarzer Pfeffer bei übermäßigem Gebrauch Reizungen verursachen.

Wacholderbeeren

Juniperus spp.; Coniferae

(S) *Hapusha*

VERWENDETE PFLANZENTEILE: Beeren

ENERGETIK: scharf, bitter, süß/erhitzend/scharf
KV- P+

GEWEBE: Plasma, Blut, Muskulatur, Fettgewebe, Knochen, Knochenmark und Nervengewebe

SYSTEME: Harnwege, Atmung, Nervensystem, Verdauung

WIRKUNG: Diuretikum, Diaphoretikum, Anregungsmittel, Karminativum, Analgetikum, Desinfiziens, Bakterizid

INDIKATIONEN: Wassersucht, Ödeme, Ischias, Lumbago, Arthritis, Rheumatismus, Gelenkschwellungen, Diabetes, Verdauungsschwäche, Schwäche des Immunsystems, Dysmenorrhoe

VORSICHT: bei akuter Nephritis, Zystitis, bei Schwangerschaft

ZUBEREITUNG: Aufguss, Pulver (250 bis 500 mg), Paste

WACHOLDERBEEREN sind einer der besten Diuretika für die *Vata*-Konstitution, da sie ebenfalls überschüssigen *Vata* ausscheiden und die Verdauung verbessern. Sie sind ebenfalls bei *Kapha* von guter Wirkung, verschlimmern *Pitta* jedoch und müssen daher in solchen Fällen zusammen mit anderen Diuretika und mit der nötigen Vorsicht angewandt werden. Wacholderbeeren werden oft mit Diuretika von einhüllender Wirkung (Demulcentia), wie Eibisch oder Gokshura, verordnet, um ihre Reizwirkung auszugleichen. Als Paste werden sie äußerlich bei arthritischen Schmerzen und Schwellungen angewandt. Ihre reinigende Wirkung erstreckt sich auch auf die Aura und den subtilen Körper. Wacholderbeeren helfen nicht nur resistente Bakterien, sondern auch negative astrale Einflüsse zu zerstören.

Wachsbeerenstrauch

Myrica spp.; Myticaceae

(S) *Kaphala*

VERWENDETE PFLANZENTEILE: Rinde, Frucht

ENERGETIK: scharf, zusammenziehend/erhitzend/scharf
KV- P+

GEWEBE: Plasma, Blut, Knochenmark, Nerven

SYSTEME: Atemtrakt, Nerven, Kreislauf, Lymphsystem

WIRKUNG: Diaphoretikum, Expektorans, Adstringens, Emetikum, Antispasmodikum, Umstimmungsmittel

INDIKATIONEN: Erkältung, Grippe, Halsentzündung, Kongestionen der Nebenhöhlen und der Nase, Halsschmerzen, Asthma, Bronchitis, Wucherungen der Rachenmandeln, Fieber, Zahnfleischbluten, chronische Geschwüre, Epilepsie
VORSICHT: bei einem Übermaß an *Pitta*, hohem Blutdruck
ZUBEREITUNG: Abkochen, Pulver (250 mg bis 1 g), Paste

WACHSBEERENSTRAUCH ist ein starkes Anti-*Kapha*-Mittel, und beseitigt Erkältungen, Schleim, reinigt die Lymphe und fördert das Erbrechen, alles Wirkungen, die ein Übermaß an *Kapha* reduzieren. Der Wachsbeerenstrauch verbessert die Stimme, öffnet den Geist und die Sinne, reinigt die Nebenhöhlen, ist eines der wichtigsten Diaphoretika bei Erkältungen und Grippe und wirkt gut in Verbindung mit Zimt und Ingwer. Als wirkungsvolles Mittel bei Halsschmerzen und aufgequollenem Zahnfleisch, kann es auch gegurgelt werden. Um Lungen und Nebenhöhlen zu reinigen, kann es geschnupft oder geraucht werden. Es ist ein Dekongestionsmittel für *Vata* im Kopfbereich und stärkt *Prana.* Als Paste oder Waschung fördert der Wachsbeerenstrauch den Heilungsprozess an Schleimhäuten und ist ein gutes Mittel bei schlecht heilenden Wunden und Geschwüren.

Der Wachsbeerenstrauch ist *Shiva* und *Shakti* geweiht. Die Frucht wird *Durga* als Gabe gebracht. Die trockene Haut der Frucht wird geraucht, um den Geist zu beruhigen und die Wahrnehmung zu öffnen. Diese Pflanze ist von sattvischer Qualität und ist eine der besten Heilpflanzen im Anfangsstadium von Krankheiten, um die Abwehrkraft des Körpers zu mobilisieren.

Weißdornfrüchte

Crataegus oxycantha; Rosaceae

(C) Shan Sha

VERWENDETE PFLANZENTEILE: Frucht
ENERGETIK: sauer/erhitzend/sauer

	V- P+ K+ (bei übermäßigem Gebrauch)
GEWEBE:	Plasma, Blut, Muskulatur
WIRKUNG:	Anregungsmittel, Karminativum, Vasodilatator, Antispasmodikum, Diuretikum
INDIKATIONEN:	Herzschwäche, Arteriosklerose, Herzklappeninsuffizienz, hoher Blutdruck, Herzklopfen, Bildung von Blutgerinnseln, Schlaflosigkeit, träge Verdauung, Geschwulstbildung im Abdomen
VORSICHT:	bei Geschwüren, Kolitis
ZUBEREITUNG:	Abkochung, Pulver (250 mg bis 1 g)

WEISSDORNFRÜCHTE sind ein gutes Beispiel von der anregenden Wirkung saurer Heilpflanzen, die sich sowohl auf den Kreislauf als auch auf die Verdauung erstreckt. Sie haben eine besondere Wirkung auf das Herz, kräftigen den Herzmuskel und fördern die Langlebigkeit. Weißdornbeeren eignen sich besonders gut für *Vata*. Herzleiden wie nervöses Herzklopfen, oder für die Herzstörungen des Alters (das Alter des *Vata*) wie diejenigen, die durch einen erhöhten Cholesterinspiegel oder Arteriosklerose entstanden sind.

Durch ihre verdauungsfördernde Wirkung werden Stockungen und Stauungen der aufgenommenen Nahrung im Darm beseitigt und sogar eine positive Wirkung auf Geschwulstbildungen im Magen-Darm-Trakt erzielt. Weißdornfrüchte können aber auch das Körpergewicht vermehren helfen und können bei übermäßigem Gebrauch *Kapha* verschlimmern. Die meisten auf *Pitta* beruhenden Herzstörungen und Zustände von Hitze im Körper werden allgemein verschlimmert.

Weißdornfrüchte werden zu einer Tinktur oder einem Kräuterwein verarbeitet – und haben eine Affinität zum Alkohol. Zur Stärkung des Herzmuskels können sie zusammen mit anderen Herztonika, wie mit kleinen Mengen von Kardamom und Zimt angewandt werden. Zur Herstellung eines Herztonikums werden 16 g Weißdornfrüchte in 0,5 l Wasser 20 Minuten lang zusammen mit einem Teelöffel Zimt leicht gekocht. Diese Abkochung nimmt man dreimal täglich nach den Mahlzeiten mit Honig gesüßt ein.

Rinde der Wildkirsche

Prunus spp.; Rosaceae

(S) *Padmaka*

VERWENDETE PFLANZENTEILE: innere Rinde

ENERGETIK:	bitter, adstringierend/kühlend/süß PK- V+ (bei übermäßigem Gebrauch)
GEWEBE:	Plasma, Blut, Muskulatur, Knochenmark und Nerven
SYSTEME:	Atmung, Nerven, Kreislauf, Verdauung
INDIKATIONEN:	Husten, Keuchhusten, Spasmen der Bronchien, Herzklopfen, Hautleiden, Augenentzündungen
VORSICHT:	ist im großen und ganzen nicht geboten, außer bei übermäßigem *Vata*
ZUBEREITUNG:	Abkochung, Pulver (250 bis 500 mg), Husten, Sirup

Verschiedene Formen der wild wachsenden Kirsche, wie auch Aprikosensamen und Bittermandeln sind wirksame auswurffördernde und Hustenreiz lindernde Mittel, hauptsächlich wegen der darin enthaltenen Blausäure, die in großen Mengen giftig ist. Diese erstgenannten Mittel reinigen die Lungen und das Lymphsystem und lösen Kongestionen derselben. Diejenigen von ihnen, die von kühlender Eigenschaft sind wie die Rinde der wild wachsenden Kirsche, reinigen das Blut. Aprikosensamen und Bittermandeln sind aufgrund ihrer öligen Eigenschaften als Samen jedoch von erhitzender Energie und sind von einhüllender (Demulcens), erweichender (Emolliens) und abführender Wirkung. Diese Mittel sind bei erkältungsbedingtem Husten angezeigt, jedoch bei chronischem Husten nur von mäßiger Wirkung. Aufgrund dieser reinigenden und auswurffördernden Wirkung werden Aprikosensamen in der Krebstherapie angewandt.

Zimt

Cinnamomum Zeylanicum; Lauraceae

(S) *Twak* · (C) Gui

VERWENDETE PFLANZENTEILE:	Rinde
ENERGETIK:	scharf, süß, zusammenziehend/erhitzend/süß K- P+
GEWEBE:	Plasma, Blut, Muskel-, Knochenmark- und Nervengewebe
SYSTEME:	Kreislauf, Verdauung, Atmung, Harnwege
WIRKUNG:	Anregungsmittel, Diaphoretikum, Karminativum, Umstimmungsmittel, Expektorans, Diuretikum, Analgetikum
INDIKATIONEN:	Erkältungen, Kongestionen der Nebenhöhlen, Bronchitis, Dyspepsie
VORSICHT:	bei übermäßigem *Pitta*, Erkrankungen mit Blutungen
ZUBEREITUNG:	Aufguss, Abkochung, Pulver (500 mg bis 1 g)

ZIMT ist eine wirksame Heilpflanze um Kreislauf und Durchblutung zu kräftigen und harmonisieren (Vyana vaya).

Er ist ein gutes Diaphoretikum und Expektorans bei Erkältungen und Grippeerkrankungen, und ist besonders wohltuend für Menschen mit schwachen Konstitutionen. Zimt wirkt schmerzlindernd bei Zahnschmerzen und verspannter Muskulatur, stärkt das Herz, erwärmt die Nieren und fördert *Agni*. Wie Ingwer, ist Zimt fast so etwas wie ein Universalmittel, wobei er *Pitta* tendenziell weniger verschlimmert als ersterer. Zimt, von sattvischer Eigenschaft, ist ein gutes allgemeines Getränk bei der *Vata*-Konstitution.

Zimt bildet die Grundlage der sogenannten „Drei Aromatika“ zusammen mit Kardamom und Lorbeerblättern. Diese drei fördern die Verdauung, stärken *Samana Vayu,* und unterstützen die Absorption von Arzneimitteln. Sie sind wie *Trikatu* (getrockneter Ingwer, schwarzer Pfeffer und *Pippali*) in vielen ayurvedischen Mischungen, zu finden.

Zinnkraut

Equisetum spp.; Equisetaceae

(C) Mu Zei

VERWENDETE PFLANZENTEILE: Kraut

ENERGETIK: Bitter, süß/kühlend/scharf
PK- V+

GEWEBE: Plasma, Blut, Fettgewebe, Knochen

WIRKUNG: Diuretikum, steinlösendes Mittel, Diaphoretikum, Umstimmungsmittel, Hämostatikum

INDIKATIONEN: Ödeme, Nephritis, Brennen der Harnröhre, Nierensteine, Gallensteine, Magengeschwüre, Knochenbrüche, zu starke Menstruationsblutung, Geschlechtskrankheiten

VORSICHT: bei übermäßigem *Vata*, Verstopfung, trockener Haut

ZUBEREITUNG: Aufguss (heiß oder kalt), Pulver (250 bis 500 mg), Paste

ZINNKRAUT ist ein wirkungsvolles Diuretikum und Blutreinigungsmittel und ferner eine gute allgemeine Heilpflanze bei Zuständen mit übermäßigem *Pitta*. Diese Pflanze hat eine starke steinlösende Wirkung bei Nieren-, Blasen- und Gallensteinen, ist jedoch von einer etwas reizenden, abschürfenden Wirkung und sollte nicht ohne die Überwachung eines qualifizierten Arztes über einen längeren Zeitraum eingenommen werden.

Zinnkraut fördert die Heilung von Knochenbrüchen und versorgt das Knochengewebe mit Nährstoffen. Die Augen werden gereinigt und gestärkt und das Blut entgiftet. Bei Fieber im Zusammenhang mit ansteckenden Krankheiten und Grippeerkrankungen ist diese Pflanze ebenfalls von guter Wirkung.

Zinnkraut hat ähnliche Eigenschaften wie Klettensamen und kann äußerlich in Form einer Paste oder Waschung an entzündeten Stellen angewandt werden. Diese Pflanze reinigt Nerven und Geist von *Pitta* und feurigen Gefühlen.

Chakras

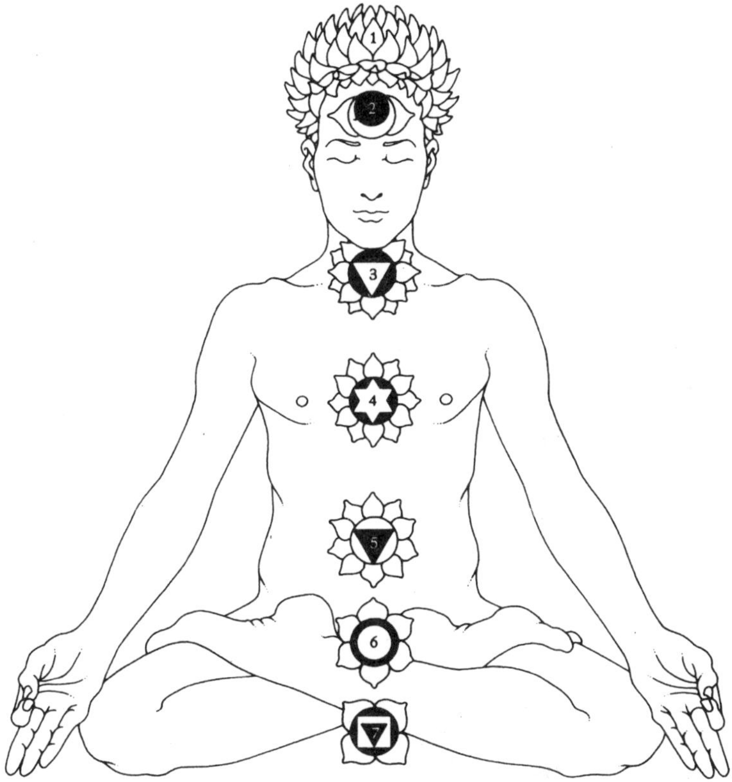

1. Kopfzentrum
Kalmus
Gotu Kola
Muskatnuss
Baldrian

2. Drittes Auge
Basilikum
Alant
Sandelholz
Helmkraut

3. Halszentrum
Ajwan (Sellerie)
Wachsgagel
Nelken
Süßholz

4. Herzzentrum
Kardamom
Lotussamen
Rose
Safran

5. Nabelzentrum
Schwarzer Pfeffer
Cayennepfeffer
Kreuzkümmel
Kanadischer Gelbwurz

6. Sexualzentrum
Koriander
Gokshura
Echter Eibisch
Bärentraubenblätter

7. Wurzelzentrum
Ashwagandha
Haritaki
Lotuswurzel
Shatavari

B.
Besondere orientalische Heilpflanzen

Ajwan, Samen des wilden Selleries

Apium graveolens; Apiaceae

(S) *Ajamoda*

VERWENDETE PFLANZENTEILE: Samen

Energetik:	scharf/erhitzend/scharf KV- P+
GEWEBE:	Plasma, Knochenmark und Nerven
SYSTEME:	Verdauung, Atmung, Nerven
WIRKUNG:	Anregungsmittel, Diaphoretikum, Expektorans, Karminativum, Antispasmodikum, Diuretikum, steinlösendes Mittel
INDIKATIONEN:	Erkältungen, Grippeerkrankungen, Laryngitis, Bronchitis, Asthma, Husten, Kolik, Verdauungsstörungen, Ödeme, Arthritis
VORSICHT:	bei Hyperazidität, bei übermäßigem *Pitta*
ZUBEREITUNG:	Aufguss, Pulver (250 bis 500 mg)

AJWAN oder wilder Selleriesamen ist ein starkes verdauungsförderndes Mittel und regt die Atmung und die Nerven an. Menschen, die an übermäßigem *Vata,* schlechtem Appetit, Blähungen und Kongestionen der Nebenhöhlen leiden, nehmen von diesem Mittel 1 bis 3 Gramm täglich, in Pulverform, vor den Mahlzeiten. Dadurch wird die Nierenfunktion angeregt und die Nerven energetisiert. *Ajwan* findet ähnliche Anwendung wie die Samen der wilden Möhre in der westlichen Pflanzenheilkunde. Am Atem- und Verdauungstrakt wirkt *Ajwan* als starkes Dekongestionsmittel, beseitigt tiefsitzenden *Ama* und ist ein Mittel, das träge Stoffwechselfunktionen wiederbelebt und in Gang bringt. *Ajwan* löst Darmspasmen und vitalisiert *Prana, Samana* (der *Vata*, der die Verdauung regelt) und *Udana* (der *Vata,* dem die Sprache, die Anstrengung und die Begeisterung unterstehen). Daher hilft diese Pflanze, das Streben des Einzelnen zu verbessern und die aufsteigenden Energien der Psyche zu katalysieren.

Amla oder *Amalaki,* Emblic Myrobalan*

Emblica officinalis; Euphorbiaceae

(S) *Amalaki* oder *Dhatri,* „die Amme", da die Heilkräfte dieser Pflanze einer Amme oder Mutter gleichkommen

VERWENDETE PFLANZENTEILE: Frucht

ENERGETIK:	alle Geschmacksempfindungen außer salzig, vorwiegend sauer/kühlend/süß PV- K und *Ama+* (im Übermaß verwendet)
GEWEBE:	wirkt auf alle Gewebselemente und vermehrt Ojas
SYSTEME:	Kreislauf, Verdauung, Ausscheidung
WIRKUNG:	nährendes Tonikum, Verjüngungsmittel, Aphrodisiakum, Laxans, Refrigerans, Stomachikum, Adstringens, Hämostatikum
INDIKATIONEN:	Leiden, die mit Blutungen verbunden sind, Hämorrhoiden, Anämie, Diabetes, Gicht, Schwindel, Gastritis, Kolitis, Hepatitis, Osteoporose, Verstopfung, Verdauungsstörungen, Leber- oder Milzschwäche, frühzeitiges Ergrauen oder Haarausfall, Rekonvaleszenz nach Fieber, allgemeine Schwäche und Gewebsmangelzustände, Geistesstörungen, Herzklopfen
VORSICHT:	bei akutem Durchfall, Dysenterie
ZUBEREITUNG:	Abkochung, Pulver (250 mg bis 1 g), Latwerge (stark eingekochtes Fruchtmus)

AMALAKI ist eines der stärksten verjüngenden Mittel in der ayurvedischen Medizin und ist ein besonders wirksames *Rasayana* für *Pitta,* sowie für das Blut, die Knochen, die Leber und das Herz. Dieses Mittel baut neues Gewebe auf, festigt es und vermehrt die Anzahl der roten Blutkörperchen. *Amalaki* reinigt den Mund, kräftigt die Zähne, nährt die Knochen und fördert Haar- und Nagelwachstum. Durch den Gebrauch dieser Früchte wird die Sehkraft gebessert, Zahnfleischbluten behoben und Entzündungen des Magens und Darmes beseitigt. Mit 3000 mg pro Frucht hat diese Pflanze den höchsten Gehalt

* engl. Name

an natürlichem Vitamin C. Sie hebt den Appetit, reinigt den Darm und reguliert den Blutzucker.

Amalaki bildet die Grundlage für *CHAYAVAN PRASH,* ein Latwerge (stark eingekochtes Fruchtmus) oder Gelee, welches das wichtigste allgemeine Tonikum und Aufbaumittel der ayurvedischen Medizin ist. *Amalaki* ist von *sattvischer* Natur und verleiht Glück, Liebe und Langlebigkeit – und ist auch selbst ein langlebiger Baum. Fünf Gramm des Pulvers in eine Tasse warmem Wasser werden zweimal täglich als allgemeines Tonikum eingenommen. Bei psychischen Störungen wird dieses Mittel als Paste am Kopf angewandt.

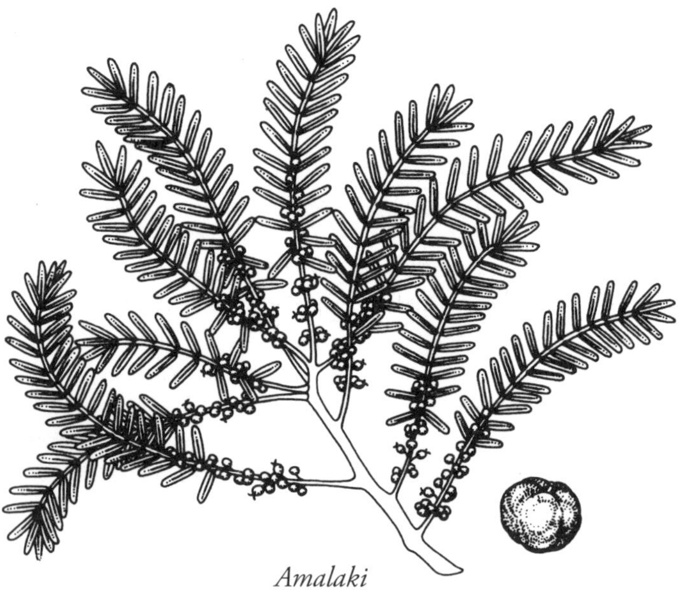

Amalaki

Angelika

Angelica spp.; Umbelliferae

(S) *Choraka* · (C) Dang Gui (wird allgemein „Tang Kuei“ oder „Dong Quai“ genannt)

VERWENDETE PFLANZENTEILE: Wurzel

ENERGETIK:	scharf, süß/erhitzend/süß VPK= P+ (bei übermäßigem Gebrauch)
GEWEBE:	Plasma, Blut, Muskulatur, Knochenmark und Nerven, Fortpflanzungsgewebe
SYSTEME:	Kreislauf, weibliches Genitalsystem, Atmung, Verdauung
WIRKUNG:	Tonikum, Emmenagogum, Verjüngungsmittel, Diaphoretikum, Antispasmodikum, Analgetikum
INDIKATIONEN:	Amenorrhoe, Dysmenorrhoe, Menstruationskrämpfe, prämenstruelles Syndrom, Anämie, Kopfschmerzen, Erkältungen, Grippeerkrankungen, Arthritis, rheumatische Schmerzen
VORSICHT:	hoher Blutdruck, Zustände mit übermäßigem *Pitta* im allgemeinen, bei der Schwangerschaft mit Vorsicht anwenden.
ZUBEREITUNG:	Abkochung, Abkochung in Milch, Pulver (250 mg bis 1 g), Paste

Es gibt eine Reihe von Angelika-Arten, die in verschiedenen Teilen der Welt medizinische Anwendung finden. Eine diaphoretische und antirheumatische Wirkung ist ihnen allen gemeinsam. Einige Arten haben eine tonisierende Wirkung auf das Blut und das weibliche Genitalsystem. Die chinesische Art, Tang Kuei, und die indische, Angelica glauca, haben starke tonisierende Eigenschaften, die nur im geringen Maße bei der europäischen anzutreffen ist.

ANGELIKA ist eines der besten Tonika für Frauen, welches das weibliche Genitalsystem nährt und von funktionsfördernder Wirkung ist. Zur Regulierung des Menstruationszyklus ist sie vielleicht die beste Heilpflanze. Als Tonikum wirkt sie in Verbindung mit Shatavari am besten. Zur Förderung der Menstruation nimmt man gerne noch Färberdistel (Saflor) oder Safran hinzu.

Sowohl die tonisierende, wie auch die antiarthritische Wirkung werden durch kleine Mengen Myrrhe gesteigert. Angelika fördert die Durchblutung und kann äußerlich bei Wunden, Geschwüren und Juckreiz verwendet werden, wie auch zur Ernährung und Verschönerung der Haut. Diese Pflanze ist ein gutes Verjüngungsmittel für Frauen und erweist sich als besonders wirksam bei *Vata*-Personen.

31 g werden mit ein wenig frischem Ingwer in einer Wassermenge, die drei Tassen entspricht, dreißig Minuten lang leicht gekocht. Als Gebärmuttertonikum nimmt man diese Menge einmal wöchentlich.

Stinkasant/Asa foetida

Ferula asa foetida; Umbelliferae

(S) *Hingu* · (C) A Wei

VERWENDETE PFLANZENTEILE: Harz (eine Absonderung der Wurzel)

ENERGETIK: scharf/erhitzend/scharf
VK- P+

GEWEBE: Plasma, Blut, Muskulatur, Knochen, Knochenmark und Nerven

SYSTEME: Verdauung, Nerven, Atmung, Ausscheidung, Kreislauf

WIRKUNG: Anregungsmittel, Karminativum, Antispasmodikum, Analgetikum, Anthelminthikum, Aphrodisiakum, Antiseptikum

INDIKATIONEN: Verdauungsstörungen, Flatulenz, abdominelle Auftreibung, Blähungskoliken, Verstopfung, Arthritis, Rheumatismus, Keuchhusten, Konvulsionen, Epilepsie, Hysterie, Herzklopfen, Asthma, Lähmungen, Würmer

VORSICHT: bei hohem Fieber, Hyperazidität, Hautausschlägen, Urtikaria und bei bestehender Schwangerschaft

ZUBEREITUNG: hauptsächlich als Pulver (niedrige Dosierung, 100 bis 250 mg), Paste

ASA FOETIDA ist ein starkes verdauungsförderndes Mittel, das bei Magen- und Darmträgheit von guter Wirkung ist. Diese Pflanze vermag Kotablagerungen und Ansammlungen, die durch Fleischessen oder Fastfood-Konsum entstanden sind, zu beseitigen und Würmer zu vernichten, besonders Rund- und Spulwürmer. Asa foetida reinigt die Darmflora und kräftigt *Agni* zur gleichen Zeit. Diese Pflanze wirkt blähungswidrig, lindert Krämpfe und Schmerzen und beruhigt übermäßigen *Vata.* Asa foetida hat dem Knoblauch ähnliche Eigenschaften, ist jedoch von stärkerer Wirkung und von stärkerem Geruch, so dass es sich meist empfiehlt, sie in einem luftdichten Behälter aufzubewahren, da sonst ein schwefelartiger Geruch die ganze Küche durchdringt.

Die Paste kann äußerlich bei abdominellen Schmerzen, arthritischen Schmerzen und bei schmerzhaften Gelenken angewandt werden. Der Stinkasant macht die Speisen leichter verdaulich und wirkt blähungswidrig, weswegen dieser als Gewürz besonders bei Linsen und Bohnengerichten Verwendung findet. Wie der Knoblauch, ist auch der Stinkasant von *tamasischer* Natur, und hat eine erdende, aber abstumpfende Wirkung auf den Geist. Als verdauungsförderndes Mittel wird Asa foetida zusammen mit Gewürzen wie Ingwer, Kardamom und Steinsalz verwendet. Es gibt wahrscheinlich kein wirksameres Mittel, um *Agni* anzuregen und gleichzeitig *Vata (Samana Vayu) zu* bewegen. Wie schwarzer Pfeffer oder Cayennepfeffer, sollte Asa foetida in keiner Küche fehlen.

Ashwagandha, Winterkirsche*

Withania somnifera; Solanaceae

(S) *Ashwagandha,* das, was den Geruch eines Pferdes hat, da diese Pflanze die Vitalität und sexuellen Energien eines Pferdes verleiht

VERWENDETE PFLANZENTEILE: Wurzel

ENERGETIK: bitter, zusammenziehend, süß/erhitzend/süß

* Übersetzung des englischen Namens

	VK- P und *Ama*+ (bei übermäßiger Anwendung)
GEWEBE:	Muskulatur, Fettgewebe, Knochen, Knochenmark und Nerven, Fortpflanzungsgewebe
SYSTEME:	Genitalsystem, Nerven, Atmung
WIRKUNG:	Tonikum, Verjüngungsmittel, Aphrodisiakum, Nervinum, Sedativum, Adstringens
INDIKATIONEN:	allgemeine Schwäche, sexuelle Schwäche, nervliche Erschöpfung, Rekonvaleszenz, Altersbeschwerden, Abmagerung bei Kindern, Gedächtnisverlust, Verlust der Spannkraft der Muskulatur, Spermatorrhoe, Überarbeitung, Gewebsmangelzustände, Schlaflosigkeit, Lähmung, multiple Sklerose, Sehschwäche, Rheumatismus, Hautleiden, Husten, Dyspnoe, Anämie, Müdigkeit, Unfruchtbarkeit, Drüsenschwellungen
VORSICHT:	bei übermäßigem *Ama,* bei schweren Kongestionen
ZUBEREITUNG:	Abkochung, Abkochung in Milch, Pulver (250 mg bis 1 g), Paste, arzneiliche Ghee, arzneiliches Öl

ASHWAGANDHA nimmt in der ayurvedischen Arzneimittellehre einen ähnlichen Platz ein wie Ginseng in der chinesischen,

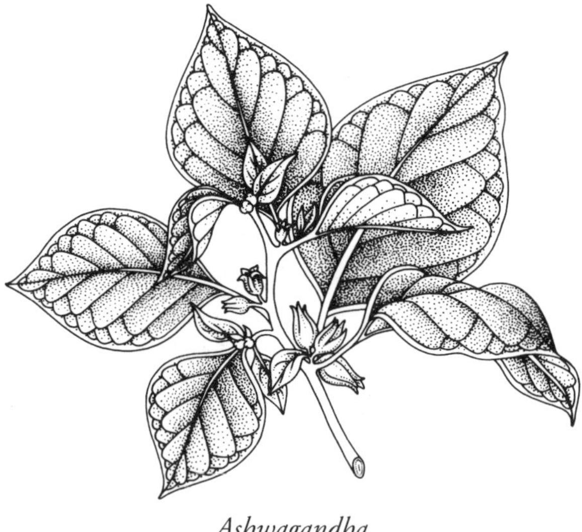

Ashwagandha

wobei die erstgenannte Heilpflanze wesentlich billiger ist. Ashwagandha ist die beste verjüngende Heilpflanze, besonders für die Muskulatur, das Knochenmark und den Samen und für die *Vata*-Konstitution. Bei allen Formen von Schwäche und Mangelzuständen des Gewebes, bei Kindern und bei Älteren wird dieses Mittel verwendet, sowie bei Personen, die durch chronische Krankheiten, Überarbeitung, Schlafmangel oder nervöse Erschöpfung geschwächt sind.

Zur Regeneration wird *Ashwagandha* als Milchabkochung zubereitet, der man vorher Zucker, Honig, *Pippali* und *Basmati* Reis hinzufügen kann. Dieses Mittel bremst die Alterungsvorgänge und katalysiert die anabolischen Vorgänge im Körper. Diese Heilpflanze ist von *sattvischer* Natur und ist eine der besten Heilpflanzen für den Geist, auf den sie eine klärende und nährende Wirkung hat.

Dieses Mittel wirkt beruhigend und fördert einen tiefen, traumlosen Schlaf.

Ashwagandha ist ein gutes nährendes Mittel für Schwangere und hilft, den Fötus zu stabilisieren. Durch den Gebrauch dieser Heilpflanze wird auch das hormonelle System regeneriert und die Gewebsheilung gefördert, weswegen Ashwagandha auch äußerlich bei Wunden und Hautschäden usw. angewandt werden kann. Fünf Gramm des Pulvers werden zweimal täglich in warmer Milch oder Wasser, mit rohem Zucker gesüßt, eingenommen.

Bala, Indische Sandmalve*

Sida cordifolia; Malvaceae

(S) *Bala,* „das was Kraft verleiht" aufgrund der tonisierenden Wirkung dieser Pflanze

VERWENDETE PFLANZENTEILE: hauptsächlich die Wurzel
ENERGETIK: süß/kühlend/süß
VPK= K und *Ama*+ (bei übermäßigem Gebrauch)

* engl. Name

GEWEBE:	wirkt auf alle Gewebselemente, besonders auf Knochenmark oder Nervengewebe
SYSTEME:	Kreislauf, Nerven, Harnwege, Genitalsystem
WIRKUNG:	Tonikum, Verjüngungsmittel, Aphrodisiakum, Demulcens, Diuretikum, Anregungsmittel, Nervinum, Analgetikum, Wundheilmittel
INDIKATIONEN:	Herzkrankheiten, Gesichtslähmung, Ischias, Geisteskrankheit, Neuralgie, Rheumatismus, Asthma, Abmagerung, Erschöpfung, sexuelle Schwäche, Zystitis, Dysenterie, Weißfluss, chronisches Fieber, Rekonvaleszenz
VORSICHT:	ist hauptsächlich bei kongestiven Störungen mit übermäßigem *Ama* oder *Kapha* geboten
ZUBEREITUNG:	Abkochung, Abkochung in Milch, Pulver (250 mg bis 1 g), Paste, arzneiliches Öl

Im Ayurveda werden verschiedene Arten der Malvengewächse (wie Eibisch) als Tonika, Demulcentia und Verjüngungsmittel eingesetzt. Dazu gehören *BALA, Mahabala (Sida rhombifolia).* und *Atibala (Abutilon indicum),* wie auch die Baumwollstaudenwurzel. Obwohl sie alle ähnliche Eigenschaften besitzen, ist *Bala* das wirkungsvollere Herztonikum, *Atibala* von stärkerer diuretischer Wirkung, während die Baumwollstaudenwurzel erhitzend ist und eine stärkere emmenagoge Wirkung besitzt.

BALA ist ein Tonikum und *Rayasana* für *Vata*-Störungen aller Art. Diese Pflanze ist Nahrung für die Nerven und lindert arthritische Schmerzen. Sie ist ein verjüngendes, nährendes Mittel und ein Anregungsmittel für das Herz. Bei tiefsitzenden, intermittierenden Fieberformen wird Bala zusammen mit Ingwer oder schwarzem Pfeffer verordnet. Dieses Mittel lindert Entzündungen des Nervensystems.

Die äußerliche Anwendung des arzneilichen Öls ist bei Nervenschmerzen und Taubheit von guter Wirkung und die erweichende Wirkung dieses Öls löst Muskelkrämpfe. Eine Abkochung in Milch mit Zucker ergibt ein gutes nährendes Mittel und Aphrodisiakum. Bei chronisch verlaufenden Infektionskrankheiten fördert Bala die Gewebsheilung.

Bhringaraj

Eclipta alba, etc.; Compositae

(S) *Bhringaraja, Kesharaja,* „Herrscher der Haare", aufgrund der Förderung des Haarwuchses · (C) Han Lian Cao

VERWENDETE PFLANZENTEILE: Kraut

ENERGETIK:	bitter, zusammenziehend süß/kühlend/süß VPK=
GEWEBE:	Plasma, Blut, Knochen, Knochenmark
SYSTEME:	Kreislauf, Nerven, Verdauung
WIRKUNG:	Tonikum, Verjüngungsmittel, Umstimmungsmittel, Hämostatikum, Antipyretikum, Nervinum, Laxans, Wundheilmittel
INDIKATIONEN:	Vorzeitiges Ergrauen der Haare, Haarausfall, Alopezie, Lockerheit und Ausfallen der Zähne, Leber- und Milzvergrößerung, Zirrhose, chronische Hepatitis, Blutungen, Dysenterie, Anämie, Hauterkrankungen, Schlaflosigkeit, psychische Störungen
VORSICHT:	bei starkem Frösteln, starker Unterkühlung
ZUBEREITUNG:	Aufguss (heiß oder kalt), Abkochung, Pulver (250 mg bis 1 g), arzneiliches Öl, arzneiliches *Ghee*

BHRINGARAJ bremst die Alterungsvorgänge und ist ein Verjüngungs- und Stärkungsmittel für Knochen, Zähne, Haare, Sehkraft, Gehör und Gedächtnis. Diese Pflanze ist ein Verjüngungsmittel für die *Pitta*-Konstitution und für die Leber; und die beste Heilpflanze bei Zirrhose. *Bhringaraj* ist auch die beste ayurvedische Heilpflanze für das Haar. Das *Bhringaraj*-Öl ist ein berühmtes Mittel zur Förderung eines üppigen Haarwuchses und um Ergrauen und Ausfall der Haare rückgängig zu machen. Bei geistiger Überaktivität ist dieses Mittel von beruhigender Wirkung und verhilft zu einem festen Schlaf.

Von der Wirkung ist dieses Mittel in vieler Hinsicht dem asiatischen Wassernabelkraut, dem Hydrocotyle asiatica, ähnlich. Diese Heilpflanze vereint die Eigenschaften eines Bittertonikums, wie Löwenzahn (den diese Pflanze ersetzen kann) mit der Wirkung eines verjüngenden Tonikums. Als äußerliche Anwendung hilft diese Pflanze Gifte herauszuziehen und Entzündungen und Drüsenschwellungen zu reduzieren. Diese Heilpflanze ist ein gutes Tonikum für den Geist, *Bhringaraj* ist auch ein gutes Mittel, um den Teint zu verbessern. Im südwestlichen Teil der Vereinigten Staaten kommt diese Pflanze wild wachsend vor.

Bibhitaki, Beleric Myrobalan*

Terminalia belerica; Combretaceae

(S) *Bibhitaki*

VERWENDETE PFLANZENTEILE: Frucht

ENERGETIK:	zusammenziehend/erhitzend/süß KP- V+ (bei übermäßigem Gebrauch)
GEWEBE:	Plasma, Muskulatur, Knochen
SYSTEME:	Atmung, Verdauung, Ausscheidung, Nervensystem
WIRKUNG:	Adstringens, Tonikum, Verjüngungsmittel, Expektorans, Laxans, Anthelminthikum, Antiseptikum, steinlösendes Mittel
INDIKATIONEN:	Husten, Halsschmerzen, Laryngitis, Bronchitis, Katarrh, Steinbildungen, chronischer Durchfall, Dysenterie, Parasiten, Augenerkrankungen
VORSICHT:	bei übermäßigem *Vata*
ZUBEREITUNG:	Aufguss, Abkochung, Pulver (250 mg bis 1 g), Paste

BIBHITAKI ist ein weiteres, sehr wirksames Verjüngungsmittel, das den verschiedenen Myrobalan-Bäumen entstammt, deren Verwendung in Indien weit verbreitet ist. Dieses Mittel ist ein Tonikum für *Kapha* und für die Lungen und verbessert die Stimme, die Sehkraft und fördert den Haarwuchs. Es ist sowohl eine starke abführende als auch eine starke zusammenziehende Wirkung gegeben, die den Darm reinigt und Tonus verbessernd wirkt. Bei allen Arten von Steinbildungen und *Kapha*-Ansammlungen im Verdauungs-, Urogenital- und Atemtrakt ist

* engl. Name

Bibhitaki von Wirkung; dieses Mittel wirkt verflüssigend und austreibend und beseitigt auf diese Art und Weise auch Parasiten. Des Weiteren wird der Magen tonisiert und der Appetit verbessert. Obwohl *Bibhitaki* von erhitzender Energie ist, gibt es keine Verschlimmerung von *Pitta.*

Das Pulver, mit Honig vermischt, wird bei Halsschmerzen und Heiserkeit verwendet und man kann auch ein Mittel zum Gurgeln daraus herstellen. Äußerlich angewandt dient es als Antiseptikum. Meist wird er als Bestandteil der Triphala-Mischung angewandt (siehe *Haritaki).*

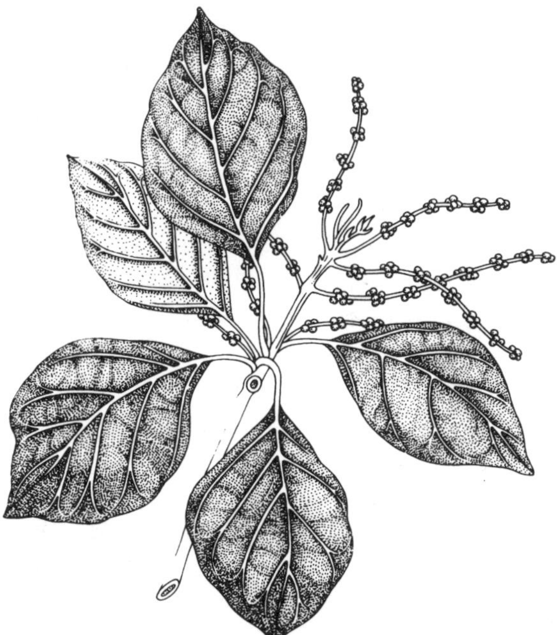

Bibhitaki

Chrysanthemum

Chrysanthemum indicum; Compositae

(S) *Sevanti,* „Dienst", da diese Pflanze die Energie zur Hingabe und zum Dienst des Göttlichen verleiht · (C) Ju Hua

VERWENDETE PFLANZENTEILE:	Blüten
ENERGETIK:	bitter, süß/kühlend/scharf PK- V+ (bei übermäßigem Gebrauch)
GEWEBE:	Plasma, Blut, Knochenmark
SYSTEME:	Verdauung, Atmung, Nerven
WIRKUNG:	Diaphoretikum, Antipyretikum, Umstimmungsmittel, Antispasmodikum
INDIKATIONEN:	Kopfschmerzen, Halsschmerzen, Augeninfektionen, Nasenbluten, Abszesse und Furunkel, Dysmenorrhoe, Leberkrankheiten
VORSICHT:	im allgemeinen nur bei übermäßigem *Vata*
ZUBEREITUNG:	Aufguss (heiß oder kalt), Pulver (250 mg bis 1 g)

Die gewöhnliche, in Gärten anzutreffende CHRYSANTHEME ergibt einen guten kühlenden Tee bei Sommerhitze oder auch für Menschen mit einer *Pitta*-Konstitution. Man nehme zwei Teelöffel der Blüten auf eine Tasse Wasser. Die Chrysantheme macht die Augen hell und klar, verbessert die Sehkraft und ist ein wichtiger Bestandteil vieler Heilpflanzenrezepte für Augenkrankheiten. Diese Blüte kühlt und reguliert den *Pitta*, dem die Sehkraft untersteht. Sie beruhigt *pittogene* Gefühle wie Zorn und Reizbarkeit. Die Chrysantheme beruhigt auch die Leberfunktion, fördert die Menstruation und lindert Menstruationskrämpfe und Kopfschmerzen. Sie fördert auch die Laktation.

Die Chrysantheme ist eine wichtige Blume bei *Puja* (die Verehrung des Göttlichen durch Hingabe und Aufopferung). Diese Blüte hilft bei der Aufgabe des egoistischen Willens (eine Funktion des gestörten *Pittas*) vor dem Göttlichen.

Fo-Ti

Polygonum multiflorum; Polygonaceae

(C) He Shou Wu

VERWENDETE PFLANZENTEILE: die zubereitete Wurzel

ENERGETIK: süß, bitter, zusammenziehend/kühlend/süß
PV- K und *Ama*+ (bei übermäßigem Gebrauch)

GEWEBE: wirkt auf alle Gewebselemente

SYSTEME: Genitalsystem, Harnwege, Kreislauf

WIRKUNG: Tonikum, Verjüngungsmittel, Aphrodisiakum, Adstringens, Nervinum

INDIKATIONEN: Anämie, Neurasthenie, Impotenz, Schmerzen der Lendenwirbelsäule, vorzeitiges Ergrauen oder Ausfallen der Haare, vergrößerte Lymphdrüsen, zu starke Menstruationsblutung, Weißfluss, Arteriosklerose, Diabetes

VORSICHT: bei Verdauungsschwäche, schweren Kongestionen oder Ödemen

ZUBEREITUNG: Abkochung, Abkochung in Milch, Pulver (250 mg bis 1 g)

FO-TI ist ein wichtiges verjüngendes Mittel der chinesischen Pflanzenheilkunde und ist in den Vereinigten Staaten inzwischen allgemein erhältlich. Fo-Ti baut das Blut und den Samen auf und kräftigt die Muskulatur, Sehnen, Bänder und Knochen. Diese Heilpflanze kräftigt auch die Nieren, die Leber und das Nervensystem und ist ein berühmtes Aufbaumittel für das Haar. Im ayurvedischen Sinne ist Fo-Ti ein Verjüngungsmittel für *Pitta* und *Vata* und kann anstelle von anderen ayurvedischen Tonika verwendet werden, die hier größtenteils noch nicht erhältlich sind.

Fo-Ti wird oft mit Hydrocotyle asiatica, dem asiatischen Wassernabelkraut, vermischt – ein Zusammenwirken eines der wichtigsten chinesischen Verjüngungsmittel mit einem der wichtigsten indischen. Beide wirken den Alterungsprozessen entgegen, wobei Hydrocotyle das bessere Mittel ist, um den Geist zu revitalisieren und Fo-Ti von stärkerer gewebsaufbauender Wirkung ist.

Als tägliche Menge werden 11 g Fo-Ti in 0,5 l Wasser dreißig Minuten lang bei niedriger Hitze gekocht; oder man nimmt gleiche Teile Fo-Ti und etwas Fenchelsamen, um ihre Absorption zu verbessern.

Ginseng

Panax ginseng; Araliaceae

(C) Ren Shen

VERWENDETE PFLANZENTEILE: Wurzel

ENERGETIK: scharf, bitter, süß/erhitzend/süß
VPK= PK+ (bei übermäßigem Gebrauch)

GEWEBE: wirkt auf alle Gewebselemente des Körpers

SYSTEME: Verdauung, Atmung, Kreislauf, Nerven, Genitalsystem

WIRKUNG: Tonikum, Verjüngungsmittel, Anregungsmittel. Aphrodisiakum, Demulcens, Nervinum

INDIKATIONEN: Altersbeschwerden, Senilität, Abmagerung, Müdigkeit, Impotenz, Rekonvaleszenz, zur Erhöhung der Spannkraft

VORSICHT: bei hohem Blutdruck, Fieber, entzündlichen Zuständen, übermäßigem *Pitta,* bei Zuständen mit übermäßigem *Ama* im allgemeinen, zu hohe Dosen können eine Überreizung von *Vata* bewirken, bei Fettleibigkeit

ZUBEREITUNG: Abkochung, Abkochung in Milch, Pulver (250 bis 500 mg)

GINSENG gehört zu den besten tonisierenden und verjüngenden Heilpflanzen und fördert Wachstum und die Revitalisierung von Geist und Körper. Bei der *Vata*-Störung des Alters mit Mangelzuständen des Gewebes ist Ginseng von besonders guter Wirkung. Bei Personen, die nicht geschwächt sind, wirkt Ginseng oft als Anregungsmittel, wie Kaffee. Ginseng ist ein ausgezeichnetes Mittel, um Gewicht und Gewebsbildung (einschließlich Nervengewebe) zu vermehren.

Als Verjüngungsmittel lässt sich Ginseng gut mit *Ashwagandha,* einer indischen Heilpflanze von ähnlicher Wirkung, kombinieren; man nehme zweimal täglich drei Gramm hiervon. Zusammen mit Ingwer, erzielt man eine Förderung der Verdauung und der Assimilation. In Milch gekocht, erhält man ein gutes allgemeines Tonikum.

Der amerikanische Ginseng hat ähnliche Eigenschaften, soll jedoch von kühlender Wirkung sein. Dieser ist als Demulcens und Lungentonikum von besserer Wirkung; ebenfalls besser für *Pitta*-Menschen, jedoch eher verschlimmernd bei *Kapha.* Der amerikanische Ginseng aus dem nordöstlichen Teil des Landes, aus dem Catskills Gebirge, ist jedoch eher heißer und dem koreanischen Ginseng ähnlicher. Die amerikanischen Arten sind den chinesischen von der Wirkung ebenbürtig und sollten häufiger verwendet werden.

Gokshura, Caltrops*

Tribulis terrestris; Zygophyllaceae

(S) *Gokshura, Shvadamstra* · (C) Chi Li

VERWENDETE PFLANZENTEILE: Frucht

ENERGETIK:	süß, bitter/kühlend/süß VPK=
GEWEBE:	Plasma, Blut, Knochenmark und Nerven, Fortpflanzungsgewebe
SYSTEME:	Harnwege, Genitalsystem, Nerven, Atmung
WIRKUNG:	Diuretikum, steinlösendes Mittel, Tonikum, Verjüngungsmittel, Aphrodisiakum, Demulcens, Nervinum, Analgetikum
INDIKATIONEN:	Erschwertes oder schmerzhaftes Harnlassen, Ödeme, Nieren- oder Blasensteine, chronische Zystitis, Nephritis, Blut im Urin, Gicht, Rheumatismus, Lumbago, Ischias, Impotenz, Unfruchtbarkeit, Schwäche nach Samenverlusten, Geschlechtskrankheiten, Husten, Dyspnoe, Hämorrhoiden, Diabetes
VORSICHT:	bei Dehydration

* engl. Name

ZUBEREITUNG: Abkochung, Abkochung in Milch, Pulver (250 mg bis 1 g), arzneiliches Öl

GOKSHURA wirkt harntreibend, kühlt und beruhigt die Schleimhäute des Urogenitaltraktes, hilft bei der Ausstoßung von Steinen und ist deshalb bei den meisten Störungen der Harnwege von guter Wirkung. Diese Heilpflanze stoppt Blutungen, stärkt die Nierenfunktion und nährt die Nieren gleichzeitig, weswegen sie ein verjüngendes Tonikum für die Nieren darstellt.

Gokshura stärkt das männliche Genitalsystem durch eine Vermehrung des Samens und ist für Frauen nach der Geburt von belebender Wirkung. Gokshura ist ein Verjüngungsmittel für *Pitta*; und ist gleichzeitig von beruhigender Wirkung auf *Vata* und auf das Nervensystem. Diese Heilpflanze ist frei von den Nebenwirkungen, die die meisten Diuretika haben, besitzt ähnliche Eigenschaften wie der Eibisch und ist eine gute harmonisierende Komponente für die meisten Mischungen und Rezepte von Nierenheilpflanzen. Gokshura ist von sattvischer Natur und fördert die Klarheit.

Die Abkochung in Milch ist ein starkes Aphrodisiakum; mit gleichen Teilen getrocknetem Ingwer lindert sie Nerven- und Rückenschmerzen; mit gleichen Teilen Ashwagandha-Pulver, drei Gramm zweimal täglich, erhält man ein sehr wirksames revitalisierendes Mittel. Das Öl ist gut bei Alopezie und vorzeitigem Haarausfall.

In den Vereinigten Staaten kommt Gokshura als allgemein verbreitetes Unkraut vor und wird „Goat's Head" oder „Puncture Vine" genannt. Die starken arzneilichen Kräfte der Pflanze scheinen hier völlig unbekannt zu sein.

Ein weiteres wichtiges Tonikum und Verjüngungsmittel für die Nieren ist Punarnava (Boerhaavia diffuse). In diuretischen Mischungen wird diese Pflanze meist zusammen mit Gokshura verwendet.

Guggul

Commiphora mukul; Burseaceae

(S) *Guggulu*

VERWENDETE PFLANZENTEILE:	Harz
ENERGETIK:	bitter, scharf, zusammenziehend, süß/erhitzend/scharf KV- P+ (bei übermäßigem Gebrauch)
GEWEBE:	wirkt auf alle Gewebselemente
SYSTEME:	Nerven, Kreislauf, Atmung, Verdauung
WIRKUNG:	Verjüngungsmittel, Anregungsmittel, Umstimmungsmittel, Nervinum, Antispasmodikum, Analgetikum, Expektorans, Adstringens, Antiseptikum
INDIKATIONEN:	Arthritis, Rheumatismus, Gicht, Lumbago, Nervenleiden, Neurasthenie, Schwächezustände, Diabetes, Fettleibigkeit, Bronchitis, Keuchhusten, Verdauungsstörungen, Hämorrhoiden, Pyorrhoe, Hautleiden, Hautschäden und Geschwüre, Zystitis, Endometritis, Weißfluss, Geschwulstbildungen
VORSICHT:	bei akuten Nierenentzündungen, akute Phase von Hautausschlägen
ZUBEREITUNG:	Pillen, Pulver (250 bis 500 mg), Paste

GUGGUL ist das wichtigste Harz, das im Ayurveda verwendet wird und besitzt, ähnlich der Myrrhe, starke reinigende und verjüngende Eigenschaften. Es gibt eine ganze Reihe von ayurvedischen Medikamenten, *Gugguls* genannt, die hauptsächlich aus diesem Harz bestehen und außerdem nur kleinere Mengen anderer Heilpflanzen enthalten, um die Heilwirkung des ersteren zu dirigieren. *Guggul* ist ein Verjüngungsmittel für *Vata,* ebenfalls für *Kapha* und bewirkt nur nach langer Anwendung eine leichte Verschlimmerung von *Pitta.*

Guggul vermehrt die weißen Blutkörperchen und wirkt desinfizierend auf die Körperausscheidungen, wozu Schleim, Schweiß und Urin auch zählen. Dieses Harz hebt den Appetit, reinigt die Lungen und entfaltet eine heilende Wirkung auf die Haut und die Schleimhäute – obgleich es eher bei chronischen als bei akuten Zuständen angezeigt ist. *Guggul* wird äußerlich als Pflaster angewandt, wie auch zur Herstellung einer Lösung zum Gurgeln bei geschwürigen Prozessen im Mund und Hals. Guggul hilft, die Menstruation zu regulieren. Dieses Harz ist zwar kein nährendes Mittel im eigentlichen Sinne, doch katalysiert es die Gewebsregeneration, besonders die des Nervengewebes. Guggul reduziert Fettgewebe, Toxine, Geschwulstbildungen und nekrotisches Gewebe und ist die beste Arznei für arthritische Zustände.

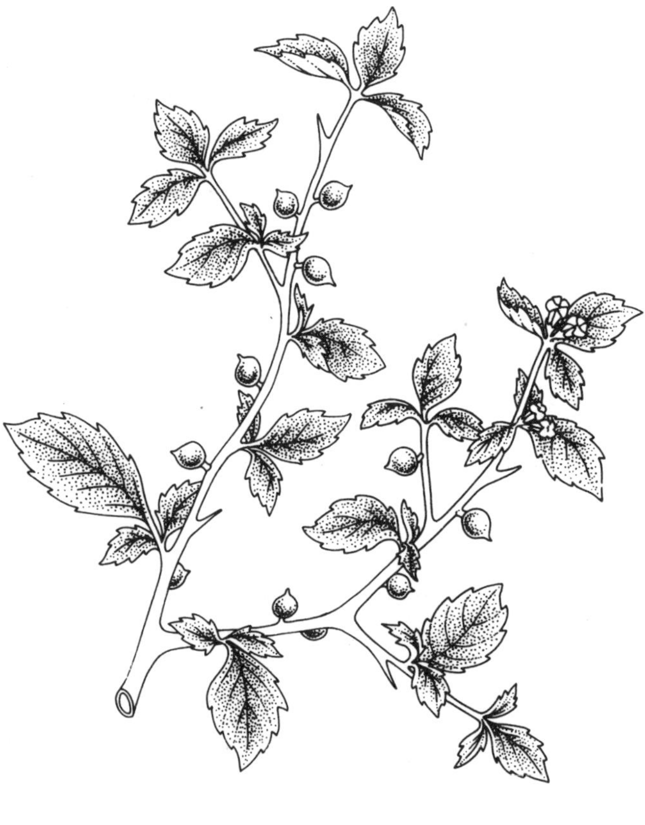

Guggul

Haritaki, Chebulic Myrobalan*

Terminalia chebula; Combretaceae

(S) *Haritaki,* da dieses Mittel alle Krankheiten fortträgt *(Harate),* oder da es dem Shiva *(Hara)* geweiht ist, wird auch *Abhaya* genannt, da es Fruchtlosigkeit fördert

(C) He Zi (auch „König der Arzneien" in der tibetischen Medizin)

VERWENDETE PFLANZENTEILE: Frucht

ENERGETIK:	alle Geschmacksrichtungen außer salzig, doch vorwiegend zusammenziehend/erhitzend/süß VPK =
GEWEBE:	wirkt auf alle Gewebselemente
SYSTEME:	Verdauung, Ausscheidung, Nerven, Atmung
WIRKUNG:	Verjüngungsmittel, Tonikum, Adstringens, Laxans, Nervinum, Expektorans, Anthelminthikum
INDIKATIONEN:	Husten, Asthma, Heiserkeit, Schluckauf, Erbrechen, Hämorrhoiden, Durchfall, schlechte Absorption, abdominelle Auftreibung, parasitäre Infektionen, Geschwulstbildungen, Gelbsucht, Milzerkrankungen, Herzerkrankungen, Hautleiden, Juckreiz, Ödeme, Nervenleiden
VORSICHT:	bei bestehender Schwangerschaft, Dehydration, schwere Erschöpfung oder Abmagerung, hohe Dosen bei übermäßigem *Pitta*
ZUBEREITUNG:	Abkochung, Pulver (250 bis 500 mg), Paste

HARITAKI, obwohl von außerordentlich zusammenziehendem und unangenehmem Geschmack, ist eines der wichtigsten, wenn nicht gar die wichtigste ayurvedische Heilpflanze. Sie ist ein Verjüngungsmittel für *Vata,* wirkt *Kapha*-regulierend und hat nur in hohen Dosen eine verschlimmernde Wirkung auf *Pitta.* Diese Pflanze nährt das Gehirn und die Nerven und verleiht die Energie des Shiva (Reines Bewusstsein).

Bei geschwürigen Hautarealen und Schleimhautprozessen ist *Haritaki* ein wirkungsvolles Adstringens und Mittel zum Gurgeln. Diese Heilpflanze wirkt darmregulierend und ist, je nach

* engl. Name

Dosierung, sowohl bei Verstopfung als auch bei Durchfall angezeigt. *Haritaki* verbessert die Verdauung und die Absorption, kräftigt die Stimme und die Sehkraft und fördert die Langlebigkeit.

Durch den Gebrauch dieses Mittels werden Organsenkungen gebessert und übermäßige Absonderungen, z. B. Auswurf, Schweißabsonderung, Spermatorrhoe, Menorrhagie und Weißfluss reduziert. *Haritaki* bewirkt eine Verminderung von angesammelten und kongestioniertem *Vata.*

Haritaki bildet die Basis von *Triphala,* den drei Früchten *(Haritaki, Amalaki* und *Bibhitaki),* eine der wichtigsten ayurvedischen Mischungen.

Triphala ist das beste Abführmittel und Tonikum für den Darm, und des weiteren ein ausgeglichenes *Rasayana* und ein wirkungsvolles Adstringens zum äußerlichen Gebrauch. *Haritaki* ist ein Verjüngungsmittel für *Vata; Amalaki* für *Pitta,* und *Bibhitaki* für *Kapha.* Die bei den einzelnen Komponenten angegebenen Indikationen können mit dieser Mischung behandelt werden.

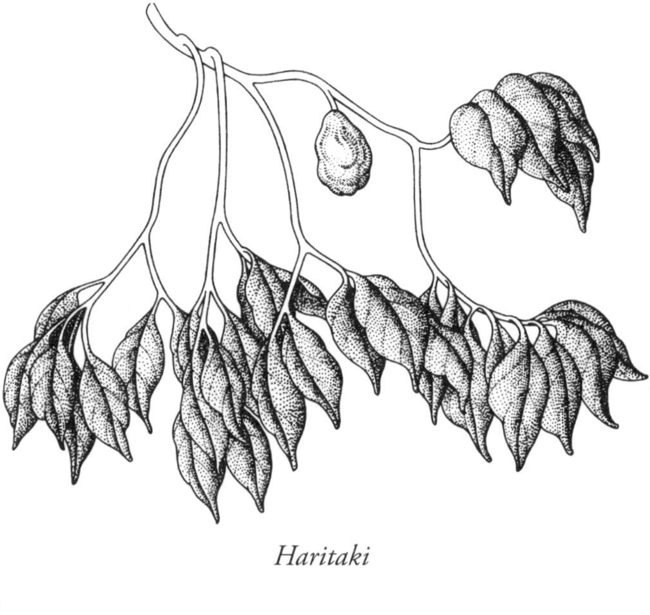

Haritaki

Jasminblüten

Jasminum grandiflorum; Oleaceae

(S) *Jati*

VERWENDETE PFLANZENTEILE: Blüten

ENERGETIK:	bitter, zusammenziehend/kühlend/scharf KP- V+ (bei übermäßigem Gebrauch)
GEWEBE:	Plasma, Blut, Knochen, Knochenmark
WIRKUNG:	Umstimmungsmittel, Refrigerans, Bakterizid, Hämostatikum, Emmenagogum, Aphrodisiakum, Nervinum
INDIKATIONEN:	Emotionelle Störungen, Kopfschmerzen, Fieber, Sonnenstich, Konjunktivitis, Dermatitis, Brennen der Harnröhre, Störungen, die mit Blutungen verbunden sind, bakterielle oder virale Infektionen, Lymphknotenkrebs, Hodgkin-Krankheit.
VORSICHT:	bei starkem Frösteln, starker Unterkühlung und bei übermäßigem *Vata.*
ZUBEREITUNG:	Aufguss (heiß oder kalt, nicht kochen), Pulver (250 bis 500 mg), Paste, arzneiliches Öl

JASMINBLÜTEN sind stark kühlend und beruhigend. Ihre blutkühlende Wirkung schließt starke antibakterielle, antivirale und tumorhemmende Eigenschaften mit ein, wodurch auch Blutungen gestillt werden. Sie stärken das Lymphsystem und sind bei verschiedenen Krebsformen, einschließlich Brustkrebs, von Nutzen. Bei Fieber sind Jasminblüten von ausgezeichneter Wirkung und das Öl ist lindernd bei Sonnenstich.

Jasminblüten sind ein mildes Aphrodisiakum für Frauen und reinigen die Gebärmutter. Sie sind von *sattvischer* Natur und fördern Liebe und Mitgefühl. Des weiteren sind diese Blüten Träger psychischer Einflüsse, machen den Geist empfänglich und unterstützen, empfangen und strahlen die Schwingungen der *Mantras* aus. Bei den meisten Indikationen ist eine Mischung mit Sandelholz zweckmäßig. Bei hohem Fieber im Zusammenhang mit Infektionskrankheiten sind sie ebenfalls von Nutzen.

Lotus

Nelumbo nucifera; Nymphaeceae

(S) *Padma, Kamla, Pushkara,* etc. Im Sanskrit gibt es eine große Anzahl von Namen für den Lotus, die heiligste Pflanze Indiens und das Symbol spiritueller Entfaltung.

(C) Lian zi (Samen), Ou Jie (Wurzel)

VERWENDETE PFLANZENTEILE: hauptsächlich Samen und Wurzel

ENERGETIK: süß, zusammenziehend/kühlend/süß
PV- K+ (bei übermäßigem Gebrauch)

GEWEBE: Plasma, Blut, Knochenmark und Nerven, Fortpflanzungsgewebe

SYSTEME: Verdauung, Kreislauf, Genitalsystem, Nerven

WIRKUNG: Nährendes Tonikum, Verjüngungsmittel, Aphrodisiakum, Adstringens, Hämostatikum, Nervinum

INDIKATIONEN: Durchfall, Störungen, die mit Blutungen verbunden sind, Menorrhagie, Weißfluss, Impotenz, Spermatorrhoe, Geschlechtskrankheiten, Herzschwäche

VORSICHT: *Ama*-Zustände, Verdauungsstörungen, Verdauungsträgheit, Verstopfung

ZUBEREITUNG: Abkochung, Pulver (250 mg bis 1 g), als Nahrungsmittel

LOTUSSAMEN und LOTUSWURZEL sind tonisierende und verjüngende Nahrungsmittel. Die Samen wirken mehr als Tonikum für das Herz und den Samen. Die Wurzel besitzt stärkere, adstringierende und hämostatische Eigenschaften und wirkt mehr auf Störungen der ersten *Chakras* (Durchfall, Hämorrhoiden usw.), da sie von schwerer Natur ist. Als Bestandteil der Nahrung werden Lotussamen als Pulver eingenommen, fünf Gramm dreimal täglich, zusammen mit *Basmati*-Reis oder anderen Tonika wie *Shatavari* und *Ashwagandha,* entsprechend gesüßt und gewürzt.

Der Lotus ist *Lakshmi,* der Göttin des Glücks und des Wohlstands, geweiht, und verleiht materiellen und spirituellen Reichtum. Der Lotus öffnet den Geist und beruhigt unruhige

Gedanken und Träume. Lotussamen öffnen den Herz-*Chakra;* die Lotuswurzel hingegen den Wurzelchakra. Die Samen stärken die religiöse Hingabe und das Streben nach Höherem. Sie verbessern auch die Sprache, helfen Stottern zu überwinden und verbessern die Konzentration.

Makhanna (Euyrale ferox) ist von ähnlicher Wirkung und wird oft mit Lotussamen verwendet. Die amerikanische weiße Seerose (Wurzel der Seerose) hat ähnliche Eigenschaften wie die Lotuswurzel, ist ein gutes Adstringens und Hämostatikum und besitzt die Kraft, Geschwulstbildungen zu heilen.

Manjishta, Indische Krapppflanze*

Rubia cordifolia; Rubiaceae

(S) *Manjishta* · (C) Oian Cao

VERWENDETE PFLANZENTEILE: Wurzel

ENERGETIK:	bitter, süß/kühlend/scharf PK- V+
GEWEBE:	Plasma, Blut, Muskulatur
SYSTEME:	Genitalsystem der Frau, Kreislauf
WIRKUNG:	Umstimmungsmittel, Hämostatikum, Emmenagogum, Adstringens, Diuretikum, steinlösendes Mittel, Krebsmittel
INDIKATIONEN:	Amenorrhoe, Dysmenorrhoe, Menorrhagie, Wechseljahre, Störungen, die mit Blutungen verbunden sind, Nieren- und Blasensteine, Gallensteine, Gelbsucht, Hepatitis, Durchfall, Dysenterie, Knochenbrüche, durch Trauma verursachte Verletzungen, Krebs, Herzkrankheiten, Hautleiden, Wassersucht, Rachitis, Lähmungen, Herpes
VORSICHT:	bei starkem Frösteln, Unterkühlung, bei übermäßigem *Vata*
ZUBEREITUNG:	Abkochung, Pulver (250 mg bis 1 g), Paste, arzneiliches *Ghee*

* Übersetzung des englischen Namens

MANJISHTA ist wahrscheinlich das beste Umstimmungs- oder Blutreinigungsmittel in der ayurvedischen Medizin. Diese Pflanze kühlt und entgiftet das Blut, stillt Blutungen, beseitigt Durchblutungsstörungen und entfernt stagnierendes Blut. Bei allen entzündlichen Zuständen des Bluts (oder des weiblichen Genitalsystems) ist dieses Mittel angezeigt, und seine Kraft, Stauungen zu beseitigen, erstreckt sich auch auf die Leber und die Nieren. *Manjishta* wirkt steinlösend und hilft Geschwulstbildungen, sowohl gutartige wie auch bösartige, zu vernichten. *Manjishta* steigert die Durchblutung und fördert die Heilung von Gewebe, das durch Verletzungen oder Infektionen in Mitleidenschaft gezogen worden war. Sogar bei Knochenbrüchen fördert dieses Mittel die Heilung, weswegen es zu Erste Hilfe-Maßnahmen verwendet werden kann. *Manjishta* ist ein wirksames Mittel bei toxischen Zuständen des Blutes (wie Herpes genitalis) und reinigt und reguliert die Funktion von Leber, Milz und Nieren.

Äußerlich wird die Paste zusammen mit Honig bei Hautverfärbungen oder Hautentzündungen angewandt. Zur Beruhigung und Heilung von verbranntem oder beschädigtem Gewebe wird eine Paste zusammen mit Süßholz hergestellt. Dies ist eine der wichtigsten Anti-*Pitta*-Heilpflanzen.

Der europäische Krapp (Rubia tinctorum) hat ähnliche Eigenschaften und ist ein guter Ersatz.

Meerträubel

Ephedra vulgaris; Gnetaceae

(S) *Somalata,* aufgrund der Ähnlichkeit mit Soma als starkes Anregungsmittel des Nervensystems · (C) Ma Huang

VERWENDETE PFLANZENTEILE: Zweige

ENERGETIK: scharf, zusammenziehend/erhitzend/scharf
K- P+ V+ (bei übermäßigem Gebrauch)

GEWEBE: Plasma, Muskulatur, Knochenmark und Nerven

SYSTEME: Atmung, Nerven, Kreislauf, Harnwege

WIRKUNG:	Anregungsmittel, Diaphoretikum, Expektorans, Antispasmodikum, Diuretikum, Analgetikum
INDIKATIONEN:	Erkältungen, Husten, Dyspnoe, pfeifende Atmung, Bronchitis, Asthma, Arthritis, Wassersucht, Gesichtsödeme
VORSICHT:	Bei hohem Blutdruck, Herzschmerzen, Herzklopfen, Schlaflosigkeit, Verdauungsschwäche
ZUBEREITUNG:	Aufguss, Pulver (250 bis 500 mg), man halte sich an niedrige Dosierungen, solange man unsicher ist, ob das Mittel Nebenwirkungen verursacht

EPHEDRA ist wahrscheinlich die Heilpflanze mit den stärksten anregenden und diuretischen Eigenschaften. Die Wirkung dieser Heilpflanze ähnelt derjenigen des Adrenalins. Ephedra kann als Kaffee-Ersatz verwendet werden, ist jedoch nicht frei von Nebenwirkungen (diese werden durch Hinzufügen von Süßholz etwas abgeschwächt). Aufgrund der *rajasischen* Natur dieser Pflanze können die Nebennieren übererregt und die Nerven förmlich „ausgebrannt" werden.

Vom Meerträubel, einem starken Bronchidilator, wird das Ephedrin abgeleitet, eines der Hauptmittel bei Asthmaanfällen. Dieses Mittel kann jedoch auch Herzkrämpfe hervorrufen. Ephedra ist eines der stärksten Mittel zur Regulierung von *Kapha* und ist wirksam bei Kälte, Schleim, Husten und Ödemen und fördert Wachsamkeit und Aktivität. Ephedra ist ein starkes nervenanregendes Mittel und ist ein Bestandteil vieler anregender Heilpflanzenmischungen. Des weiteren lindert Ephedra Gelenkschmerzen, fördert die periphere Durchblutung und reinigt die Lymphgefäße. Meerträubel kann zusammen mit anderen milderen Diaphoretika wie Zimt und Ingwer angewandt werden.

AMERIKANISCHER EPHEDRA besitzt nicht die gleichen diaphoretischen, hustenlindernden Eigenschaften wie die orientalische Art. Erstere wird mehr als Diuretikum, ähnlich den Wacholderbeeren, eingesetzt.

* Übersetzung des englischen Namens

Musta, Nussgras*

Cyperus rotundus; Cyperaceae

(S) *Musta* · (C) Xiang Fu

VERWENDETE PFLANZENTEILE:	Rhizom
ENERGETIK:	scharf, bitter, adstringierend/kühlend/scharf PK- V+ (bei übermäßigem Gebrauch)
GEWEBE:	Plasma, Blut, Muskulatur, Knochenmark und Nerven
SYSTEME:	Verdauung, Kreislauf, weibliches Genitalsystem
WIRKUNG:	Anregungsmittel, Karminativum, Adstringens, Umstimmungsmittel, Emmenagogum, Antispasmodikum, Anthelminthikum
INDIKATIONEN:	Menstruationsstörungen, Dysmenorrhoe, Wechseljahre. Durchfall, schlechte Absorption, Verdauungsstörungen, träge Leberfunktion
VORSICHT:	bei Verstopfung, bei übermäßigem *Vata*
ZUBEREITUNG:	Abkochung (leicht kochen), Pulver (250 mg bis 1 g)

MUSTA ist die indische Art des gemeinen Riedgrases, das in den meisten Sumpfgebieten und Flussniederungen zu finden ist. Diese Seggenart lindert Menstruationsschmerzen und beseitigt Stauungen von Blut und Flüssigkeiten, die sich vor der Regel einstellen, weswegen sie eine der wichtigsten Heilpflanzen zur Behandlung von Frauenleiden und eines der wirksamsten Mittel zur Regulierung der Menstruation ist.

Musta ist eines der besten verdauungsanregenden Mittel für die *Pitta*-Konstitution und eine wirkungsvolle Heilpflanze zur Anregung der Leberfunktion. Die Absorption im Dünndarm wird gebessert, was auch eine durchfallstillende Wirkung zur Folge hat, während *Musta* gleichzeitig einen Parasiten beseitigenden Effekt besitzt. Bei Candida-albicans-Infektionen und bei Hefepilzinfektionen des Magen-Darm-Traktes leistet dieses Mittel zuweilen gute Dienste. Musta ist bei chronisch verlaufenden Fieberformen angezeigt und zur Anregung der Verdauung bei Störungen wie Gastritis von guter Wirkung.

Als Emmenagogum kann *Musta,* mit *Shatavari* oder Tang Kuei im Verhältnis 1:4 verwendet werden, wobei man 31 g der Heilpflanzen zwanzig Minuten lang in 0,5 l Wasser kocht. Mit Ingwer oder Honig erhält man ein gutes Allzweckmittel, um die Verdauung zu bessern. Diese Heilpflanze ist bei den emotionellen Störungen des prämenstruellen Syndroms, wie Reizbarkeit oder Depressionen, ein besonders gutes Mittel.

Neem

Azadiracta indica; Meliaceae

(S) *Nimba*

VERWENDETE PFLANZENTEILE: Rinde, Blätter (auf den meisten indischen Märkten erhältlich)

ENERGETIK:	bitter/kühlend/scharf PK- V+
GEWEBE:	Plasma, Blut, Fettgewebe
SYSTEME:	Verdauung, Kreislauf, Atmung, Harnwege
WIRKUNG:	Bittertonikum, Antipyretikum, Umstimmungsmittel, Anthelminthikum, Antiseptikum, Antiemetikum
INDIKATIONEN:	Hautkrankheiten (Urtikaria, Ekzem, Trichophytie), Parasiten, Fieber, Malaria, Husten, Durst, Übelkeit, Erbrechen, Diabetes, Geschwulstbildungen, Fettleibigkeit, Arthritis, Rheumatismus, Gelbsucht
VORSICHT:	bei Krankheiten, die durch Kälte verursacht worden sind und bei Mangelzuständen des Gewebes im allgemeinen
ZUBEREITUNG:	Aufguss (heiß oder kalt), Abkochung, Pulver (250 bis 500 mg), Paste, arzneiliches *Ghee,* arzneiliches Öl

NEEM ist eines der stärksten blutreinigenden und entgiftenden Mittel im ayurvedischen Arzneischatz. Es kühlt das Fieber und beseitigt die Toxine, die bei den meisten entzündlichen Hautkrankheiten oder geschwürigen Schleimhäuten gegeben sind. *Neem* ist ein sehr wirksames Fiebermittel und ist bei Malaria und anderen intermittierenden und periodischen Fieberformen wirksam (wo es meist zusammen mit schwarzem Pfeffer und Enzian verwendet wird).

Wann immer eine reinigende oder gewichtsreduzierende Behandlung angezeigt ist, kann *Neem* verordnet werden. *Neem* beseitigt überschüssiges Gewebe und besitzt eine zusätzliche adstringierende Wirkung, die die Heilung fördert. Dort, wo starke Ermüdungszustände oder Abmagerung gegeben ist, muss dieses Mittel mit Vorsicht gehandhabt werden. Das arzneiliche Öl ist eines der besten desinfizierenden, heilenden Mittel bei Hautkrankheiten und von entzündungshemmender Wirkung bei Gelenk- und Muskelschmerzen.

Pippali, Indischer langer Pfeffer*

Piper longum; Piperaceae

(S) *Pippali* · (C) Bi Bo

VERWENDETE PFLANZENTEILE: Frucht

Energetik:	scharf/erhitzend/süß VK- P+
GEWEBE:	Plasma, Blut, Fettgewebe, Knochenmark und Nerven, Fortpflanzungsgewebe
SYSTEME:	Verdauung, Atmung, Genitalsystem
WIRKUNG:	Anregungsmittel, Expektorans, Karminativum, Aphrodisiakum, Anthelminthikum, Analgetikum
INDIKATIONEN:	Erkältungen, Husten, Asthma, Bronchitis, Laryngitis, Arthritis, Rheumatismus, Gicht, Verdauungsstörungen, abdominelle Auftreibung, Flatulenz, Geschwulstbildungen im Abdomen, Lumbago, Ischias, Epilepsie, Würmer
VORSICHT:	bei übermäßigem *Pitta* (entzündliche Zustände)
ZUBEREITUNG:	Aufguss, Abkochung in Milch, arzneiliches Öl, Pulver (110 bis 500 mg)

Wie dessen naher Verwandter, der schwarze Pfeffer, ist *PIPPALI* ein starkes Anregungsmittel sowohl für das Verdauungssystem wie auch für den Atemtrakt. *Pippali* ist stark erhitzend, beseitigt

* Übersetzung des englischen Namens

Kälte, Kongestionen und *Ama,* und hat eine wiederbelebende Wirkung auf geschwächte organische Funktionen. Anders als der schwarze Pfeffer ist *Pippali* auch ein Verjüngungsmittel, besonders für die Lungen und für *Kapha.* Als Milchabkochung unterstützt *Pippali* die Heilung von chronischen degenerativen Lungenleiden wie Asthma.

Dieses Mittel ist auch ein Aphrodisiakum, es stärkt die Funktionen des Genitalsystems und hat eine wärmende energetisierende Wirkung auf die Geschlechtsorgane. Bei übermäßigen Absonderungen, Schleim und *Kapha,* werden die Schoten täglich in der Frühe mit etwas Honig eingenommen. Statt dessen können auch zehn schwarze Pfefferkörner verwendet werden.

Zusammen mit dem schwarzen Pfeffer und getrocknetem Ingwer bildet *Pippali* jene Mischung, die als Trikatu, die drei Gewürze, bezeichnet wird. Dies ist die wichtigste anregende Mischung, die im Ayurveda verwendet wird. Trikatu ist ein Verjüngungsmittel für *Agni*, verbrennt *Ama* und fördert die Assimilation von anderen Arznei- und Nahrungsmitteln.

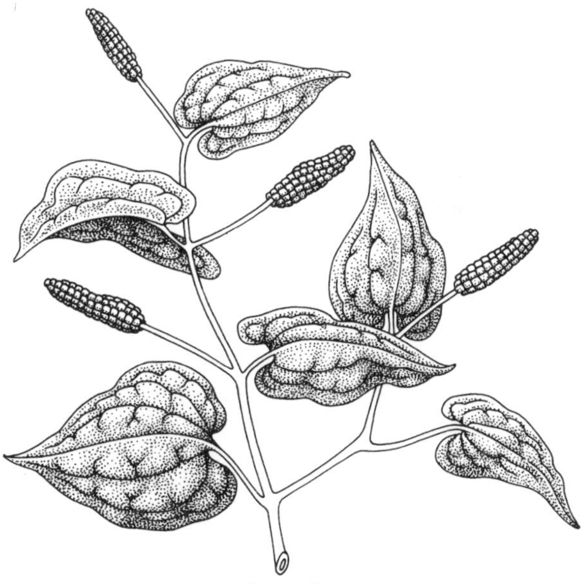

Pippali

Rehmannia

Rehmannia glutinosa, Scrophulariaceae

(C) Di Huang (Shu Di Huang, die gekochte Form)

VERWENDETE PFLANZENTEILE:	Wurzel
ENERGETIK:	süß, bitter/kühlend/süß PV- K und *Ama*+
GEWEBE:	Plasma, Blut, Knochenmark und Nerven, Fortpflanzungsgewebe
SYSTEME:	Genitalsystem, Harnwege, Verdauung, Atmung
WIRKUNG:	nährendes Tonikum, Verjüngungsmittel, Aphrodisiakum, Demulcens, Laxans, Emmenagogum
INDIKATIONEN:	Nierenschwäche, Schmerzen der Lendenwirbelsäule, sexuelle Schwäche (sowohl des Mannes, als auch der Frau), Unregelmäßigkeiten der Menstruation, Zirrhose, Anämie, Haarausfall, Diabetes, Senilität
VORSICHT:	bei Verdauungsschwäche, schweren Kongestionen oder Ödemen
ZUBEREITUNG:	hauptsächlich als Abkochung, Pulver (250 mg bis 1 g)

REHMANNIA ist ein in der chinesischen Medizin gebräuchliches Mittel und eine wichtige tonisierende und verjüngende Heilpflanze für Nieren und Leber. Das frische Präparat wird bei tiefsitzenden Fieberformen verwendet und soll von kühlender Energie sein. Die gekochte Zubereitung wird zu den meisten tonisierenden Zwecken gebraucht und wird als leicht erwärmend betrachtet.

Nach ayurvedischer Definition ist Rehmannia von *Kapha*-Natur und vermehrt die Gewebe, Flüssigkeiten und Absonderungen des Körpers. Beide Darreichungsformen, die frische und die gekochte, vermindern *Pitta* und können bei der Behandlung von *Pitta*-Störungen wie Anämie verwendet werden. In gekochter Form ist Rehmannia ein Ersatz für *Shatavari* als Tonikum und Verjüngungsmittel für die Gebärmutter.

Rehmannia in gekochter Form ist eines der wichtigsten Mittel bei Altersbeschwerden und wirkt der Trockenheit und dem Mangel an Vitalität entgegen, durch welche solche Zustände mit übermäßigem *Vata* gekennzeichnet sind. Dieses Mittel ist jedoch etwas fettig und wird daher in vielen Fällen am besten in Verbindung mit verdauungsfördernden Heilpflanzen wie Zimt und Ginseng verordnet, um dem Auftreten von Durchfällen vorzubeugen. Fünf bis zehn Gramm werden dreißig Minuten lang in 0,5 l Wasser leicht gekocht. Als nährendes Tonikum nimmt man hiervon jeweils eine Tasse vor den Mahlzeiten.

Shatavari

Asparagus racemosus; Liliaceae

(S) *Shatavari,* bedeutet im Sanskrit „die, die hundert Männer besitzt“, eine Anspielung auf die tonisierende und verjüngende Wirkung auf das weibliche Genitalsystem

(C) Tiang Men Dong

VERWENDETE PFLANZENTEILE: Wurzel

ENERGETIK: süß, bitter/kühlend/süß
PV- K oder *Ama*+ (bei übermäßigem Gebrauch)

GEWEBE: wirkt auf alle Gewebselemente

SYSTEME: Kreislauf, Fortpflanzung, Atmung, Verdauung

WIRKUNG: nährendes Tonikum, Verjüngungsmittel, Demulcens, Säureregulator

INDIKATIONEN: Schwäche der weiblichen Geschlechtsorgane, allgemeine sexuelle Schwäche, Unfruchtbarkeit, Impotenz, Beschwerden der Wechseljahre, Durchfall, Dysenterie, Magengeschwüre, Hyperazidität, Dehydration, Lungenabszess, Bluterbrechen, Husten, Rekonvaleszenz, Krebs, Herpes, Weißfluss, chronische Fieberformen

VORSICHT: bei übermäßigem *Ama,* bei übermäßigem Schleim

ZUBEREITUNG: Abkochung, Abkochung in Milch, Pulver (250 mg bis 1 g), Paste, arzneiliches *Ghee,* arzneiliches Öl

SHATAVARI ist das wichtigste ayurvedische Verjüngungsmittel für Frauen – ähnlich *Ashwagandha* beim Mann (obgleich beide Mittel eine gewisse Wirkung auf Mann und Frau haben). Diese Pflanze ist ein *Rasayana* für *Pitta,* das weibliche Genitalsystem und für das Blut. Zu diesen Zwecken kann *Shatavari* zusammen mit *Ghee,* rohem Zucker, Honig und *Pippali* als Milchabkochung zubereitet werden.

Bei trockenen und entzündeten Schleimhäuten der Lunge, des Magens, der Nieren und des Genitalsystems ist *Shatavari* ein wirksames Demulcens, und ist als solches bei Geschwüren angezeigt. Aufgrund der durstlöschenden und flüssigkeitserhaltenden Eigenschaften dieser Heilpflanze ist sie auch bei chronischem Durchfall und Dysenterie von guter Wirkung. Äußerlich wird dieses Mittel als Emolliens bei steifen Gelenken, Steifigkeit des Nackens und Muskelspasmen angewandt.

Shatavari vermehrt die Milch, den Samen und nährt die Schleimhäute. Sowohl das Blut als auch das weibliche Genitalsystem werden genährt und gereinigt. Während der Wechseljahre oder nach einer Uterusexpiration ist diese Pflanze ein gutes Nahrungsmittel, da sie viele weiblich Hormone liefert. *Shatavari* nährt die Eizelle und steigert die Fruchtbarkeit, ist jedoch von *sattvischer* Natur und fördert Liebe und Hingabe. Drei Gramm des Pulvers werden in einer Tasse Milch genommen und mit rohem Zucker gesüßt.

Die Spargelwurzel des Westens hat ähnliche Eigenschaften, ist jedoch mehr ein Diuretikum.

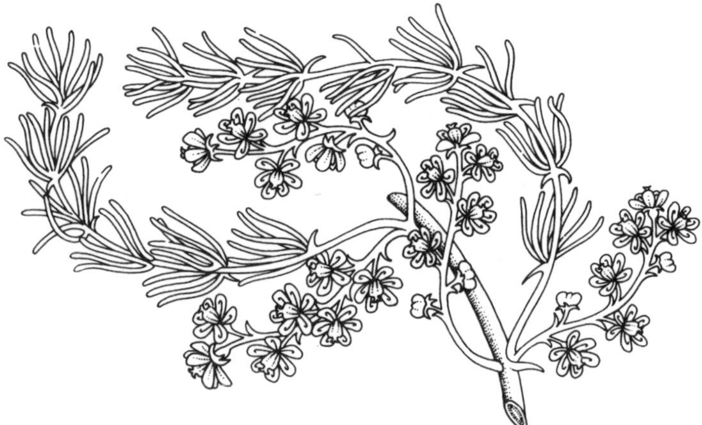

Shatavari

Vamsha rochana Bambus Manna*

Bambus arundinaceae; Graminacea

(S) *Vamsha-rochana* · (C) Zhu ru

VERWENDETE PFLANZENTEILE: die kieselsäurehaltigen Ablagerungen oder die milchige Rinde der Pflanze (das Harz kann als Ersatz verwendet werden)

ENERGETIK:	süß, zusammenziehend/kühlend/süß PV- K+
GEWEBE:	Plasma, Blut, Knochenmark und Nerven
WIRKUNG:	Demulcens, Expektorans, Tonikum, Verjüngungsmittel, Antispasmodikum, Hämostatikum
INDIKATIONEN:	Erkältungen, Husten, Fieber, Asthma, Störungen die mit Blutungen verbunden sind, Abmagerung, Schwäche, Dehydration, Herzklopfen, Erbrechen, Tuberkulose
VORSICHT:	diese Heilpflanze kann Kongestionen verschlimmern, wenn keine ausgleichenden Pflanzen wie Ingwer und *Pippali* hinzugenommen werden
ZUBEREITUNG:	Abkochung, Abkochung in Milch, Pulver (250 mg bis 1 g)

Die Bambuspflanze findet umfassende Anwendung in der Pflanzenheilkunde. Die Blätter und die milchige innere Rinde der Pflanze, *VAMSHA ROCHANA* oder Bambus Manna genannt, haben starke Anti-*Pitta*-Eigenschaften, die bei Zuständen von Lungenschwäche von Nutzen sind. Dieses Mittel stillt Blutungen, und beseitigt Fieber und Husten.

Vamsha rochana ist ein Verjüngungsmittel für die Lungen und ein befeuchtendes „Allzweck-Expektorans" wie die Beinwellwurzel. Zusammen mit erhitzenden Diaphoretika bildet *Vamsha rochana* die Basis von einigen der wichtigsten Erkältungs- und Hustenpräparaten der ayurvedischen Medizin. Diese Pflanze ist aber auch gleichzeitig von nährender Wirkung und ist ein Aufbau- und Stärkungsmittel während der Rekonvaleszenz von chronischen Krankheiten und bei Mangelzustän-

* Übersetzung des englischen Namens

den des Gewebes. *Vamsha rochana* nährt das Herz, beruhigt das Nervensystem, ist bei ängstlicher Unruhe von guter Wirkung, und verbessert das Blut.

Asiatisches Wassernabelkraut

Hydrocotyle asiatica; Umbelliferae

(S) *Brahmi* (da diese Pflanze die Erkenntnis des Brahman, der höchsten Wirklichkeit fördert)

(C) Man Tien Hsing

VERWENDETE PFLANZENTEILE: Kraut

ENERGETIK:	bitter/kühlend/süß VPK=
GEWEBE:	alle Gewebselemente außer Fortpflanzungsgewebe, hauptsächlich Blut, Knochenmark und Nerven
SYSTEME:	Nerven, Kreislauf, Verdauung
WIRKUNG:	Nervinum, Verjüngungsmittel, Umstimmungsmittel, Fiebermittel, Diuretikum
INDIKATIONEN:	Nervenleiden, Epilepsie, Senilität, vorzeitiges Altern, Haarausfall, chronische und hartnäckige Hautleiden, Geschlechtskrankheiten
VORSICHT:	kann Juckreiz verschlimmern und in großen Dosen Kopfschmerzen oder vorübergehende Bewusstlosigkeit verursachen.
ZUBEREITUNG:	Aufguss (heiß oder kalt), Abkochung, Abkochung in Milch, Pulver (250 bis 500 mg), arzneiliches Ghee, arzneiliches Öl

ASIATISCHES WASSERNABELKRAUT ist dem Ursprung nach eine indische Heilpflanze und ist vielleicht die wichtigste verjüngende Pflanze der ayurvedischen Medizin, und ist das Hauptmittel zur Revitalisierung der Nerven und Gehirnzellen. Hydrocotyle asiatica fördert die Intelligenz, die Langlebigkeit und das Gedächtnis und wirkt der Senilität und den Alterungsprozessen entgegen. Durch den Gebrauch dieser Pflanze wird das Immunsystem gestärkt, sowohl gereinigt und genährt, und die Nebennieren gekräftigt. Gleichzeitig ist Hydrocotyle ein starkes blutreinigendes Mittel und ein Spezifikum bei chronischen Hautleiden; sowohl bei Ekzemen und Psoriasis wie auch bei Lepra und Syphilis. Bei intermittierenden oder periodisch auftretenden Fieberformen, wie Malaria, ist dies ebenfalls ein wertvolles Mittel.

Hydrocotyle asiatica ist ein Tonikum und Verjüngungsmittel für *Pitta.* Gleichzeitig hat diese Pflanze eine dämpfende Wirkung auf *Vata* und beruhigt die Nerven und hilft übermäßigen *Kapha zu* reduzieren. Von allen Heilpflanzen ist diese mit der stärksten *sattvischen,* spirituellen Wirkung. Diese Pflanze ist im Himalaja weit verbreitet und wird von den Yogis als die Meditation unterstützendes Mittel gebraucht. Hydrocotyle hilft, das Kronenchakra zu erwecken und die rechte und linke Gehirnhälfte auszugleichen. Vor der Meditation kann man eine Tasse Wassernabelkrauttee mit Honig nehmen.

Als Milchabkochung ergibt diese Pflanze ein gutes Nerventonikum. Das Pulver kann äußerlich als Paste bei chronischen Hautleiden verwendet werden. Zusammen mit Basilikum und schwarzem Pfeffer angewandt, wird eine gute Wirkung bei Fieber erzielt. Als Verjüngungsmittel ist die Zubereitung als *Ghee* vorzuziehen. *Brahmi Ghee* ist ein Revitalisierungsmittel für den Geist, das in keinem Hause fehlen sollte.

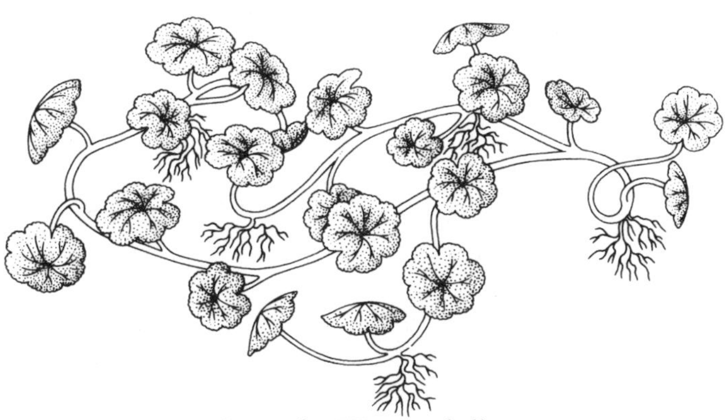

Asiatisches Wassernabelkraut

Yamswurzel

Dioscorea spp.; Dioscoreaceae

(S) *Aluka* · (C) Shan Yao

VERWENDETE PFLANZENTEILE: Wurzel

ENERGETIK:	süß, bitter/kühlend/süß VP- K+ (bei übermäßigem Gebrauch)
GEWEBE:	Plasma, Muskulatur, Fettgewebe, Knochenmark und Nerven, Fortpflanzungsgewebe
WIRKUNG:	nährendes Tonikum, Aphrodisiakum, Verjüngungsmittel, Diuretikum, Antispasmodikum, Analgetikum
INDIKATIONEN:	Impotenz, Senilität, hormonelle Insuffizienz, Unfruchtbarkeit, Kolik, nervöse Erregbarkeit, Hysterie, abdominelle Schmerzen und Krämpfe
VORSICHT:	bei übermäßigem Schleim im Körper und bei Kongestionen
ZUBEREITUNG:	Abkochung, Abkochung in Milch, Pulver (250 g bis 1 g)

Viele der verschiedenen YAMSWURZEL-Arten sind von starker regenerierender Wirkung, was jedoch nicht für alle Arten gilt, weswegen auf die jeweils verwendete Art entsprechend zu achten ist. Die Yamswurzelarten vermehren den Samen, die Milch und andere hormonelle Sekretionen und wirken gewichtsvermehrend. Die amerikanische Art enthält auch viele Hormone und ist ein wirksames Tonikum für das weibliche Genitalsystem. Diese Pflanze wird aufgrund ihrer Eigenschaften als Nervinum und Antispasmodikum verwendet. Einige der orientalischen Arten, wie auch die mexikanische, werden als Verjüngungsmittel für den Mann angesehen. Die Yamswurzel hat auch eine beruhigende und harmonisierende Wirkung auf das Verdauungssystem.

VIDARI-KANDA (Ipomea digitata) ist eine Verwandte der süßen Kartoffel, wird ähnlich der Yamswurzel als Aphrodisiakum, Laktagogum und nährendes Tonikum verwendet. Hierbei soll die Wirkung von *Vidari-kanda* diejenige der Yamswurzel übertreffen. *Vidari-kanda* wird auch als „Indischer Ginseng“ bezeichnet.

PUERARIA, die Kudzu-Pflanze (Pueraria tuberosa) wird als Pfeilwurzelersatz gebraucht und ist ein verbreitetes Unkraut (eine wuchernde Kletterpflanze) im Süden der Vereinigten Staaten. Pueraria wird bisweilen als Ersatz für *Vidari-kanda* gebraucht und besitzt eine gewisse Wirkung als Aphrodisiakum. Beide Pflanzen bilden mächtige, stärkehaltige Wurzeln.

Bei Schwäche nach Samenverlusten, mangelnder Milchbildung oder Abmagerung werden fünf Gramm Yamswurzel-, *Vidari-kanda-* oder Puerariapulver mit einer Tasse Milch gekocht, mit *Ghee,* Honig oder rohem Zucker nach Geschmack gesüßt und täglich als Aufbaumittel eingenommen.

HEILPFLANZEN UND DIE ORGANE

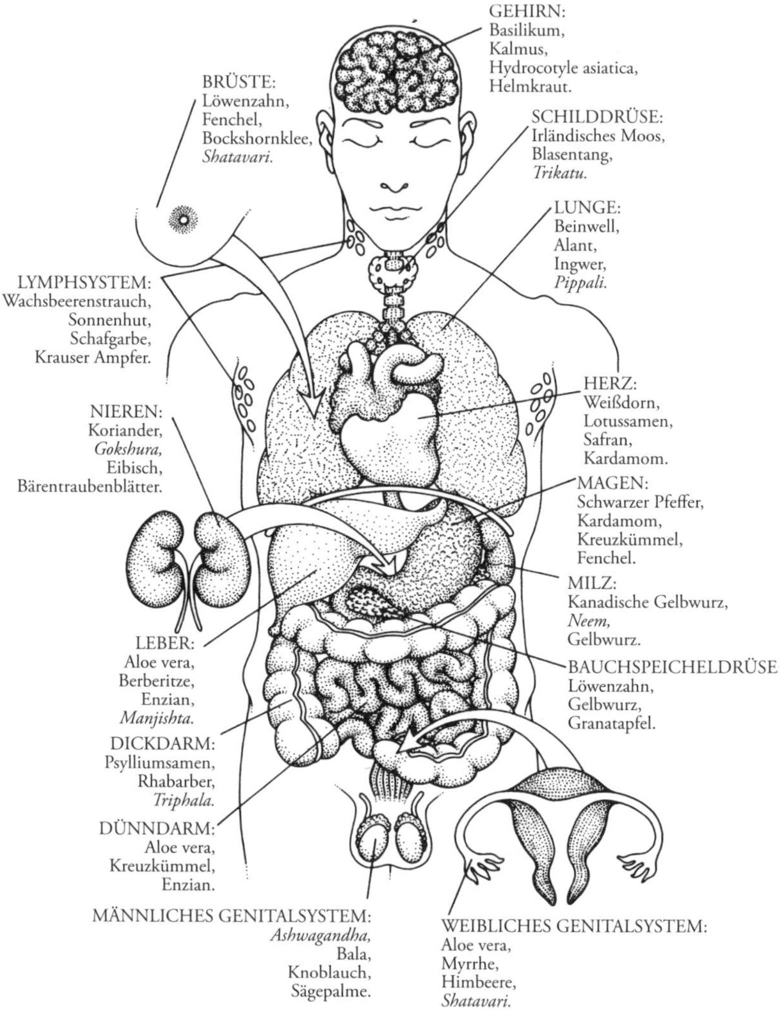

Anhänge

I. HEILPFLANZENTEES FÜR DIE DREI *DOSHAS*

Der Genuss von Heilpflanzentees als Ersatz oder Alternative zu Kaffee oder Tee ist allgemein üblich geworden. Jedoch ohne das nötige Verständnis der Konstitution und des jeweiligen Zustands des Einzelnen ist es möglich, dass solche Tees der Gesundheit nicht ganz förderlich sind.

Weiter unten finden Sie eine Aufzählung der gebräuchlichen Heilpflanzen, die als Tees oder allgemeine Tonika Verwendung finden. Weitere Heilpflanzen, die als Getränke zubereitet werden können, sollten auf ähnliche Weise zur Konstitution und dem jeweiligen Zustand des Einzelnen in Beziehung gesetzt werden, damit sie ihre echte Heilkraft entfalten können.

Dies bedeutet nicht, dass alle diese Heilpflanzen für die allgemeine Anwendung als Getränk empfohlen werden. Jede Heilpflanze, die Sie in Getränkeform zu sich nehmen wollen, sollte in kleinen Dosen genommen und auf ihre mögliche Langzeitwirkung untersucht werden.

KAPHA: Die meisten Heilpflanzentees sind gut für *Kapha*, mit Ausnahme derjenigen, die – wie Süßholz – süß und Schleim bildend sind.

Alfalfa, Basilikum, Brombeere, Schwarzer Pfeffer, Klette, Kardamom, Selleriesamen, Kamille, Zimt, Klettenlabkraut, Nelken, Löwenzahn, Eukalyptus, Ingwer, Weißdorn, Ysop, Wacholderbeeren, Zitrone, Meerträubel, Senfsamen, Brennnessel, Orangenschale, Petersilie, Pfefferminze, Salbei, Sassafras, Helmkraut, Grüne Minze, Scharlachsumach, Thymian, Wilde Mohrrübe, Kanadische Haselwurz, Schafgarbe, Krauser Ampfer.

PITTA: Viele Heilpflanzentees sind gut für *Pitta*, doch sollten diejenigen von scharfer und heißer Energie gemieden werden.

Alfalfa, Brombeere, Klette, Kamille, Wegwarte, Chrysanthemum, Beinwell, Koriander; Kreuzkümmel, Löwenzahn, Fenchel, Hydrocotyle asiatica, Hibiskus, Jasmin, Zitrone, Zitronen, Melisse, Zitronenmelisse, Süßholz, Limone, Eibisch, Herzgespann, Brennnessel, Pfefferminze, Himbeere, Rosenblüten, Rotklee, Säckelblume, Safran, Sandelholz, Helmkraut, Grüne Minze, Erdbeere, Krauser Ampfer.

VATA: Viele Heilpflanzentees sind gut für *Vata*, jedoch können solche von bitterer, zusammenziehender oder kalter Energie von abträglicher Wirkung sein. Mischungen von scharfen und süßen Heilpflanzen sind für *Vata* am besten geeignet.

Anis, Angelika, Basilikum, Lorbeerblätter, Kardamom, Selleriesamen, Zimt, Nelken, Beinwellwurzel, Alant, Eukalyptus, Fenchel, Bockshornklee, Fo-Ti, frischer Ingwer, Ginseng, Hydrocotyle asiatica, Weißdorn, Irisch Moos, Süßholz, Muskatnuss, Orangenschale, Rehmannia, Färberdistel (Saflor), Sassafras, Sägepalme, Sarsaparille, Salomonssiegel, Thymian, Kanadische Haselwurz, Heiliges Kraut (Yerba Santa).

SÜSSMITTEL: Die *Kapha*-Konstitution sollte – mit Ausnahme von Honig – alle anderen Süßmittel in Heilpflanzentees meiden. Für *Pitta* dagegen sind – außer Honig – alle Süßmittel geeignet. Alle Süßmittel sind für *Vata* geeignet und helfen, die *Vata*-verstärkenden Eigenschaften mancher Heilpflanzen auszugleichen. Raffinierter Zucker sollte jedoch vermieden werden, da er die Bauchspeicheldrüse übermäßig anregt.

In Maßen genossen, eignen sich manche Tees für alle Konstitutionstypen. Dazu gehören Kamille, Fenchel, Hydrocotyle asiatica, Pfefferminze, Rosenblüten, Salbei, Grüne Minze.

II.
Heilpflanzenliste

Die Heilpflanzen sind nach ihren gebräuchlichsten Namen aufgeführt. Die Geschmacksrichtung entspricht jeweils den sechs ayurvedischen Geschmacksrichtungen Süß, Sauer, Salzig, Scharf, Bitter, Zusammenziehend. Die Energie ist erhitzend oder kühlend. Wirkung nach der Verdauung ist *Vipaka* (süß, sauer oder scharf). *Dosha* bedeutet Wirkung auf den *Dosha:* V ist *Vata*, P ist *Pitta*, K ist *Kapha,* + bedeutet vermehrend, – vermindernd, VPK = eine ausgeglichene Wirkung auf alle drei *Doshas.* Die therapeutischen Wirkungen und Eigenschaften sind im Sinne der westlichen Pflanzenheilkunde angegeben. Mit einem Sternchen * gekennzeichnete Heilpflanzen sind diejenigen, die auch im Hauptteil des Buches vorkommen. Mit zwei Sternchen ** ist die botanische Pflanzenbezeichnung, wo keine umgangssprachlich gebräuchliche Bezeichnung vorliegt.

Heilpflanzen	Geschmacksrichtung	Energie	VIPAKA	DOSHA	Wirkung als
ALANT* Inula spp. Compositae	scharf, bitter	erhitzend	scharf	VK- P+	Expektorans, Antispasmodikum, Verjüngungsmittel
ALFALFA* Medicago sativa Leguminosae	zusammenziehend, süß	kühlend	scharf	PK- V+	Umstimmungsmittel, Diuretikum, Antipyretikum
ALOE* Aloe spp. Liliaceae	bitter, zusammenziehend, scharf, süß	kühlend	süß	VKP= (P-)	Umstimmungsmittel, Bitter- tonikum, Verjüngungsmittel, Purgativum
AMERIKAN. NARDE Aralia racemosa Araliaceae	süß, scharf	erhitzend	süß	KV- P+	Demulcens, Expek- torans, Tonikum, Umstimmungsmittel
AMERIKANISCHES TAUSENDGÜLDENKRAUT Sabatia angularis Gentianaceae	bitter	kühlend	scharf	PK- V+	Fiebermittel, Bittermittel, Tonikum
ANDROPOGON MURICATUS** Andropogon muricatus Graminaceae	bitter, süß	kühlend	scharf	PK- V+	Antipyretikum, Adstringens, Refrigerans
ANGELICA Angelica archangelica Umbelliferae	scharf, süß	erhitzend	süß	VK- P+	Diaphoretikum, Tonikum, Emmenagogum
ANIS Pimpinella anisum Umbelliferae	scharf	erhitzend	scharf	VK- P+	Karminativum, Anregungsmittel, Lactagogum

Heilpflanzen	Geschmacksrichtung	Energie	VIPAKA	DOSHA	Wirkung als
APRIKOSENSAMEN Prunus armeniaca Rosaceae	bitter	erhitzend	scharf	VK- P+	Antispasmodikum, Expektorans, Laxans
ARNIKA Arnica montana Compositae	scharf	erhitzend	scharf	KV- P+	Anregungsmittel, Wundheilmittel, Tonikum
ASCLEPIAS TUBEROSA** Asclepias tuberosa Asclepiadaceae	bitter, scharf	kühlend	scharf	PK- V+	Diaphoretikum, Expektorans, Fiebermittel
AUGENTROST Euphrasia officinalis Scrophulariaceae	bitter	kühlend	scharf	PK- V+	Antipyretikum, Umstimmungsmittel, Adstringens
BÄRENTRAUBENBLÄTTER Arctostaphylos uva-ursi Ericaceae	zusammenziehend, bitter	kühlend	scharf	PK- V+	Diuretikum, Adstringens, Antiseptikum
BALDRIAN* Valeriana spp. Valerianaceae	scharf	erhitzend	scharf	VK- V+	Nervinum, Antispasmodikum, Karminativum, Sedativum
BASILIKUM* Ocimum spp. Labiatae	scharf	erhitzend	scharf	VK- P+	Diaphoretikum, Fiebermittel, Nervinum
BAUMWOLLSTAUDENWURZEL Gossypium herbaceum Malvaceae	süß	erhitzend	süß	V- KP+	Nährendes Tonikum, Aphrodisiakum, Emmenagogum

BEINWELL* Symphytum officinale Boraginaceae	süß, zusammenziehend	kühlend	süß	PV- K+	nährendes Tonikum, Demulcens, Emollientum, Wundheilmittel
BERBERITZE* Berberis spp. Berberidaceae	bitter, zusammenziehend	erhitzend	scharf	PK- V+	Bittertonikum, Umstimmungsmittel, Antipyretikum
BIRKE Betula alba Betulaceae	bitter, scharf	kühlend	scharf	PK- V+	Diaphoretikum, Diuretikum, Adstringens
BITTERKLEE Menyanthes trifoliata Gentianaceae	bitter	kühlend	scharf	PK- V+	Umstimmungsmittel, Antipyretikum, Laxans
BLASENTANG Fucus vesiculosus Fucaceae	salzig, süß	erhitzend	scharf	KV- P+	nährendes Tonikum, Demulcens, Expektorans
BLAUER HAHNENFUSS Caulophyllum thalictroides Berberidaceae	bitter	erhitzend	süß	V- KP+	Emmenagogum, Antispasmodikum, Wehenmittel
BLUTWEIDERICH Lythrum salicaria Lythraceae	zusammenziehend, süß	kühlend	scharf	PK- V+	Umstimmungsmittel, Adstringens, Demulcens
BOCKSHORNKLEE* Trigonella foenumgraecum Leguminosae	bitter, scharf,	erhitzend	scharf	VK- P+	Anregungsmittel, Tonikum, Expektorans, Verjüngungsmittel

Heilpflanzen	Geschmacksrichtung	Energie	VIPAKA	DOSHA	Wirkung als
BOHNENKRAUT Satureja hortensis Labiatae	scharf	erhitzend	scharf	KV- P+	Anregungsmittel, Karminativum, Adstringens
BORRETSCH Borago officinalis Boraginaceae	zusammenziehend, süß	kühlend	scharf	PK- V+	Diaphoretikum, Diuretikum, Demulcens
BREITWEGERICH Plantago major Plantaginaceae	zusammenziehend, bitter	kühlend	scharf	PK- V+	Adstringens, Umstimmungsmittel, Diuretikum, Wundheilmittel
BRENNESSEL Urtica urens Urticaceae	zusammenziehend	kühlend	scharf	PK- V+	Umstimmungsmittel, Adstringens, Hämostatikum
BROMBEERE Rubus fructicosus, etc. Rosaceae	zusammenziehend	kühlend	süß	PK- V+	Adstringens, Umstimmungsmittel, Hämostatikum
BRUNNENKRESSE Rorippa nasturtium aquaticum Cruciferae	scharf	erhitzend	scharf	KV-P+	Diuretikum, Expektorans, Anregungsmittel
BUCCO Barosma betulina Rutaceae	scharf, bitter	kühlend	scharf	PK- V+	Diuretikum, Diaphoretikum, Anregungsmittel
CALUMBA Jateorhiza calumba Menispermaceae	bitter	kühlend	scharf	PK- V+	Bittertonikum, Antipyretikum, Antiemetikum

CASCARA SAGRADA Rhamnus purshianus Rhamnaceae	bitter	kühlend	scharf	PK- V+	Laxans, Adstringens, Bittermittel, Tonikum
CAYENNEPFEFFER* Capsicum anuum Solanaceae	scharf	erhitzend	scharf	VK- P+	Anregungsmittel, Karminativum, Umstimmungsmittel, Hämostatikum
CHENOPODIUM ANTHELMINTICUM** Chenopodium anthelminticum Chenopodiaceae	scharf, bitter, zusammenziehend	erhitzend	scharf	KV- P+	Anthelminthikum, Antispasmodikum, Anregungsmittel
CHINARINDE Cinchona succirubra Rubiaceae	bitter	kühlend	scharf	PK- V+	Bittertonikum, Antipyretikum
DAMIANA Turnera aphrodisiaca Turneraceae	scharf, bitter	erhitzend	scharf	K- Vo P+	Anregungsmittel, Aphrodisiakum
DATTELN Phoenix dacytlifera Palmae	süß	kühlend	süß	VP- K+	Demulcens, Tonikum, Aphrodisiakum
DILL Anethum graveolens Umbelliferae	scharf, bitter	kühlend	scharf	PK- Vo	Karminativum, Umstimmungsmittel, Expektorans
DRACONTIUM FOETIDUM** Dracontium foetidum Araceae	scharf	erhitzend	scharf	KV- P+	Nervinum, Antispasmodikum, Expektorans

Heilpflanzen	Geschmacksrichtung	Energie	VIPAKA	DOSHA	Wirkung als
ECHTER BEIFUSS* Artemisia vulgaris Compositae	scharf, bitter	erhitzend	scharf	VK- P+	Emmenagogum, Antispasmodikum, Diaphoretikum
ECHTE BETONIE, HEILZIEST Stachys betonica officinalis Labiatae	scharf, bitter	kühlend	scharf	PK- V+	Nervinum, Karminativum, Diuretikum
ECHTE KATZENMINZE Nepeta cataria Labiatae	scharf	kühlend	scharf	PK- Vo	Diaphoretikum, Kanninativum, Nervinum
ECHTER EIBISCH* Althea officinalis Malvaceae	süß	kühlend	süß	PV- K+	Tonikum, Demulcens, Diuretikum, Laxans
ECHTES EISENKRAUT Verbena spp. Verbenaceae	bitter	kühlend	scharf	PK- V+	Antipyretikum, Expektorans, Adstringens
ELEUTHERO Eleutherococcus senticosus Araliaceae	scharf, süß	erhitzend	süß	VK-P+	Nährendes Tonikum, Antispasmodikum, Antirheumatikum
ENZIAN* Gentiana spp. Liliaceae	bitter	kühlend	scharf	PK- V+	Bittertonikum, Antipyretikum, Umstimmungsmittel
ERDBEERBLÄTTER Fragaria spp. Rosaceae	zusammenziehend	kühlend	süß	PK- V+	Umstimmungsmittel, Adstringens, Diuretikum

ESTRAGON Artemisia dracunculus Compositae	bitter, scharf	erhitzend	scharf	KV- P+	Emmenagogum, Diuretikum, Karminativum
EUKALYPTUS Eucalyptus globulus Myrtaceae	scharf	erhitzend	scharf	KV- P+	Diaphoretikum, Dekongestionsmittel, Anregungsmittel
EUROPÄISCHES TAUSENDGÜLDENKRAUT Erythrea centaurium Gentianaceae	bitter, scharf	kühlend	scharf	PK- V+	Bittermittel, Tonikum, Antipyretikum, Emetikum
FÄRBERDISTEL (SAFLOR) Carthamus tinctorius Compositae	scharf	erhitzend	scharf	VK- P+	Umstimmungsmittel, Emmenagogum, Karminativum
FALSCHE EINHORNWURZEL Helonias dioica Liliaceae	bitter, süß	kühlend	süß	VK- P+	Emmenagogum, Aphrodisiakum, Diuretikum
FENCHEL* Foeniculum vulgare Umbelliferae	süß, scharf	kühlend	süß	PKV=	Karminativum, Diuretikum, Antispasmodikum
FLACHSSAMEN* Linum usitatissimum Linaceae	süß, zusammenziehend	erhitzend	süß	V- Ko P+	Laxans, Demulcens, nährendes Tonikum
FLIEGENFÄNGER/HUNDSGIFT Apocynum androsaemifolium Apocynaceae	bitter, zusammenziehend	kühlend	scharf	PK- V+	Kathartikum, Emetikum, Diuretikum

Heilpflanzen	Geschmacksrichtung	Energie	VIPAKA	DOSHA	Wirkung als
FRAUENHAARFARN Adiantum capillus-veneris, Polypodiales	süß, bitter	kühlend	süß	PV- K+	Demulcens, Refrigerans, Tonikum
FRAUENSCHUH Cypripedium pubescens Orchidaceae	scharf, süß	erhitzend	süß	VK- Po	Nervinum, Antispasmodikum Tonikum
GALANGA Alpinia officinarum Zingiberaceae	süß scharf	erhitzend	scharf	VK- P+	Anregungsmittel, Diaphoretikum, Antirheumatikum
GARTENKORIANDER Coriandrum sativum Umbelliferae	bitter, scharf	kühlend	scharf	PK- Vo	Umstimmungsmittel, Karminativum, Diuretikum
GELBHOLZBAUM* Xanthoxylum spp. Rutaceae	scharf, bitter	erhitzend	scharf	VK- P+	Anregungsmittel, Karminativum, Anthelminthikum
GELBWURZ* Curcuma longa Zingiberaceae	scharf, zusammenziehend, bitter	erhitzend	scharf	KV- Po	Anregungsmittel, Umstimmungsmittel, antibakterielles Mittel, Wundheilmittel
GERSTE Hordeum distichon Graminaceae	süß	kühlend	süß	PK- V+	Diuretikum, Demulcens, Tonikum
GLATTE SCHILDBLUME Chelone glabra Scrophulariaceae	bitter	kühlend	scharf	PK- V+	Bittertonikum, Anthelminthikum, Laxans

GOLDFADEN Coptis spp. Ranunculaceae	bitter	kühlend	scharf	PK- V+	Bittertonikum, Antipyretikum, Umstimmungsmittel
GRAUE WALNUSS Juglans cinerea Juglandacae	bitter, zusammen- ziehend	kühlend	scharf	PK- V+	Purgativum, Anthelminthikum, Adstringens
GRANATAPFEL* Punica granatum Lythraceae	zusammenziehend, bitter, süß	kühlend	süß	PK- Vo	Adstringens, Umstimmungsmittel, Anthelminthikum, Tonikum
GRINDELIAKRAUT Grindelia spp. Compositae	scharf	erhitzend	scharf	KV- P+	Expektorans, Diaphojetikum, Antispasmodikum
GRÜNE MINZE* Mentha spicata Labiatae	scharf	kühlend	scharf	KP- Vo	Diaphoretikum, Diuretikum, Karminativum
GUMMI ARABICUM Acacia senegal Leguminosae	süß	kühlend	süß	PV- K+	Demulcens, Emolliens, Tonikum
GUNDELREBE Glechoma hederacea Labiatae	scharf, zusammenziehend	erhitzend	scharf	KV- P+	Diaphoretikum, Adstringens, Karminativum
HAFERSTROH Avena sativa Graminaceae	süß	kühlend	süß	VP- K+	Nervinum, Antispasmodikum, Tonikum

Heilpflanzen	Geschmacksrichtung	Energie	VIPAKA	DOSHA	Wirkung als
HAGEBUTFEN Rosa canina Rosaceae	sauer, zusammenziehend	erhitzend	sauer	V- KP+	Anregungsmittel, Karminativum, Adstringens
HEILIGES KRAUT Eriodictyon glutinosum Hydrophyllaceae	scharf	erhitzend	scharf	KV- P+	Expektorans, Antispasmodikum, Karminativum
HELMKRAUT* Scutellaria spp. Labiatae	bitter	kühlend	scharf	PK- Vo	Nervinum, Antispasmodikum
HENNA Lawsonia spp. Lythraceae	bitter, zusammenziehend	kühlend	scharf	PK- V+	Antipyretikum, Umstimmungsmittel, Nervinum
HERZGESPANN Leonurus cardiaca Labiatae	bitter, scharf	kühlend	scharf	PK- V+	Emmenagogum, Diaphoretikum, Diuretikum, Umstimmungsmittel
HIBISKUS* Hibiscus rosa-sinensis Malvaceae	zusammenziehend, süß	kühlend	süß	PK- V+	Umstimmungsmittel, Hämostatikum, Refrigerans, Emmenagogum
HIMBEERE* Rubus spp. Rosaceae	zusammenziehend, süß	kühlend	süß	PK- V+	Adstringens, Umstimmungsmittel, Emmenagogum
HIRTENTÄSCHEL Capsella bursa-pastoris Cruciferae	zusammenziehend, bitter	kühlend	scharf	PK- V+	Adstringens, Hämostatikum, Umstimmungsmittel

HOLUNDERBLÜTE Sambucus spp. Caprifoliaceae	bitter, scharf	kühlend	scharf	KP- Vo	Diaphoretikum, Diuretikum, Umstimmungsmittel
HONIG	süß scharf	erhitzend	süß	VK- P+	Expektorans, Emolhens, Tonikum, Laxans
HOPFEN Humulus lupulus Articaceae	bitter, scharf	kühlend	scharf	PK- V+	Nervinum, Bittertonikum, Diuretikum
HUFLATTICH Tussilago farfara Compositae	scharf, zusammenziehend, süß	kühlend	scharf	PK- Ve	Demulcens, Expektorans, Adstringens, Antispasmodikum
INDIANISCHER TABAK Lobelia inflata Lobeliaceae	scharf	erhitzend	scharf	K- PV+	Antispasmodikum, Emetikum, Expektorans, Diaphoretikum
INDIGO Indigoferia tinctoria Leguminosae	bitter	kühlend	scharf	PK- V+	Umstimmungsmittel, Antibiotikum, Laxans
INGWER* Zingiber officinale Zingiberaceae	scharf, süß	erhitzend	süß	VK- P+	Anregungsmittel, Diaphoretikum, Expektorans, Karminativum
IRLÄNDISCHES MOOS* Chondrus crispus Algae	salzig, süß	erhitzend	süß	V- PK+	nährendes Tonikum, Demulcens, Emolliens

Heilpflanzen	Geschmacksrichtung	Energie	VIPAKA	DOSHA	Wirkung als
ISLÄNDISCH MOOS Cetraria islandica Parmeliaceae	salzig, süß, zusammenziehend	kühlend	süß	PV- K+	Demulcens, Umstimmungsmittel, Tonikum
JASMINBLÜTEN* Jasminum grandiflorum Oleaceae	bitter	kühlend	scharf	PK- V+	Umstimmungsmittel, Refrigerans, Emmenagogum, Nervinum
JOHANNISKRAUT Hypericum perforatum Hypericaceae	bitter, scharf	kühlend	scharf	PK- V+	Antispasmodikum, Expektorans, Adstringens
KALMUS* Acorus calamus Araceae	scharf, bitter, zusammenziehend	erhitzend	scharf	VK- P+	Dekongestionsmittel, Nervinum, Verjüngungsmittel
KAMILLE* Matricaria chamomilla (echte) Chamaemelum nobile (römische) Compositae	bitter, scharf	kühlend	scharf	PK- Vo	Diaphoretikum, Karminativum, Nervinum
KAMPFER* Cinnamomum camphora Lauraceae	scharf, bitter	erhitzend	scharf	KV- P+	Diaphoretikum, Anregungsmittel, Dekongestionsmittel, Analgetikum
KANAD. HASELWURZ Asarum canadense Aristolochiaceae	scharf	erhitzend	scharf	KV- P+	Diapheretikum, Expektorans, Dekongestionsmittel

KANAD. GELBWURZ* Hydrastis canadensis Ranunculaceae	bitter, zusammenziehend	kühlend	scharf	PK- V+	Bittertonikum, Antipyretikum, Antibiotikum
KARDAMOM* Elettaria cardamomum Zingiberaceae	scharf, süß	erhitzend	scharf	VK- P+	Anregungsmittel, Karminativum, Expektorans
KARDO BENEDIKTENKRAUT Cnicus benedictus Compositae	bitter	kühlend	scharf	PK- V+	Emmenagogum Bittertonikum, Lactagogum
KERMESBEERE Phytolacca spp. Phytolaccaceae	bitter	kühlend	scharf	PK- V+	Umstimmungsmittel, Emetikum, Kathartikum
KLEINE BRAUNELLE Prunella vulgaris Labiatae	bitter, zusammenziehend	kühlend	scharf	PK- V+	Umstimmungsmittel, Antipyretikum, Wundheihnittel
KLETTE* Arctium lappa Compositae	bitter, scharf, zusammenziehend	kühlend	scharf	PK- V+	Umstimmungsmittel, Diaphoretikum, Diuretikum
KLETTENLABKRAUT Galium aparine Rubiaceae	zusammenziehend, bitter	kühlend	scharf	PK- V+	Diuretikum, Umstimmungsmittel, Wundheilmittel
KNOBLAUCH* Allium sativum Liliacea	alles außer sauer	erhitzend	scharf	VK- P+	Anregungsmittel, Karminativum, Expektorans, Umstimmungsmittel

Heilpflanzen	Geschmacksrichtung	Energie	VIPAKA	DOSHA	Wirkung als
KNÖTERICH Polygonum bistorta Polygonaceae	zusammenziehend	kühlend	scharf	PK- V+	Adstringens, Diuretikum, Umstimmungsmittel
KÖNIGSKERZE* Verbascum thapsus Scrophulariaceae	bitter, zusammen-ziehend	kühlend	scharf	PK- V+	Expektorans, Adstringens, Wundheilmittet, Sedativum
KOKOSNUSS Cocos nucifera Palmae	süß	kühlend	süß	PV- K+	Refrigerans, Diuretikum, Tonikum
KORIANDER* Coriandrum sativum Umbelliferae Karminativum	bitter, scharf	kühlend	scharf	PKV=	Umstimmungsmittel, Diaphoretikum, Diuretikum,
KRAUSER AMPFER* Rumex crispus Polygonaceae	bitter, zusammen-ziehend	kühlend	scharf	PK- V+	Umstimmungsmittel, Adstringens, Laxans
KREUZKÜMMEL Cuminum cyminum Umbelliferae	scharf, bitter	kühlend	scharf	PKV=	Karminativum, Umstimmungsmittel, Anregungsmittel
KUBEBEN Piper cubeba Piperaceae	scharf	erhitzend	scharf	VK- P+	Anregungsmittel, Karminativum, Expektorans
KUDZU Pueraria tuberosa Leguminosae	SÜß	kühlend	süß	PV- K+	Tonikum, Diaphoretikum, Diuretikum

KÜMMEL Carum carvi Umbelliferae	scharf	erhitzend	scharf	KV- P+	Karminativum, Anregungsmittel
KÜRBISSAMEN Cucurbita pepo Cucurbitaceae	süß	kühlend	süß	V- PK+	Antheiminthikum, Diuretikum
LARREA DIVARICATA** Larrea divaricata Zygophyllaceae	bitter	kühlend	scharf	PK- V+	Umstimmungsmittel, Diuretikum, Bittermittel, Tonikum
LAVENDEL Lavandula spp. Labiatae	scharf	kühlend	scharf	PK- Vo	Karminativum, Antispasmodikum, Diuretikum
LIGUSTICUM PORTERI** Ligusticum porteri Umbelliferae	scharf, bitter	erhitzend	scharf	KV- P+	Anregungsmittel, Antibakteriell, Expektorans
LILIENARTEN Lilium spp. Liliaceae	süß	kühlend	süß	VP- K+	Demulcens, nährendes Tonikum, Nervinum
LIMONE Citrus acida Rutaceae	sauer, bitter	kühlend	sauer	PV- K+	Refrigerans, Karminativum, Expektorans
LÖWENZAHN* Taraxacum officinalis Compositae	bitter, süß	kühlend	scharf	PK- V+	Umstimmungsmittel, Diuretikum, Laxans

Heilpflanzen	Geschmacksrichtung	Energie	VIPAKA	DOSHA	Wirkung als
LORBEERBLÄTTER Laurus nobilis Lauraceae	scharf	erhitzend	scharf	VK- P+	Karminativum, Anregungsmittel, Expektorans
MAHONIA REPENS** Mahonia repens Berberidaceae	bitter	erhitzend	scharf	PK- V+	Umstimmungsmittel, Antipyretikum, Laxans
MAIAPFEL/FLUSSBLATT Podophyllum peltatum Berberidaceae	bitter	kühlend	scharf	PK-V+	Kathartikum, Umstimmungsmittel, Tonikum
MAJORAN Origanum marjorana Labiatae	scharf	erhitzend	scharf	VK- P+	Anregungsmittel, Antispasmodikum, Diaphoretikum
MALVE Malva spp. Malvaceae	süß, zusammenziehend	kühlend	süß	PV- K+	Demulcens, Emollientum, Adstringens
MANDEL Amygdalus communis Rosaceae	süß	erhitzend	süß	V- KP+	Demulcens, Expextorans, Tonikum
MATE Ilex paraguayensis Aquifoliaceae	scharf	erhitzend scharf		K- Vo P+	Anregungsmittel, Diuretikum
MEERRETTICH Armoracia rusticana Brassicaceae	scharf	erhitzend	scharf	KV- P+	Anregungsmittel, Diuretikum, Karminativum

MELISSE Melissa officinalis Labiatae	scharf, süß	kühlend	scharf	KP- Vo	Diaphoretikum, Karminativum, Nervinum
MISTEL Viscum album Santalaceae	bitter, süß	erhitzend	scharf	VK- P+	Nervinum, Antispasmodikum, Emmenagogum
MOHNSAMEN* Papaver spp. Papaveraceae	scharf, süß, zusammenziehend	erhitzend	süß	VK- P+	Adstringens, Karminativum, Sedativum
MUSKATBLÜTE Myristica fragrans Myristicaceae	scharf, süß	erhitzend	scharf	VK- P+	Antispasmodikum, Emetikum, Expektorans, Diaphoretikum
MUSKATNUSS* Myristica fragrans Myristicaceae	scharf	erhitzend	scharf	VK- P+	Adstringens, Karminativum, Sedativum, Nervinum
MYRRHE* Commiphora myrrha Burseraceae	bitter, scharf	erhitzend	scharf	KV- P+	Umstimmungsmittel, Em- menagogum, Analgetikum, Verjüngungsmittel
NELKEN* Eugenia caryophyllata Myrtaceae	scharf	erhitzend	scharf	VK- P+	Anregungsmittel, Karmi- nativum, Aphrodisiakum, Expektorans
NORDAMERIKANISCHE REBHUHNBEERE Mitchella repens Rubiaceae	zusammenziehend, bitter	kühlend	scharf	PK- V+	Emmenagogum, Umstimmungsmittel, Diuretikum

Heilpflanzen	Geschmacksrichtung	Energie	VIPAKA	DOSHA	Wirkung als
NORDAMERIKANISCHER SPINDELSTRAUCH Euonymus atropurpureus*** Celastraceae	bitter	kühlend	scharf	PK- V+	Purgtivum, Antipyretikum, Diuretikum
ODERMENNIG Agrimonia eupatoria Rosaceae	zusammenziehend, bitter	kühlend	scharf	PK- V+	Adstringens, Diuretikum, Wundheilmittel
ORANGENSCHALE Citrus aurantium Rutaceae	scharf, bitter	erhitzend	scharf	VK- P+	Karminativum, Expektorans, Anregungsmittel
OREGANO Origanum vulgare Labiatae	scharf	erhitzend	scharf	VK- P+	Anregungsmittel, Karminativum, Diaphoretikum
PAU D'ARCO (Lapacho) Tabebuia impetiginosa Bignoniaceae	bitter	kühlend	scharf	PK- V+	Umstimmungsmittel, Antipyretikum, Antibiotikum
PAPRIKA Capsicum anuum Solanaceae	scharf	erhitzend	scharf	KV- P+	Anregungsmittel, Karminativum
PASSIONSBLUME Passiflora incarnata Passifloraceae	bitter	kühlend	scharf	PK- V+	Nervinum, Sedativum, Diuretikum, schmerzstillendes Mittel

*** Mit Evonymus europea botanisch verwandt und von ähnlicher Wirkung. Anm. d. Übers.

PETERSILIE* Petroselium spp. Umbelliferae	scharf	erhitzend	scharf	KV- P+	Diuretikum, Emmenagogum, Karminativum
PFEFFERMINZE* Mentha piperita Labiatae	scharf	kühlend	scharf	PK-Ve	Diaphoretikum, Karminativum, Nervinum
PFINGSTROSE Paeonia officinalis Ranunculaceae	bitter, zusammenziehend	kühlend	süß	PK- Vo	Umstimmungsmittel, Emmenagogum, Nervinum
PIMENT Pimento officinalis Myrtaceae	scharf	erhitzend	scharf	VK- P+	Anregungsmittel, Karminativum
POLEIMINZE* Mentha pulegium Labiatae	scharf	erhitzend	scharf	VK- P+	Emmenagogum, Diaphoretikum, Karminativum
PSYLLIUM* Plantago psyllium Plantaginaceae	süß, zusammenziehend	kühlend	süß	PV- K+	Laxans, Demulcens, Adstringens
RAINFARN Tanacetum vulgare Compositae	bitter, scharf	kühlend	scharf	PK- Vo	Emmenagogum, Diaphoreticum, Bittertonikum
RHABARBER* Rheum spp. Polygonaceae	bitter	kühlend	scharf	PK- V+	Purgativum, Umstimmungsmittel, Antipyretikum

Heilpflanzen	Geschmacksrichtung	Energie	VIPAKA	DOSHA	Wirkung als
RINDE DER WILDKIRSCHE* Prunus spp. Rosaceae	bitter, zusammenziehend, scharf	kühlend	süß	PK- Vo	Antispasmodikum, Expektorans, Umstimmungsmittel
RINGELBLUME Calendula officinalis Compositae	bitter, scharf	kühlend scharf PK- V+			Wundheilmittel, Antispasmodikum, Umstimmungsmittel
RIZINUSÖL Ricinus communis Euphorbiaceae	scharf, süß	erhitzend	scharf	V- PK+	Kathartikum, Demulcens, Analgetikum, Nervinum
ROHRKOLBENARTEN Typha spp. Typhaceae	süß, zusammenziehend	kühlend	süß	P- VK+	Adstringens, Hämostatikum, Wundheilmittel
ROSENBLÜTEN* Rosa spp. Rosaceae	bitter, scharf, zusammenziehend	kühlend	süß	VPK=	Umstimmungsmittel, Emmenagogum, Nervinum
ROSMARIN Rosmarinus officinalis Labiatae	scharf, bitter	kühlend	scharf	KV- P+	Diaphoretikum, Karminativum, Anregungsmittel, Emmenagogum
ROTER WASSERHANF Eupatorium purpureum Compositae	bitter, scharf	kühlend	scharf	PK- V+	Diuretikum, steinlösendes Mittel, Nervinum

ROTKLEE* Trifolium pratense Leguminosae	bitter, süß	kühlend	scharf	PK- V+	Umstimmungsmittel, Diuretikum, Expektorans
ROTULME* Ulmus fulva Ulmaceae	süß	kühlend	süß	PV- K+	Nährendes Tonikum, Demulcens, Emmolhentum
SÄCKELBLUME Ceanothus spp. Rhamnaceae	zusammenziehend	kühlend	scharf	PK-V+	Adstringens, Expektorans, Sedativum
SÄGEPALME Sabal serrulatum Palmaceae	süß, scharf	erhitzend	süß	V-PK+	Tonikum, Verjüngungsmittel, Aphrodisiakum, Expektorans
SAFRAN* Crocus sativus Iridaceae	scharf, bitter, süß	kühlend	süß	VPK=	Umstimmungsmittel, Emmenagogum, Verjüngungsmittel, Karminativum
SALBEI* Salvia officinalis Labiatae	scharf, bitter, zusammenziehend	kühlend	scharf	KV- P+	Diaphoretikum, Expektorans, Nervinum, Adstringens
SALOMONSSIEGEL* Polygonatum spp. Liliaceae	süß, bitter	kühlend	süß	PV- K+	nährendes Tonikum, Demulcens, Adstringens, Verjüngungsmittel
SALVIA POLYSTACHIA** Salvia polystachya Labiatae	scharf, süß	erhitzend	scharf	KV- P+	Expektorans, Demulcens, Diaphoretikum

Heilpflanzen	Geschmacksrichtung	Energie	VIPAKA	DOSHA	Wirkung als
SANDELHOLZ* Santalum album Santalaceae	bitter, süß, zusammen-ziehend	kühlend	süß	PV- Ko	Umstimmungsmittel, Hämostatikum, Antipyretikum, Nervinum
SARSAPARILLE* Smilax spp. Liliaceae	bitter, süß	kühlend	süß	PV- Ko	Umstimmungsmittel Diuretikum, Antispasmodikum
SASSAFRAS Sassafras officinale Lauraceae	scharf	erhitzend	scharf	KV- P+	Umstimmungsmittel, Diaphoretikum, Anregungsmittel
SEIDIGE MAISKOLBENHÜLLE Zea mays Graminaceae	süß	kühlend	scharf	PK- V+	Diuretikum, Demulcens, Umstimmungsmittel
SENFSAMEN Brassica alba Cruciferae	scharf	erhitzend	scharf	KV- P+	Anregungsmittel, Expektorans, Karminativum
SENNES* Cassia acutifolia Leguminosae	bitter	kühlend	scharf	PK- V+	Purgativum, Antipyretikum, Umstimmungsmittel
SESAMSAMEN* Sesamum indicum Pedaliaceae	süß	erhitzend	süß	V- PK+	nährendes Tonikum, Verjüngungsmittel, Demulcens
SONNENHUT* Echinacea angustifolia Compositae	bitter, scharf	kühlend	scharf	PK- V+	Umstimmungsmittel, Antibiotikum, Diaphoretikum

SPARGEL Asparagus officinalis Liliaceae	süß	kühlend	süß	PK- Vo	Diuretikum, Laxans, Tonikum
SÜSSHOLZ* Glycyrrhiza glabra Leguminosae	süß, bitter	kühlend	süß	VP- K+	Demulcens, Expektorans, Laxans
SCHAFGARBE* Achillea millefolium Compositae	bitter, scharf	kühlend	scharf	PK- V+	Diaphoretikum, Adstringens, Umstimmungsmittel
SCHARLACHSUMACH Rhus glabra, etc. Anacardiaceae	zusammenziehend	kühlend	scharf	PK- V+	Zusammenziehend, Umstimmungsmittel, Refrigerans
SCHNEEBALL Viburnum opulus Caprifoliaceae	bitter, zusammenziehend	erhitzend	scharf	KV- P+	Emmenagogum, Antispasmodikum, Adstringens
SCHWARZER PFEFFER* Piper nigrum Piperaceae	scharf	erhitzend	scharf	KV- P+	Anregungsmittel, Expektorans, Karminativum
SCHWERTLILIE, verschiedenfarbige Iris versicolor Iridaceae	bitter	kühlend	scharf	PK- V+	Umstimmungsmittel, Antipyretikum, Laxans

Heilpflanzen	Geschmacksrichtung	Energie	VIPAKA	DOSHA	Wirkung als
STEIN-, GRIESSWURZEL Collinsonia canadensis Labiatae	bitter	kühlend	scharf	PK- V+	Diuretikum, Diaphoretikum, Adstringens
STENGELLOSE SCHLÜSSELBLUME Primula vulgaris Primulaceae	bitter	kühlend	scharf	PK- V+	Nervinum, Umstimmungsmittel, Expektorans
STERNANIS Illicium verum Schisandraceae	scharf	erhitzend	scharf	VK- P+	Anregungsmittel, Karminativum
STILLINGIA Stillingia sylvatica Euphorbiaceae	scharf	erhitzend	scharf	KV- P+	Umstimmungsmittel, Diaphoretikum, Expektorans, Tonikum
STORCHENSCHNABEL Geranium maculatum Geraniaceae	zusammenziehend	kühlend	scharf	PK- V+	Adstringens, Hämostatikum, Wundheilmittel
TAMARINDE Tamarindus indica Leguminosae	sauer, süß	erhitzend	sauer	VK- P+	Anregungsmittel, Karminativum, Laxans
TEUFELSKRALLE Harpagophytum procumbens Pedaliaceae	bitter, zusammenziehend	kühlend	scharf	PK- V+	Umstimmungsmittel, entzündungswidriges Mittel, Analgetikum

THYMIAN Thymus vulgaris Labiatae	scharf	erhitzend	scharf	VK- P+	Antispasmodikum, Karminativum
TORMENTILL Potentilla tormentilla Rosaceae	zusammenziehend, bitter	kühlend	scharf	PK- V+	Adstringens, Hämostatikum, Antiseptikum
TRAUBEN (ROSINEN) Vitis vinifera Vitaceae	süß	kühlend	süß	PV- K+	nährendes Tonikum, Demulcens, Laxans
VEILCHENARTEN Viola spp. Violaceae	bitter, scharf	kühlend	scharf	PK-V+	Umstimmungsmittel, Antiseptikum, Expektorans
VIRGINISCHER EHRENPREIS Leptandra virginica Scrophulariaceae	bitter	kühlend	scharf	PK- V+	Kathartikum, Fiebermittel, Bittermittel, Tonikum
VIRGINISCHER ZAUBERSTRAUCH Hamamelis virginiana Hamamelidaceae	zusammenziehend, bitter, scharf	kühlend	scharf	PK- V+	Adstringens, Hämostatikum, Wundheilmittel
VOGELMIERE Stellaria media Caryophyllaceae	bitter, süß	kühlend	scharf	PK- V+	Umstimmungsmittel, Demulcens, Laxans, Wundheilmittel

Heilpflanzen	Geschmacksrichtung	Energie	VIPAKA	DOSHA	Wirkung als
WACHSGAGEL* oder WACHSBEERENSTRAUCH Myrica spp. Myricaceae	scharf, zusammenziehend	erhitzend	scharf	KV- P+	Diaphoretikum, Expektorans, Adstringens, Emetikum
WACHOLDERBEEREN* Juniperus spp. Coniferae	zusammenziehend, bitter, süß	erhitzend	scharf	KV- P+	Diuretikum, Diaphoretikum, Karminativum, Analgetikum
WALDDOLDE Chimaphila umbellata Ericaceae	bitter	kühlend	scharf	PK- V+	Diuretikum, Adstringens, Umstimmungsmittel
WALNUSS Juglans nigra Juglandaceae	süß	erhitzend	süß	V- PK+	Demulcens, Tonikum, Laxans
WANZENKRAUT Cimicifuga racemosa Ranunculaceae	bitter, scharf	kühlend	scharf	PK- V+	Umstimmungsmittel, Emmenagogum, Antiseptikum
WASSERHANF Eupatorium perfoliatum Compositae	bitter, scharf	kühlend	scharf	PK- V+	Diaphoretikum, Antipyretikum, Laxans
WEGWARTE Cichorium intybus Compositae	bitter	kühlend	scharf	PK- V+	Umstimmungsmittel, Diuretikum, Antipyretikum

WEIDENRINDE Salix spp. Salicaceae	bitter	kühlend	scharf	PK- V+	Bittertonikum, Anti-pyretikum, schmerzstillendes Mittel
WEIHRAUCH Boswellia thurifera Burseraceae	bitter, scharf, zusammenziehend	erhitzend	scharf	KV- P+	Umstimmungsmittel, Analgetikum, Verjüngungsmittel
WEINRAUTE Ruta graveolens Rutaceae	bitter, scharf	erhitzend	scharf	KV- P+	Nervinum, Emmenagogum, Anthelminthikum
WEISSDORN* Crataegus oxyacantha Rosaceae	sauer, süß	erhitzend	sauer	V- Ko P+	Anregungsmittel, Antispasmodikum, Diuretikum
WEISSEICHE Quercus alba Cupuliferae	zusammenziehend	kühlend	scharf	PK- V+	Adstringens, Hämostatikum, Antiseptikum
WEISSKIEFER Pinus alba Pinaceae	scharf	erhitzend	scharf	KV- P+	Expektorans, Diaphoretikum, Kartninativum
WEISSER ANDORN Marrubium vulgare Labiatae	bitter, scharf	kühlend	scharf	KP- V+	Expektorans, Antispasmotikum
WEISSE SEEROSE* Nymphaea alba Nymphaeaceae	süß, zusammenziehend	kühlend	süß	PV- K+	Demulcens, Adstringens, Tonikum

Heilpflanzen	Geschmacksrichtung	Energie	VIPAKA	DOSHA	Wirkung als
WERMUT Artemisia absinthium Compositae	bitter, scharf	kühlend	scharf	PK- Vo	Anthelminthikum, Antispasmodikum, Karminativum
WILDE MOHRRÜBE Daucus carota Umbelliferae	scharf	erhitzend	scharf	KV- P+	Diuretikum, Anregungsmittel, Karminativum
WINTERGRÜN Gaultheria procumbens Ericaceae	scharf	kühlend	scharf	PK- Vo	Karminativum, Adstringens, Analgetikum
WURMFARN Dryopteris filix-mas Filices	bitter, scharf	kühlend	scharf	PK- V+	Anthelminthikum
YSOP Hyssopus officinalis Labiatae	scharf, bitter	erhitzend	scharf	KV- P+	Diaphoretikum, Diuretikum, Karminativum, Anthelminthikum
ZIMT Cinnamomum Zeylanicum, etc. Lauraceae	scharf, süß, zusammenziehend	erhitzend	süß	VK- P+	Anregungsmittel, Diaphoretikum, Umstimmungsmittel
ZINNKRAUT* Equisetum spp. Equisetaceae	bitter, süß	kühlend	scharf	PK- V+	Diuretikum, Diaphoretikum, Umstimmungsmittel
ZITRONE Citrus limonum Rutaceae	sauer	kühlend	sauer	PV- Ko	Expektorans, Karminativum, Adstringens

ZITRONENGRAS Cymbopogon citratus Graminaceae	scharf, bitter	kühlend	scharf	PK- Vo	Diuretikum, Diaphoretikum Refrigerans
ZITTERPAPPEL Populus tremula Salicaceae	bitter	kühlend	scharf	PK- V+	Bittertonikum, Antipyretikum, Diuretikum
ZUCKERROHR Saccharum officinalis Graminae	süß	kühlend	süß	PV- K+	nährendes Tonikum, Demulcens
ZWIEBEL Allium cepa Liliaceae	scharf, süß	erhitzend	süß	VK- P+	Diaphoretikum, Tonikum, Aphrodisiakum

Besondere Heilpflanzen

Heilpflanzen	Geschmacksrichtung	Energie	VPPAKA	DOSHA	Wirkung als
AJWAN* (Sellerie) Apium graveolens Umbelliferae	scharf	erhitzend	scharf	KV- P+	Anregungsmittel, Diaphoretikum Antispasmodikum
AMALAKI* Emblica officinalis Euphorbiaceae	alles außer salzig	kühlend	süß	PV- Ko	nährendes Tonikum, Verjüngungsmittel, Umstimmungsmittel
ANGELIKA* (Tang kuei) Angelica spp. Umbelliferae	scharf, süß	erhitzend	süß	VK- Po	Tonikum, Emmenagogum, Verjüngungsmittel, Umstimmungsmittel
ASAFOETIDA* (Stinkasant) Ferula asa foetida Umbelliferae	scharf	erhitzend	scharf	VK- P+	Anregungsmittel, Karminativum, Antispasmodikum, Anthelminthikum
ASHWAGANDHA* Withania somnifera Solanaceae	bitter, süß, zusammenziehend	erhitzend	süß	VK- P+	Tonikum, Verjüngungsmittel, Aphrodisiakum, Nervinum
AIIBALA (Indische Malve) Abutilon indicum Malvaceae	süß	kühlend	süß	PK- Vo	Tonikum, Demulcens, Diuretikum, Lax
BALA* Sida cordifolia Malvaceae	süß	kühlend	süß	VP- Ko	Tonikum, Nervinum, Demulcens, Verjüngungsmittel

BHRINGARAJ* Eclipta alba, etc. Compositae	bitter, zusammenziehend, süß	kühlend	süß	VPK=	Tonikum, Umstimmungsmittel, Nervinum, Hämostatikum
BIBHITAKI* Terminalia belerica Combretaceae	zusammenziehend	erhitzend	süß	KP- Vo	Tonikum, Adstringens, Expektorans, Laxans
CHRYSANTHEMUM* Chrysanthemum indicum Compositae	bitter, süß	kühlend	scharf	PK- V+	Diaphoretikum, Antipyretikum, Umstimmungsmittel
FO-TI TIENG* Polygonum multiflorum Polygonaceae	süß, bitter, zusammenziehend	kühlend	süß	PV- K+	Tonikum, Verjüngungsmittel, Aphrodisiakum, Adstringens
GINSENG* Panax ginseng Araliaceae	scharf, bitter, süß	erhitzend	süß	V- KPo	Tonikum, Verjüngungsmittel, Anregungsmittel
GOKSHURA* Tribulis terrestris Zygophyllaceae	süß, bitter	kühlend	süß	PK- Vo	Diuretikum, Tonikum, Aphrodisiakum
GOTUKOLA* (Asiat. Wassernabelkraut) Hydrocotyle asiatica Umbelliferae	bitter	kühlend	süß	PKV=	Nervinum, Verjüngungsmit- tel, Umstimmungsmittel, Diuretikum
GUGGUL* Commiphora mukul Burseaceae	bitter, scharf	erhitzend	scharf	KV- P+	Verjüngungsmittel, Antispas- modikum, Umstimmungs- mittel, Expektorans

Heilpflanzen	Geschmacksrichtung	Energie	VIPAKA	DOSHA	Wirkung als
HARITAKI* Terminalia chebula Combretaceae	alle außer salzig	erhitzend	süß	VK- Po	Verjüngungsmittel, Adstringens, Laxans, Nervinum
JASMINBLÜTEN* Jasminum grandiflorum Oleaceae	bitter	kühlend	scharf	PK- V+	Umstimmungsmittel, Refrigerans, Emmenagogum, Nervinum
LOTUS* (Ind. Lotusblume) Nelumbo nucifera Nymphaeceae	süß, zusammenziehend	kühlend	süß	PV- K+	nährendes Tonikum, Aphrodisiakum, Adstringens, Nervinum
MAHABALA Sida rhombifolia Malvaceae	süß bitter	kühlend	süß	PV- Ko	Tonikum, Demulcens, Verjüngungsmittel, Diuretikum
MANJISHTA* Rubia cordifolia Rubiaceae	bitter, süß	kühlend	süß	PK- V+	Umstimmungsmittel, Hämostatikum, Emmenagogum, Diuretikum
MEERTRÄUBEL* Ephedra vulgaris Gnetaceae	scharf	erhitzend	scharf	K- VP+	Diaphoretikum, Diuretikum, Hustenmittel, Anregungsmittel
MUSTA* (Nussgras) Cyperus rotundus Cyperaceae	scharf, bitter	kühlend	scharf	PK-Vo	Karminativum, Adstringens, Umstimmungsmittel, Emmenagogum
NEEM* Azadirachta indica Meliaceae	bitter	kühlend	scharf	PK- V+	Bittertonikum, Antipyretikum, Umstimmungsmittel

PIPPALI* Piper longum Piperaceae	scharf	erhitzend	süß	VK- P+	Anregungsmittel, Expektorans, Aphrodisiakum
PUNARNAVA* Boerhaavia diffusa Nyctagineae	bitter	kühlend	scharf	PK-V+	Diuretikum, Diaphoretikum, Laxans, Verjüngungsmittel
REHMANNIA* Rehmannia glutinosa Scrophulariaceae	süß, bitter	kühlend	süß	PV- K+	nährendes Tonikum, Verjüngungsmittel, Aphrodisiakum
SHATAVARI* Asparagus racemosus Liliaceae	süß, bitter	kühlend	süß	PV- K+	nährendes Tonikum, Demulcens, Emmenagogum, Verjüngungsmittel
VAMSHAROCHANA* Bambusa arundinaceae Gramineae	süß, zusammenziehend	kühlend	süß	PV- K+	Demuleens, Expektorans, Tonikum
VIDARI-KANDA* Ipomoea digitata Convolvulaceae	süß	kühlend	süß	VP- Ko	nährendes Tonikum, Aphrodisiakum, Diuretikum
YAMSWURZEL* Dioscorea spp. Dioscoreaceae	süß, bitter	kühlend	süß	PV- Ko	Antispasmodikum, Diaphoretikum, Tonikum, Verjüngungsmittel

III.
Erste Hilfe

Akne: Eine Paste aus Gelbwurz- und Sandelholzpulver wird äußerlich angewandt. Man nimmt von jedem ½ Teelöffel und fügt so viel Wasser hinzu, bis man so eine Paste erhält. Als innerliche Maßnahme empfiehlt sich 1 Esslöffel Aloe vera Gel zusammen mit ¼ Teelöffel Gelbwurz zwei mal täglich einzunehmen, bis die Akne verschwindet.

Asthma: Alantwurzeltee ist hierbei von guter Wirkung; dem Alantwurzelanteil fügt man je ½ Teil Ingwer und Süßholz hinzu. Zur Abkochung nimmt man auf eine Tasse Wasser 1 – 2 Teelöffel dieser Mischung; man kann der Alantwurzel auch im gleichen Verhältnis Thymian und Beinwellwurzel beimischen. Bei schweren Asthmaanfällen muss ein qualifizierter Behandler zu Rate gezogen werden.

Augen (Brennen): Einige Tropfen reines Rosenwasser oder frisches Aloe-vera-Gel werden in das betroffene Auge eingeträufelt. Innerlich ist Chrysanthemum- oder Kamillentee zu empfehlen (1 – 2 Teelöffel pro Tasse).

Blähungen: Von einer Mischung aus gleichen Teilen Kardamom, Fenchel und Ingwer nehme man 1 Teelöffel auf 1 Tasse Wasser und bereite einen Aufguss, dem man noch eine Messerspitze Stinkasant (Asa foetida) hinzufügen kann.

Blutungen (äußerliche): Es können Eis oder Sandelholzpulver äußerlich angewandt werden, wie auch die schwarze Asche eines verkohlten Baumwollwattebausches oder ein Umschlag aus Beinwellblättern oder Schafgarbe.

Blutungen (innerliche): Eine Tasse warmer Milch trinken, der man ½ Teelöffel Gelbwurz und eine Messerspitze Safran oder Henchera hinzufügt.

Dehydration: Auf 0,5 l Wasser nimmt man ¼ Teelöffel Salz und 3 Teelöffel nicht raffinierten Rohrzucker und 2 Teelöffel Limonensaft. Gut verrühren und schluckweise einnehmen.

Durchfall: Man verrühre ½ Tasse Joghurt und ½ Tasse Wasser zusammen mit 1 Teelöffel frischen geriebenen Ingwer und etwas Muskatnuss. Bei Dysenterie bereitet man eine Mischung aus gleichen Teilen Berberitze und Himbeerblättern mit ½ Teelöffel Muskatnuss. Zum Aufguss benötigt man 2–3 Teelöffel pro Tasse. Von diesem nimmt man in Abständen von einigen Stunden, so lange, bis der Zustand sich bessert.

Erkältung: 1 Esslöffel frischer geriebener Ingwer, 1 Teelöffel Zimt und 1 Teelöffel Süßholz werden zehn Minuten lang in 1 l Wasser gekocht. Davon nimmt man alle drei Stunden 1 Tasse mit etwas Honig gesüßt. Tee aus frischem, geriebenen Ingwer ist ebenfalls ein gutes Mittel.

Erschöpfung (durch Hitze verursacht): Die Stirn mit Sandelholzöl einreiben und Sandelholztee trinken. Das Trinken von Kokosnusswasser oder Traubensaft ist ebenfalls von guter Wirkung.

Furunkel: Um einen Furunkel oder einen Abszess zur Reifung zu bringen legt man gekochte Zwiebel als Umschlag auf oder man bereitet eine Paste aus gleichen Teilen Ingwerpulver und Gelbwurz (je einen ½ Teelöffel) und trägt diesen direkt auf die betroffene Stelle auf.

Giftbisse und Stiche: Man lasse Koriandersaft trinken oder Sandelholzpaste örtlich auftragen; ein Wegerich-Aufguss, 1–2 Teelöffel Kräuter auf 1 Tasse Wasser, ist ebenfalls eine empfehlenswerte Maßnahme.

Hämorrhoiden: Man trinke ½ Esslöffel Aloe-vera-Gel mit etwas Ingwer zweimal täglich bis die Hämorrhoiden verschwunden sind.

Halsschmerzen: Man bereite ein Gurgelmittel mit heißem Wasser und ½ Teelöffel Wachsbeerenstrauchpulver und ½ Teelöffel Salbei.

Hautausschlag: Ein zerstoßenes Korianderblatt wird auf die betroffene Stelle aufgelegt, oder auch Koriandertee als innerliche Maßnahme verabreicht (1 Teelöffel Koriandersamen auf 1 Tasse Wasser).

Husten: Man bereite eine Abkochung mit Alantwurzeln und gebe kleinere Mengen Ingwer und Süßholz hinzu, und nehme 1–2 Teelöffel von dieser Mischung auf 1 Tasse Wasser. Mit Honig süßen.

Kopfschmerzen: Zur allgemeinen Linderung von Kopfschmerzen bereite man eine Paste mit ½ Teelöffel Ingwerpulver und Wasser, erhitze diese und trage die Paste auf die Stirn auf. Es kann möglicherweise dadurch ein Brenngefühl entstehen, was aber völlig harmlos ist.

Die folgenden Mittel sind zur Linderung spezifischer Formen von Kopfschmerzen. Durch Nebenhöhlenbeschwerden verursachte Kopfschmerzen hängen mit *Kapha* zusammen und können durch Auftragen von Ingwerpaste auf der Stim und über den Nebenhöhlen gebessert werden. Schläfenkopfschmerzen zeigen übermäßigen *Pitta* im Magen an. In solchen Fällen schafft ein Aufguss mit Kümmel und Koriandersamen Abhilfe, je ½ Teelöffel auf 1 Tasse Wasser. Gleichzeitig kann man auch Sandelholzöl oder eine Sandelholzpaste an den Schläfen anwenden. Hinterhauptschmerzen zeigen Gifte im Darm an. In diesem Fall sind 2 Teelöffel Flachssamen in einer Tasse Milch vor dem Schlafengehen zu empfehlen. Gleichzeitig kann man auch eine Ingwerpaste hinter den Ohren, am Warzenfortsatz, auftragen.

Lebensmittelvergiftung/Strahlung: In eine Tasse Misosuppe gibt man 1 Teelöffel Ghee und je einen ½ Teelöffel Koriander und Kümmelpulver.

Menstruationsbeschwerden: Bei Krämpfen bewährt sich die Einnahme von einem Esslöffel Aloe-vera-Gel mit ¼ Teelöffel schwarzem Pfeffer dreimal täglich, bis die Krämpfe verschwinden. Zur Förderung der Menstruation nehme man einen Tee aus gleichen Teilen Färberdistel- (Saflor) und Rosenblüten, 1–2 Teelöffel auf eine Tasse. Bei zu starker Regelblutung empfiehlt sich ein Tee aus Himbeerblättern und Hibiskusblüten, 1–2 Teelöffel pro Tasse.

Mundgeruch: Zur Reinigung des Mundes empfiehlt sich Süßholzpulver, zudem kann man auch Fenchelsamen kauen. Als innerliches Mittel bereitet man einen Aufguss mit gleichen Teilen Kardamom, Zimt und Lorbeerblätter, wobei man einen Teelöffel dieser Mischung auf 1 Tasse Wasser nimmt.

Nasenbluten: ½ Teelöffel Chlorophyll mit 1 Teelöffel Aloe-vera-Gel mit 1 Teelöffel *Ghee* mischen, und dreimal täglich oral einnehmen; 2–3mal täglich 1 Esslöffel Blütenpollen ist ebenfalls wirkungsvoll. Äußerlich lege man Eis auf die Nase auf bis die Blutung gestillt ist.

Nebenhöhlenkongestionen: Man kann Kalmuswurzelpulver aufschnupfen lassen oder Ingwerpaste auf die betroffene Stelle auftragen. Den Dampf von einer Tasse Ingwer- oder Eukalyptusblättertee kann man ebenfalls inhalieren.

Ohrenschmerzen: Man träufle 3 Tropfen Knoblauchöl in das Ohr; man kann auch eine Mischung aus 1 Teelöffel Zwiebelsaft und ½ Teelöffel Honig bereiten und davon 5–10 Tropfen ins Ohr geben.

Ohrensausen: Es werden 3 Tropfen Nelkenöl ins Ohr gegeben.

Rückenschmerzen: Auf die betroffene Stelle wird zuerst Ingwerpaste und anschließend Eukalyptusöl aufgetragen.

Schlaf (Mangel): Man nehme 1 Tasse Milch mit ½ Teelöffel Muskatnuss. Bei schweren Fällen bereite man einen Aufguss mit 1–2 Teelöffel Baldrian auf eine Tasse Wasser und füge diesem 1 Teelöffel *Ashwagandhapulver zu,* wenn dieses erhältlich ist. Die Fußsohlen oder die Kopfhaut können mit *Brahmi-Öl* (Hydrocotyle asiatica) oder auch mit warmem Sesamöl eingerieben werden.

Schlaf (übermäßig langer): Man trinke abends einen Aufguss mit ½ Teelöffel Kalmuswurzelpulver und ¼ Teelöffel Ingwerpulver pro Tasse; oder auch eine Tasse Basilikumtee.

Schluckauf: Eine Mischung aus zwei Teilen Honig und einem Teil Rizinusöl wird esslöffelweise eingenommen.

Schmerzen (äußerliche): Eine Ingwer-Kompresse wird aufgelegt. Um einen solchen Umschlag herzustellen, nehme man zwei Teelöffel Ingwerpulver und einen Teelöffel Gelbwurzpulver und füge so viel Wasser hinzu, bis man eine Paste erhält. Diese wird dann erwärmt und auf ein Stück Mull oder Baumwolltuch gleichmäßig aufgetragen. Der Umschlag wird dann aufgelegt und mit einem Verband oder anderem Tuch von oben gut abgedeckt. Diese Kompresse lässt man über Nacht einwirken.

Schock (Ohmacht): Man lasse die Dämpfe einer frischen, aufgebrochenen Zwiebel, oder Kalmuswurzelpulver einatmen.

Schwellungen: Man trinke Gerstenwasser: 4 Teile Wasser mit 1 Teil Gerste kochen und dann abseihen. Koriandertee ist ebenfalls von guter Wirkung. Bei äußeren Schwellungen werden 2 Teile Gelbwurzpulver mit einem Teil Salz vermischt und örtlich angewandt. Hydrocotyle asiatica Tee, 1 Teelöffel auf 1 Tasse Wasser ist ebenfalls zu empfehlen.

Überanstrengung der Muskulatur (obere Körperhälfte): Ein Einlauf mit einer Tasse Kalmusöl ist von guter Wirkung. Dieser sollte 30 Minuten lang zur Wirkung gelangen. Bei allgemeiner Überanstrengung der Muskulatur wird warme Ingwerpaste mit Gelbwurz zweimal täglich angewandt (1 Teelöffel Ingwer mit ½ Teelöffel Gelbwurz).

Verbrennung: Eine Paste aus frischem Aloe vera Gel mit einer Messerspitze Gelbwurz leistet gute Dienste. *Ghee* oder Kokosnussöl können ebenfalls verwendet werden.

Verdauungsstörungen: Man nehme 2–3 „00" Kapseln von Trikatu (gleiche Teile schwarzer Pfeffer, *Pippali* oder Cayennepfeffer als Ersatz und Ingwerpulver) mit etwas warmem Wasser vor dem Essen ein. Bei Appetitmangel, schlechter Assimilation und Absorption ist dieses Mittel angezeigt. Bei Hyperazidität nehme man 2–3 „00" Kapseln mit gleichen Teilen Enzian, Berberitze und Süßholz nach dem Essen.

Vergiftungen (allgemein): Vor dem Aufsuchen eines Arztes kann man 1–2 Teelöffel *Ghee* oder eine Tasse mittelstarken Süßholztee einnehmen.

Verstauchungen: Man massiere die betroffene Stelle mit gleichen Teilen Mandel- und Knoblauchöl. Einem heißen Sitzbad füge man ½ Tasse Ingwerpulver, ½ Tasse Natriumbikarbonat und einen Teelöffel Eukalyptusöl zu. Man lasse dies 15 Minuten lang einwirken.

Auf die betroffene Stelle trage man zweimal täglich Ingwerpaste mit Gelbwurz auf (1 Teelöffel Ingwer mit ½ Teelöffel Gelbwurz).

Verstopfung: Schwere Verstopfung: Man bereite einen Aufguss mit Rhabarberwurzel (1 Teelöffel pro Tasse) zusammen mit je ¼ Teelöffel Ingwerpulver und Süßholz (wenn nötig, wird die Dosierung erhöht). Mittelschwere Verstopfung: 1–2 Teelöffel Flohsamen-Hülsen-Pulver werden vor dem Schlafengehen in warmer Milch eingenommen. Leichte Verstopfung: Man nehme 1 Teelöffel *Ghee* in warmer Milch.

Zahnfleischbluten: Man kann Myrrhepulver auf das Zahnfleisch auftragen oder Zitronensaft trinken. Zweckmäßig ist auch das Einreiben des Zahnfleisches mit Kokosnussöl.

Zahnschmerzen: Man träufle 3 Tropfen Nelkenöl auf den betroffenen Zahn.

IV. Glossar medizinischer Termini

Adstringens	festigt Gewebe und Organe; vermindert Ausscheidungen und Absonderungen
Alopezie	natürliche oder abnormale Haarlosigkeit; Haarausfall
Amenorrhoe	fehlende oder unterdrückte Menstruation
Anabolikum	Anabolismus ist die aufbauende Phase des Stoffwechsels; Anabolika sind Mittel, die die Körpersubstanz aufbauen
Analgetikum	schmerzlinderndes Mittel
Anregungsmitte	vermehrt innere Hitze, vetreibt innere Kälte und stärkt den Stoffwechsel und den Kreislauf
Anthelminthikum	hilft Parasiten zu vernichten und auszutreiben (hierzu gehören Wurmmittel; nach Ayurvedischer Definition umfasst der Begriff Parasiten Würmer, wie auch Bakterien, Pilze und Hefepilze)
Antibiotikum	hemmt das Wachstum oder vernichtet Mikroorganismen
Antipyretikum	vetreibt Hitze, Feuer und Fieber
Antispasmodikum	löst Krämpfe der willkürlichen und der unwillkürlichen Muskulatur
Aphrodisiakum	führt dem Körper neue Kräfte durch Stärkung des Genitalsystems zu
Aromatikum	Heilpflanzen die flüchtige, ätherische Öle enthalten, welche die Verdauung fördern und von blähungswidriger Wirkung sind
Bittertonikum	bittere Heilpflanzen, die in kleinen Mengen die Verdauung anregen und auf anderem Wege helfen, das Feuer im Körper zu regulieren

Demulcens	Einhüllmittel, beruhigt, schützt und nährt die Schleimhäute
Diaphoretikum	schweißtreibendes Mittel, bewirkt eine verstärkte Ausscheidung über die Haut
Diuretikum	fördert die Nieren- und Blasentätigkeit und bewirkt eine verstärkte Harnausscheidung
Dysmenorrhoe	schmerzhafte, gestörte Menstruation
Dyspnoe	erschwerte Atmung
Emetikum	Brechmittel
Emmenagogum	menstruationsförderndes und regulierendes Mittel
Emolliens	erweichendes Mittel, macht die Haut weich und geschmeidig, hautberuhigend und nährend
Enteritis	Entzündung des Dünndarms
Erysipel	Wundrose, eine auf dem Lymphwege zur Ausbreitung neigende Entzündung der Haut und des Unterhautzellgewebes
Expektorans	auswurfförderndes Mittel
Hämostatikum	blutstillendes Mittel; ein Adstringens, das innere Blutungen stillt
Karminativum	blähungswidriges Mittel, lindert abdominelle Auftreibung und Schmerzen; fördert die Peristaltik
Katabolismus	abbauende Phase des Stoffwechsels
Kathartikum	stark wirkendes Abführmittel, das eine schnelle Darmentleerung bewirkt
Laxans	Abführmittel
Menorrhagie	übermäßig starke Menstruationsblutung
Nephritis	Nierenblutung
Nervinum	stärkt die funktionelle Tätigkeit des Nervensystems; hierzu gehören sowohl anregende Mittel wie auch beruhigende
Neurasthenie	schwere Nervenschwäche, nervöse Erschöpfung
Nährendes	vermehrt Gewicht und Dichtigkeit des
Refrigerans	setzt die Körpertemperatur herab und lindert Durst
Stomachikum	ein Mittel, das die Magenfunktion stärkt
Sedativum	setzt die funktionelle Tätigkeit eines Organes oder Körperteiles herab und wirkt

	auf diesem Wege beruhigend
Steinlösendes Mittel	fördert die Auflösung und Ausscheidung von Gallenblasen- und Nierensteinen und Nierengrieß
Tonikum	nährt den Körper
Umstimmungsmittel	ein Mittel, das den normalen Gesundheitszustand wiederherstellen hilft; Blutreinigungsmittel; verändert die bestehenden Ernährungs- und Ausscheidungsvorgänge und stellt die normalen physiologischen Funktionen allmählich wieder her.
Urtikaria	Nesselsucht, flüchtige, stark juckende, schubweise auftretende Quaddeleruption
Vasodilatator	gefäßerweiterndes Mittel
Verjüngungsmittel	wirkt Verfalls- und Alterungsprozessen entgegen und revitalisiert die Organe
Vermizid	tötet Parasiten im Darm
Wassersucht	Bildung ausgedehnter Ödeme
Wundheilmittel	fördert die Wundheilung durch Schutz gegen Infektion und Anregung des Zellwachstums

V. Sanskrit-Glossar

Agni	biologisches Feuer, das den Stoffwechsel regelt; kosmische Kraft der Umwandlung
Agni dipana	Substanzen, welche *Agni* vermehren, Verdauungsfeuer
Ahamkara	Ego
Ama	Toxine; unverdaute Nahrungsbestandteile oder nicht zur Ausscheidung gekommene Abfallprodukte
Amapachana	Substanzen, welche die Verdauung oder die Zerstörung von *Ama* fördern
Anjana	Heilpflanzenpräparate, die am Auge angewandt werden
Anapuna	Substanzen, die als Träger bei der Einnahme der Heilpflanzen dienen
Apana vayu	der *Prana,* der die Abwärtsbewegung von Stuhl, Urin, Samen, Menstruationsflüssig keiten und die Ausstoßung des Fötus regelt
Atman	das Wahre Selbst oder das Reine Bewusstsein
Basti	arzneilicher Einlauf
Bhakti Yoga	der Yoga der Hingabe und der Liebe
Brahman	die spirituelle Wirklichkeit, das Absolute
Buddhi	individualisierte kosmische Intelligenz; die Kraft der Bestimmung
Chitta	die Gesamtheit des bedingten Bewusstseins
Dhatus	die sieben grundlegenden Gewebselemente des Körpers
Doshas	die drei grundlegenden biologischen Säfte, die die individuelle Konstitution bestimmen
Guna	Eigenschaft; Qualität
Kapha	das Wasserelement im Körper
Mahat	Kosmische Intelligenz
Manas	der bedingte Geist

Mantra	besondere Ur-Silben, die die kosmische Energie weitergeben
Nasya	die Verabreichung von Arzneimitteln über die Nasenschleimhaut
Nirama	ohne *Ama*
Ojas	die subtile Essenz aller Körperflüssigkeiten, Voraussetzung für Gesundheit, Harmonie und spirituelles Wachstum
Pancha karma	fünf Arten der reinigenden oder entgiftenden Therapien
Pancha kashaya	fünf wichtigsten Methoden der Heilpflanzenzubereitung
Pitta	das Feuerelement im Körper
Prabhava	die besondere Wirkung einzelner Heilpflanzen, jenseits der allgemeinen Regeln
Prakruti	die große Natur; das Prinzip der Kreativität; Materie
Prana	die Lebensenergie; die abwärstsgerichtete Bewegung, die die Einatmung und den Schluckvorgang regelt
Puja	die Verehrung des Göttlichen durch Hingabe und Aufopferung
Purusha	Ur-Geist; das Prinzip der Empfindung
Rajas	das Prinzip der Energie, Aktivität, der Emotion und der Turbulenz
Rasa	die erste Geschmacksempfindung einer Substanz; die Essenz
Rasayana	verjüngende Therapie, die Geist und Körper regeneriert und den Verfalls- und Alterungsprozessen entgegenwirkt
Sama	mit *Ama*
Samana	*Prana,* der das Verdauungssystem beherrscht
Sattva	das Prinzip des Lichtes, der Wahrnehmung, der Intelligenz und der Harmonie
Shakti	Die Göttliche Energie/Das weibliche kosmische Prinzip
Shiva	Das Göttliche Sein/Das männliche kosmische Prinzip
Soma	die Energie Essenz von Geist und Nervensystem

Srotas	die Kanäle des Körpers
Tamas	das Prinzip der Trägheit, Stumpfheit, Dunkelheit und des Widerstandes
Tejas	das Feuer des Geistes
Udana	*Prana,* der Sprache, Energie, Wille, Gedächtnis und Ausatmung regelt
Vajikarana	Substanzen die die Sexualfunktionen und die sexuelle Energie verbessern
Vata	das Luftelement im Körper
Weda	Gesamtheit des alten religiösen Schrifttums der Inder
Vikruti	Krankheit; Abweichung von der Natur
Vipaka	die Wirkung nach der Verdauung (süß, sauer und scharf)
Virya	die erhitzende oder kühlende Energie einer Substanz
Vyana	*Prana,* der das Kreislaufsystem und die Bewegung der Gelenke und der Muskulatur regelt
Yantra	mystische Diagramme; geometrische Muster, die das kosmische Gesetz manifestieren und der kosmischen Energie Richtung verleihen
Yoga	eine Methodologie der praktischen und koordinierten Anwendung von Wissen; in spiritueller Hinsicht, die Wissenschaft der Verwirklichung des Selbstes

VI. Lateinischer Anhang

Abutilon indicum	*Atibala*
Acacia senegal	Gummi arabicum
Achillea millefolium	Schafgarbe
Acorus calamus	Kalmus
Adiantum capillus-veneris	Frauenhaarfarn
Agrimonia eupatoria	Odermennig
Allium cepa	Zwiebel
Allium sativum	Knoblauch
Aloe spp.	Aloe vera
Alpinia officinarum	Galanga
Althea officinalis	Eibisch
Amica montana	Arnika
Amygdalus communis	Mandel
Andropogon muricatus	Vetiver (Süßgras)
Anethum graveolens	Dill
Angelica archangelica	Angelika
Angelica sinensis	Tang Kuei
Apium graveolens	Wilder Sellerie, Samen des
Apocynum androsaemifolium	Fliegenfänger
Aralia racemosa	Amerikanische Narde
Arctium lappa	Klette
Arctostaphylos uva-ursi	Bärentraubenblätter
Armoracia rusticana	Meerrettich
Artemisia absinthium	Wermut
Artemisia dracunculus	Estragon
Artemisia vulgaris	Echter Beifuß
Asarum canadense	Kanadische Haselwurz
Asclepias tuberosa	Butterfly Weed
Asparagus officinalis	Spargel
Asparagus racemosus	*Shatavari*
Avena sativa	Haferstroh
Azadirachta indica	*Neem; Nimba*

Bambusa arundinaceae	*Vamsha Rochana*
Baptisia tinctoria	Indigo, wilder
Barosma betulina	Bucco
Berberis spp.	Berberitze
Betula alba	Birke
Boerhaavia diffusa	*Punarnava*
Borago officinalis	Borretsch
Boswellia thurifera	Weihrauch
Brassica alba	Senfsamen
Calendula officinalis	Ringelblume
Chamaemelum nobile	Kamille (römische)
Capsella bursapastoris	Hirtentäschel
Capsicum spp.	Cayennepfeffer
Carthamus tinctorius	Färberdistel (Saflor)
Carum carvi	Kümmel
Caryophyllus aromaticus	Nelken
Cassia acutifolia	Sennesblätter
Caulophyllum thalictroides	Blauer Hahnenfuß
Ceanothus spp.	Säckelblume
Cetraria islandica	Isländisch-Moos
Chenopodium anthelminticum	Amerikanisches Wurmkraut
Chinaphila umbellata	Walddolde
Chondrus crispus	Irländisches Moos
Chrysanthemum indicum	Chrysanthemum
Cichorium intybus	Wegwarte
Cimicifuga racemosa	Wanzenkraut
Cinchona succirubra	Chinarinde

Cinnamomum camphora	Kampfer
Citrus acida	Limone
Citrus aurantium	Orangenschale
Citrus limonum	Zitrone
Cnicus benedictus	Kardobenediktenkraut
Collinsonia canadensis	Stein-, Grießwurzel
Commiphora mukul	*Guggulu*
Coptis spp.	Goldfaden
Coriandrum sativum	Koriander (Samen); Gartenkoriander (frisches Kraut)
Crataegus oxyacantha	Weißdornfrüchte
Crocus sativus	Safran
Cucurbita pepo	Kürbissamen
Cuminum cyminum	*Kreuzkümmel*
Curcuma longa	Gelbwurz
Cymbopogon citratus	Zitronengras
Cyperus rotundus	Nussgras, indisch
Cypripedium pubescens	Frauenschuh
Daucus carota	Wilde Mohrrübe
Dioscorea spp.	*Yamswurzel*
Dryopteris Filix-mas	*Wurmfarn*
Echinacea angustifoiia	Sonnenhut
Eclipta alba, etc.	*Bhringaraj*
Elettaria cardamomum	Kardamom
Eleutherococcus senticocus	Eleuthero
Emblica officinalis	*Amla*
Ephedra vulgaris	Meerträubel
Equisetum spp.	Zinnkraut
Eriodictyon glutinosum	Heiliges Kraut
Erythraea centaurium	Europäisches Tausendgüldenkraut
Eucalyptus globulus	Eukalyptus
Euonymus atropurpureus	Nordamerikanischer Spindelstrauch
Eupatorium perfoliatum	Wasserhanf
Eupatorium purpureum	Roter Wasserhanf
Euphrasia officinalis	Augentrost
Euryale ferox	Makhanna
Ferula asa foetida	*Asa foetida,* Stinkasant
Foeniculum vulgaris	Fenchel
Fragaria spp.	Erdbeerblätter
Fucus vesiculosus	Blasentang, Riementang
Galium aparine	Klettenlabkraut
Gaultheria procumbens	Wintergrün
Gentiana spp.	Enzian
Geranium maculatum	Storchenschnabel
Glycyrrhiza glabra	Süßholz
Gossypium herbaceum	Baumwollstaudenwurzel
Grindelia spp.	Grindeliakraut
Hamamelis virginiana	Virginischer Zauberstrauch
Harpagophyrum procumbens	Teufelskralle
Helonias dioica	Falsche Einhornwurzel
Hibiscus rosa-sinensis	Hibiskus
Hordeum distichon	Gerste
Humulus lupulus	Hopfen
Hydrastis canadensis	Kanadische Gelbwurz
Hydrocotyle asiatica	Asiatisches Wassernabelkraut
Hypericum perforatum	Johanniskraut
Hyssopus officinalis	Ysop

Ilex paraguayensis	Mate
Illicuim verum	Sternanis
Inula spp.	Alant
Ipomoea digitata	*Vidari Kanda*
Iris versicolor	Schwertlilie, verschiedenfarbige
Jasminum grandiflorum	Jasmin
Jateorhiza calumba	Calumba
Juglans cinerea	Graue Walnuss
Juglans nigra	Walnuss
Juniperus spp.	Wacholderbeeren
Larrea divaricata	Kreosotstrauch
Laurus nobilis	Lorbeerblätter
Lavandula spp.	Lavendel
Lawsonia spp.	Henna
Leonurus cardiaca	Herzgespann
Leptandra virginica	Virginischer Ehrenpreis
Ligusticum porteri	
Lilum spp.	Lilienarten
Linum usitatissimum	Flachssamen
Lobelia inflata	Indianischer Tabak
Lythrum salicaria	Blutweiderich
Mahonia repens	Mahonie
Malva spp.	Malve
Marrubium vulgare	Weißer Andorn
Matricaria chamomilla	Kamille, echte
Medicago sativa	Alfalfa
Melissa officinalis	Melisse
Mentha arvensis	Wald- oder Rossminze
Mentha piperita	Pfefferminze
Mentha pulegium	Poleiminze
Mentha spicata	Grüne Minze
Menyanthea trifoliata	Bitterklee
Mitchella repens	Nordamerikanische Rebhuhnbeere

Myristica fragrans	Muskatnuss
Nardostachys jatamamsi	*Jatamamsi*
Nelumbo nucifera	Lotus
Nepeta cataria	Echte Katzenminze
Origanum marjorana	Majoran
Origanum vulgare	Oregano
Paeonia officinalis	Pfingstrose
Panax ginseng	Ginseng
Papaver spp.	Mohn
Passiflora incarnata	Passionsblume
Petroselinum spp.	Petersilie
Phoenix dactylifera	Dattel
Picrorhiza Kurroa	*Kutki*
Pimento officinalis	Piment
Pimpinella anisum	Anis
Pinus alba	Weißkiefer
Piper cubeba	Kubeben
Piper longum	*Pippali*
Piper nigrum	Schwarzer Pfeffer
Plantago major	Breitwegerich
Plantago psyllium	Psylliumsamen
Podophyllum peltatum	Maiapfel, Flussblatt
Polygonatum spp.	Salomonssiegel
Polygonum bistorta	Knöterich
Polygonum multiflorum	Fo-Ti
Populus tremoluides	Zitterpappel
Potentilla tormentilla	Tormentill
Primula vulgaris	Stengellose Schlüsselblume
Prunella vulgaris	Kleine Braunelle
Prunus armeniaca	Aprikosensamen
Prunus spp.	Rinde der Wildkirsche
Pueraria tuberosa	Kudzu
Punica granatum	Granatapfel

Quercus alba	Weißeiche
Rehmannia glutinosa	Rehmannia
Rhamnus purshianus	Cascara sagrada
Rheum spp.	Rhabarber
Rhus glabra, etc.	Scharlachsumach
Ricinus communis	Rizinus
Rorippa nasturtium	Brunnenkresse
Rosa spp.	Rose
Rosmarinus officinalis	Rosmarin
Rubia cordifolia	*Manjishta*
Rubus fructicosus, etc.	Brombeere
Rubus spp.	Himbeere
Rumex crispus	Krauser Ampfer
Ruta graveolens	Weinraute
Sabatia angularis	Amerikanisches Tausendgülden-kraut
Saccharum granorum	Zucker, roher
Salix spp.	Weidenrinde
Salvia officinalis	Salbei
Sambucus spp.	Holunderblüten
Santalum albus	Sandelholz
Sassafras officinale	Sassafras
Satureja hortensis	Bohnenkraut
Scutellaria spp.	Helmkraut
Serenoa serrulata	Sägepalme
Sesamum indicum	Sesamsamen
Sida cordifolia	*Bala*
Sida rhombifolia	*Mahabala*
Smilax spp.	Sarsaparilla
Stachys betonica	Echte Betonie
Stellaria media	Vogelmiere
Stillingia sylvatica	Stillingia
Symphytum officinale	Beinwell
Symplocarpus foetidus	*Draconitum foetidum*
Tabebuia impetiginosa	Lapacho
Tamarindus indica	Tamarinde
Tanacetum vulgare	Rainfarn
Taraxacum officinale	Löwenzahn
Terminalia belerica	*Bibhitaki*
Terminalia chebula	*Haritaki*
Thymus vulgaris	Thymian
Tribulis terrestris	*Gokshura*
Trifolium pratense	Rotklee
Tussilago farfara	Huflattich
Typha spp.	Rohrkolbenarten
Ulmus fulva	Rotulme
Urtica urens	Brennnessel
Valeriana spp.	Baldrian
Verbascum thapsus	Königskerze
Verbena spp.	Echtes Eisenkraut
Viburnum opulus	Schneeball
Viola spp.	Veilchenarten
Visculum album	Mistel
Vitis vinifera	Wein
Withania somnifera	*Ashwagandha*
Xanthoxylum spp.	Gelbholzbaum
Zea Mays	Seidige Maiskol-benhülle
Zingiber officinale	Ingwer

LITERATURHINWEISE

A Barefoot Doctor's Manual. Seattle, USA: Cloudburst Press, *1977.*

Bensky Dan, Andrew Gamble, comp. & eds. *Chinese Herbal Medicine, Materia Medica,* Seattle, USA: Eastland Press, *1986.*

Bhishagratna, K. L. trans. *Sushruta Samhita.* Varanasi, Indien: Chowkhamba Sanskrit Series, *1981.*

Christopher, John R. *School of Natural Healing.* Provo, USA: Bi World, *1976.*

Dash, Bhagwan, Mandred Junius. *A Hand Book of Ayurveda.* New Delhi, Indien: Concept Publishing Company, *1983.*

Dash, Bhagwan, Lalitesh Kashyap. *Materia Medica ofAyurveda.* New Delhi, Indien: Concept Publishing Co., *1980.*

Hutchens, Alma R. *Indian Herbology of North America.* Windsor, Kanada: Merco, *1974.*

Lad, Vasant. Das *Ayurveda-Heilbuch.* Haldenwang, Edition Schangrila, *1986.*

Moore, Michael. *Medicinal Plants of the Mountain* West. Santa F6, USA: The Museum of New Mexico Press, *1982.*

Nadkarni, K. M. *Indian Materia Medica.* Bombay, Indien: Popular Prakasham, *1976.*

Savnur, H. *V. Ayurvedic Materia Medica.* Delhi, Indien: Sri Satguru Publications, *1984.*

Sharma, D. P. *Treatise on Thirty Important Baidyanath Ayurvedic Products.* Patna, Indien: Shree Baidyanath Ayurved Bhawan Ltd., *1977*

Sharma, R. K., Bhagwan Dash, trans., *Charak Samhita.* Varanasi, Indien: Chowkhamba Sanskrit Series, *1977.*

Tierra, Michael. *The Way of Herbs.* New York, USA: Washington Square Press, *1983.*

Über die Autoren

Dr. VASANT LAD, M. A. Sc. – Dr. Lad ist in Indien geboren, und verfügt über reiche Erfahrung mit Ayurveda, sowohl als Lehrender wie auch als Praktizierender. Drei Jahre lang hielt er die Position des Medical Direktor am *Ayurvedic Hospital* in Poona inne, während er zur selben Zeit als Professor of *Clinical Medicine* an der *Poona University College of Ayurvedic Medicine* wirkte, wo er insgesamt 15 Jahre als Lehrender tätig war. Zu Dr. Lads akademischer und praktischer Ausbildung gehörte sowohl die westliche Medizin und die Chirurgie als auch die ayurvedische Medizin. 1979 bereiste Dr. Lad die Vereinigten Staaten und gab Unterweisungen in ayurvedischer Medizin. Er kehrte 1981 in die Vereinigten Staaten zurück, um als Direktor des *Ayurvedic Medicine Program* in Santa Fe, New Mexico, zu wirken. Dr. Lad ist Autor von „Das große Ayurveda-Heilbuch“, Windpferd 1988, 18. Auflage 2011). Zurzeit ist Dr. Lad als Geschäftsführer des *Ayurvedic Institute* in Albuquerque, New Mexico, tätig.

Dr. DAVID FRAWLEY ist eine weltweit anerkannte Autorität auf dem Gebiet des Yoga und Ayurveda und Autor zahlreicher Veröffentlichungen und Fachpublikationen. Er lebt in Santa Fe, New Mexico, USA, verbringt aber den Großteil des Jahres auf Reisen, um zu lehren und Seminare zu leiten.

David Frawley ist das zweite von zehn Kindern einer katholischen Großfamilie und wurde 1950 in Wisconsin geboren. Im Alter von etwa zwanzig Jahren stieß Frawley erstmals auf hinduistische Schriften. Daraufhin begann er, sich für die vedischen Wissenschaften zu interessieren. Ausgerüstet mit einer Sanskritausgabe der indischen Urtexte und eines Grammatiklehrbuchs begab sich Frawley auf das schwierige, aber erfolgreiche Abenteuer, Sanskrit zu erlernen.

Seither ist die Liste seiner Ausbildungsstationen, Studien und Lehraufenthalte zu umfangreich geworden, als dass sie sich hier aufführen ließe. Nur zwei seien beispielhaft erwähnt: 1991 wurde ihm von seinem damaligen Lehrer Avadhuta Shastri der Name *Vamadeva Shastri* verliehen (nach einem großen vedischen Weisen), 1996 wurde dieser Name im Rahmen des *Brahmachari Vishwanathji Awards* durch den offiziellen Titel eines *Pandit* ergänzt.

Weitere Bücher der Autoren

Vasant Lad:

Das große Ayurveda-Heilbuch. Die umfassende Einführung in den Ayurveda – Mit Anleitungen zur Selbstdiagnose, Behandlung und Heilung. ISBN: 978-3-86410-014-7 , Taschenbuch 156 Seiten. Dieser Klassiker dient als Grundlagenlektüre oder vielfach als begleitendes Handbuch zur Ausbildung in ayurvedischen Anwendungen.

Dr. David Frawley:

Yoga und Ayurveda. Die uralte Kunst und Wissenschaft der spirituellen und psychosomatischen Integration. ISBN: 978-3-89385-612-1, Taschenbuch 307 Seiten. Yoga und Ayurveda, das ist Selbstverwirklichung und Selbstheilung. Ein hervorragendes Buch zum vertiefenden Verständnis.

Meditationen zur Selbsterkenntnis. Einsichtsübungen für Herz und Seele. ISBN: 978-3-89385-667-1, Taschenbuch 152 Seiten. David Frawley präsentiert mit diesem Buch das Herzstück des Wissens aus dem alten Indien: den »direkten Pfad zur Erleuchtung«.

Mit dem Herzen denken. Die Psychologie des Ayurveda. ISBN: 978-3-86410-151-9, Taschenbuch 308 Seiten. Ein Grundlagenwerk, das speziell die psychologischen Hintergründe dieses großartigen Systems darlegt.

Neti – Die Heilgeheimnisse des Yoga und Ayurveda. Das Handbuch für die Nasenspülung und Pranaheilung. ISBN: 978-3-89385-452-3, Taschenbuch 95 Seiten. Prana- und Energieheilung sowie ausführliche Anleitungen zur Neti-Nasenspülung.

Astrologie der Seher. Die große Einführung in die spirituellen und yogischen Grundlagen vedischer Astrologie. ISBN: 978-3-89385-423-3, Taschenbuch 326 Seiten. Alle Aspekte der Astrologie-Philosophie und -Praxis, einschließlich Horoskopdeutung sowie Mantra- und Edelsteintherapie zur Balance planetarer Einflüsse.

Frawley/Summerfield Kozak, **Yoga und die ayurvedischen Energietypen.** Wie Sie Ihr Yoga Ihrem Körpertyp entsprechend präzisieren. ISBN: 978-3-86410-082-6, Broschiert 302 Seiten. Beliebte Asanas dem Körpertyp (Dosha) entsprechend perfektionieren und die Yoga-Praxis optimieren.

Soma – Verjüngung und Unsterblichkeit. Yoga und Ayurveda für Körper und Geist. ISBN: 978-3-86410-023-9, Broschiert 512 Seiten. Praxisnah wird vermittelt, wie wir Soma, die Essenz des Lebens, in uns aufbauen können – für eine vollständige Heilung von Körper, Geist und Herz.

Stichwort-Verzeichnis

B

C

D

E

F

G

H

I

J

M

Heilpflanzen-Register